Treatment for Chronic Depression
Cognitive Behavioral Analysis System of Psychotherapy
James P. McCullough, Jr., PhD

慢性うつ病の精神療法
CBASPの理論と技法

[監訳]
古川壽亮 名古屋市立大学大学院医学研究科教授・精神・認知・行動医学分野
大野　裕 慶應義塾大学保健管理センター教授
岡本泰昌 広島大学大学院医歯薬学総合研究科講師・精神神経医科学
鈴木伸一 広島大学大学院心理臨床教育研究センター助教授・臨床心理学

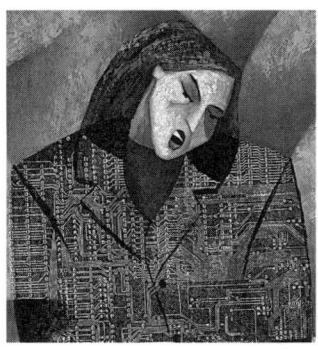

医学書院

James P. McCullough, Jr. PhD
Professor of Psychology and Psychiatry
Department of Psychology
Virginia Commonwealth University
Richmond, Virginia

Authorized translation of the original English language edition
"Treatment for Chronic Depression : Cognitive Behavioral Analysis System of Psychotherapy (CBASP)" published by The Guilford Press
Copyright © 2000 by James P. McCullough, Jr.

© First Japanese edition 2005 by Igaku-Shoin Ltd., Tokyo
Published by arrangement with The Guilford Press and Multilingual Communications Group

Cover illustration : Stephen Schildbach/Getty Images

Printed and bound in Japan

慢性うつ病の精神療法
CBASPの理論と技法

発　行	2005年11月1日　第1版第1刷Ⓒ
原著者	ジェームズP. マカロウ
監訳者	古川壽亮・大野 裕・岡本泰昌・鈴木伸一
発行者	株式会社　医学書院
	代表取締役　金原　優
	〒113-8719　東京都文京区本郷5-24-3
	電話 03-3817-5600（社内案内）
印刷・製本	大日本法令印刷

本書の複製権・翻訳権・上映権・譲渡権・公衆送信権（送信可能化権を含む）
は㈱医学書院が保有します．

ISBN4-260-00099-3　￥5500

JCLS〈㈱日本著作出版権管理システム委託出版物〉
本書の無断複写は著作権法上での例外を除き，禁じられています．
複写される場合は，そのつど事前に㈱日本著作出版権管理システム
（電話 03-3817-5670，FAX 03-3815-8199）の許諾を得てください．

監訳者序

　Cognitive-Behavioral Analysis System of Psychotherapy(CBASP；認知行動分析システム精神療法)という長ったらしく馴染みのない名前の精神療法が，私たちの耳目をそばだたせ，私たちを興奮させたのは，2000年5月の『New England Journal of Medicine』誌の巻頭論文であった[1]。慢性うつ病患者662人を対象に，抗うつ薬とCBASPと両者の併用療法を比較した巨大な無作為割り付け比較試験の結果，薬物もCBASPも同等の効果があったが，両者を併用すると反応率が2倍近くまで上昇した(反応率にしてそれぞれ55％，52％，85％)というのである。慢性うつ病患者の8割以上が反応を示し，うち半分は寛解という治療法は，いったいどんな魔法なのか，と，この論文を読んだ精神科医のほとんどが思ったことであろう。

　すでに広く知られているように，世界中で行われた種々の調査を平均すると，うつ病は時点有病率にして3〜5％程度，生涯有病率にして15％(女性では20％，男性では10％)と言われる，非常に高頻度な疾患である。しかも，機能障害の程度も強く，そのため，1997年に発表されたWHO/ハーバード大学のGlobal Burden of Disease研究では，1995年時点で人類の障害(生命の短縮または生活の質の損失)の原因の中の第4位で，2020年には第2位の原因になると推測されている[2]。

　伝統的な精神医学ではうつ病エピソードは一つひとつは比較的治りやすいとされてきたが，実際には10〜20％以上の人で2年以上持続し，慢性化することがわかってきている[3]。監訳者の1人，古川の個人的な経験であるが，かつて勤務していた総合病院では，外来患者の半分ぐらいがうつ病で，そのまた半分ぐらいが本書に言う「慢性うつ病」であると言ってもよい状態であり，以来，慢性うつ

---

1) Keller MB, McCullough JP, Klein DN, et al (2000). A comparison of nefazodone, the cognitive behavioral-analysis system of psychotherapy, and their combination for the treatment of chronic depression. *New England Journal of Medicine*, 342, 1462-1470.
2) Murray CJ, Lopez AD (1997). Global mortality, disability, and the contribution of risk factors ; Global Burden of Disease Study. *Lancet*, 349, 1436-1442.
3) Furukawa TA, Kitamura T, Takahashi K (2000). Time to recovery of an inception cohort with hitherto untreated unipolar major depressive episodes. *British Journal of Psychiatry*, 177, 331-335.

病の病態の理解とその治療は，私にとってライフテーマの1つとなっている。そういう人間が『New England Journal of Medicine』誌の論文を読んだのだから，これはもう，本療法を日本に導入するしかない，本書は何十万人という慢性うつ病患者と，その家族と，そして彼/彼女らの治療に苦悩する精神科医の福音となることは間違いない，と確信するようになっていた。

本書の翻訳を最初に提案してくれた，監訳者の1人，大野裕教授もまた，同様の興奮と確信を抱いていた。そして2004年6月25〜28日，名古屋市立大学と慶應義塾大学，広島大学の精神科医や心理士が協力して，CBASPの提唱者であり本書の著者であるJames P. McCullough教授を招いてCBASPのトレーニングワークショップを，名古屋市立大学で開催できることになった。ワークショップでは，McCullough教授とその妻Rosieさんがフルに4日間お付き合いくださり，書物や論文を読むだけでは窺い知ることができないほど，包容力にあふれ，かつ我慢強い指導を受けることができた。上記の無作為割り付け臨床試験は，さらに維持治療の研究が続いて計画されており，2004年6月時点では未公表であったが，維持治療においても，CBASPはうつ病の再発を予防し，かつ残遺症状を軽減する効果があることを教えていただいた[4]。また，この無作為割り付け比較試験にかかったコストは2,500万ドルであったことも教えていただいた。30億円の臨床試験に裏打ちされた精神療法を直接に学ぶことができるとは，何という驚きと喜びであったことか。

このワークショップの参加メンバーを中心に，ワークショップの前後で共同訳出したのが本書である。本書は主に治療者向けの著述であり，CBASPについて学びたい人，慢性うつ病の病理を理解したい人には，必読書であろう。原著には別途，治療者訓練用のマニュアルや，患者向けのマニュアルも出版されているので，興味のある方はさらに読み進めることができよう。ちなみに，患者向けのマニュアルの主要部分は，「こころの健康科学研究事業：精神療法の実施方法と有効性に関する研究」研究班（主任研究者：大野裕）によって日本語訳の小冊子が作成されている。

CBASPは米国NIMHの注目するところとなり，現在NIMHの助成で，パーソ

---

[4] Klein DN, Santiago NJ, Vivian D, et al (2004). Cognitive-behavioral analysis system of psychotherapy as a maintenance treatment for chronic depression. *Journal of Consulting and Clinical Psychology*, 72, 681-688.

ナリティ障害や物質使用障害を併存する慢性抑うつ状態に対する，大規模な無作為割付比較試験が行われていると仄聞する。CBASPが今後さらに脚光を浴びることは間違いない。本訳書がこのCBASPの日本導入の一助となれば，そして慢性うつ病に苦しむ方々の治療に役立つことができれば，訳者一同，これに勝る喜びはない。

訳者を代表して

名古屋市立大学大学院医学研究科精神・認知・行動医学分野

古川壽亮

訳者一覧 (五十音順)

家接　哲次	名古屋経済大学短期大学部保育科
大西理恵子	広島大学大学院教育学研究科
大森　恵子	医療法人社団いでしたクリニック内科・精神内科・リハビリテーション科心理士
尾形　明子	広島大学大学院教育学研究科
小川　　成	松蔭病院
奥田　理理	国立病院機構東京医療センター・精神科
木下亜紀子	広島大学大学院医歯薬学総合研究科精神神経医科学
木下　善弘	名古屋市立大学大学院医学研究科精神・認知・行動医学分野
腰　みさき	慶應義塾大学ストレスマネジメント室
佐渡　充洋	慈雲堂内科病院・精神科
佐藤いづみ	安木第一病院心理士
宗　　未来	国立病院機構東京医療センター・精神科
田島　美幸	東京大学大学院医学系研究科健康科学・看護学専攻精神保健学教室
陳　　峻雯	東海女子大学人間関係学部心理学科
中川　敦夫	コロンビア大学・精神科
中野　有美	名古屋市立大学大学院医学研究科精神・認知・行動医学分野
西川　純代	広島大学大学院教育学研究科附属心理臨床教育研究センター相談員
野田裕美子	名古屋市立大学医学部精神科
花岡　素美	東京女子医科大学精神科
藤澤　大介	桜ヶ丘記念病院・精神科
真志田直希	堺市健康福祉局健康部健康増進課
松永　美希	吉備国際大学社会福祉学部臨床心理学科
山口　洋介	桜ヶ丘記念病院・精神科
吉村　由未	相模原児童相談所
李　　聖英	名古屋市立大学大学院医学研究科精神・認知・行動医学分野
渡邉　義信	慈雲堂内科病院・精神科

私からの愛情表現に応じて
私を温めてくれ，支えてくれ，
そして私を目覚めさせてくれた，ローズマリーへ

序　文

　アトランタにある昔のジョージア精神衛生研究所で臨床インターンシップを始めるまで，大学の教授になるなどということは考えたことがなかった。

　それは1968年から1969年のことで，心理学における行動療法革命の最盛期であった。ジョージア大学での私の臨床プログラムは，臨床訓練においてボールダーモデル(Boulder Model)を採用していた。けれど，専門家としてどのようにして研究と臨床を統合すればいいのかを，私が満足できるような形で説明できた人はいなかった。当時(おそらく今日も)，博士課程修了者は，研究者となって大学あるいは医学部のほうに向かうか，あるいは個人開業をするかの選択をしなくてはならなかった。

　インターンシップにおける訓練は，初めて行動療法を経験させてくれた。私のインターンシップ・スーパーバイザー，Douglas Slavin博士は，どれか1つの学習理論を選んで(選択は私に任されていた)，その理論の原理に従ってすべての症例を概念化するようにと私に命じた。でも加えて私は，学習理論の原理を応用しながら入院患者と外来患者の両方に精神療法を施行するように求められた。
　当然のこととして，私はB. F. Skinnerのオペラントモデルを選び，スキナー心理学に没頭するようになった。しばらくして私は，オペラントプログラムは研究と臨床を統合する方法を提供してくれることに気がついた。すなわち，オペラント手続きを用いて患者と一緒に治療の定式化を行うと同時に，一症例研究の方法論を用いて患者の変化を測定することができた。すなわちオペラント心理学は，自分の臨床の患者を対象として研究を行う方法を提供してくれたのである。研究と臨床は私が臨床の義務を行っている中で融合できた。
　同時に私は，(私にとって)最も重要な臨床研究というのは，「臨床から出てきた」研究でなくてはならないということを悟った。すなわち，患者の問題こそが，私の臨床研究の焦点とならなくてはならなかった。この時になって初めて，私は大学に戻り，自分の臨床実践を中心として研究キャリアを仕立てようと決心した。

　私は1970年に学問の世界に入り，南ミシシッピ大学の臨床心理学訓練教官と

なった。1972年，私は心理学の助教授としてバージニア州立大学へ移った。以来30年間，私が診る患者が，私が答えようとする研究疑問を提供し続けてくれている。時間の経過とともに慢性うつ病患者を治療し，その診断学上の特徴を研究することに私の研究努力とエネルギーのほとんどを費やすことになった。

　私はもはや，かつての私のような厳格な行動療法家ではない。しかし読者は，本書のそこここに，私のオペラント学習の影響を見出すであろう。ボールダーモデルの心理学者であることは，30年前のアトランタでそうであったのと同じくらい，今日の私にとってエキサイティングなことである。この科学者-臨床家の興奮を，私の臨床の生徒たちに伝えることができたことを祈っている。

推薦の辞

　うつ病の治療は，臨床家にとっても研究者にとっても大きな課題であり続けている。とりわけ，うつ病が慢性の場合は特にそうである。さまざまな心理社会的な介入が開発されてきた——例えば，認知療法や対人関係療法——が，いずれかがより優れているというはっきりとしたエビデンスはない。にもかかわらず，うつ病が歪んだ考え方の結果であるか，あるいは対人関係の問題の結果であるかのいずれを信ずるかに応じて，どの治療法を好むかが分かれている。私の考えでは，このような「または」の考え方は良識ある臨床判断というよりも，この領域における政治的・イデオロギー的闘争の反映の色彩が強い。

　実際，かつて私は，2人の有名な認知療法家に，喪失を悲嘆することができなかったが故に落ち込んでいる患者に対して認知療法を使うかどうか，訊いてみたことがある。「もちろんしませんよ」と2人とも躊躇することなく言った。では何をするかと訊いたら，2人とも，患者が悲嘆の作業をする手助けをするだろうと述べた。これこそ，対人関係療法のマニュアルに含まれている介入である。

　拙著『臨床行動療法』(1976)の中でDavisonと私は，うつ病には複数の起源があることを認め，うつ病は，患者が自分の世界——そこには他者との関係も含まれるのだが——に影響を与えることができないという心理に特徴づけられていることを示唆した。それは誤った信念からくるものかもしれないし，能力の欠如からくるものであるかもしれないし，両者からくるものであるかもしれない。

　慢性うつ病は，単に誤った考え方だけではなく，各人が自分の欲しているものを手に入れることをできなくしている未発達な行動および情動スタイルからも生じているということが，このJames P McCullough博士によるきわめてすばらしい本の主題である。複雑な問題は，簡単な解決方法ではおいそれと解決できない。今日われわれが持っている介入方法は，理論的に純粋であるため，慢性うつ病の患者が必要としているところのものを提供するには，十分に広い概念的また方法論的広がりを持っていないかもしれない。McCullough博士のアプローチはそれができる。それは，慢性うつ病患者の生活上の問題に焦点を当てる。生物学的要因の影響を認めながら，Sullivan, Piaget, Skinnerといった，一見かけ離れた学者による人間行動についての理解への貢献を，創造的に統合する。

McCullough博士の治療方法には，私が特に魅力的に感じるいくつかの側面がある。その1つが，自己表現を促進することを強調していることである。

　自己表現は，1970年代にかなり一般的な臨床的焦点であったが，種々の理由から，その話題は最近の認知行動療法の文献からは消えてしまった。1つの理由は，国立精神保健研究所によって資金援助を受けた臨床研究は，1980年代以降DSMによる診断を要請されるようになり，そのため自己表現のように診断のつかない，したがって研究助成を得られない問題についての研究努力は，徐々に消え去ることになったのかもしれない。自己表現が最近話題にならないもう1つの理由は，Beckの，今日ではすっかり有名になった認知療法——大規模な多施設共同うつ病治療研究(Elkinら, 1989)では，残念ながら「認知行動療法」という誤った名前で呼ばれている——が，求めているものを他者から得る能力が患者にないということよりも，歪んだ認知に特に焦点を当てているからかもしれない。しかしながら，うつ病患者は文献を読むわけではないので，相変わらず自己主張が困難であるという問題を持ち続ける。

　加えて，オープンで洞察力のある認知行動療法家は，自己主張の困難さが，患者の生活における重要な問題であるということをずっと認知してきた。ありがたいことに，McCullough博士もまたそういう治療者の1人である。

　服従的な態度から自己主張的な態度へ移ることが，たとえ一時的なものであれ，劇的な気分の改善をもたらすことができるというMcCullough博士の臨床記述は，私自身が臨床的に観察したものとよく対応している。

　コントロールできない人生上の出来事に対する受身的で無力な犠牲者だと自分をみなす代わりに，患者は自分に力があることを感じ，自分は「集中した」「強い」，そして「自信にあふれた」人間だとよく言う。McCulloughはこの現象を「負の強化」の一例として引用する。その意味は，患者が自己主張的に交流することによって，それまでの服従的な態度に結びついていた苦悩に満ちた情動状態を減らすことができるからである。私の中の行動療法家の部分は，このような概念化を十分理解できるが，私の中の理論超越的な部分は，これを「修正体験」の一例とみなすであろう。

　なぜ私が修正体験が治療による変化の過程の核心にあると信じているかを詳細に記述することは，この序文の範囲を超えることである。しかしながら，修正体験とそれが生じた患者の人生の前後関係を記述すれば，どうして私が，それをそんなに重要視するかが明らかとなるかもしれない。

早期の社会学習体験に基づいて，個人は他者とどのように接するかのプロトタイプとなるような認知・情動・対人パターンを作り出す。これらの早期の体験が，対人関係において患者が欲するものを得る能力を与えなかったならば，患者は，他者から自分が欲するものを得ることはできないというあきらめに身を引いて，現在の境遇に直面することになる。このような認知-情動的および行動的態度は，人生早期においては対人関係の出来事に対する適切な反応であったかもしれないが，現在の人生状況においては，もはや適応的でないかもしれない。このような発育歴においてこそ，自己表現は修正体験を促進することができる。

　この修正体験には次の要素が含まれている。①自分の病気を他者に向かって表現することは危険であるという恐れの気持ち，②この予期不安が自分の過去からの残存であることの知的理解，③自己表現することによってこの危険を冒すという期待，④実際にその危険を冒し，今までとは異なった行動を行う，⑤自分がもっとも恐れていたものが実際には生じなかったことを知って驚きと安らぎを得る，⑥服従的に反応していたならば典型的に起こっていたであろう自己非難ではなくて，個人的なエンパワーメントの感覚を得る，⑦この経験を土台にして過去の非適応的な認知・情動・行動パターンを再評価する。

　容易に想像されることであるが，一生を通じて存在してきた服従のパターンを変えることは，常に容易なことではない。そうすることには，患者を理解し気にかける治療者からの支持と励ましがしばしば必要となる。

　実際，精神療法の領域では，治療者関係が治療による変化の過程の不可欠な側面である，という全般的な合意がある。治療関係の役割を考察する文献では，「同盟」の概念があり，治療者と患者の間の個人的な結びつき，治療のゴールについての同意，そして，これらのゴールが治療中にどのように達成できるかについての合意の重要性を記述するのに使われてきた。この点，私は従来から，治療同盟を，治療技法を応用することのできるコンテクストとみなしてきた。ちょうど麻酔が，外科手術が効果的に行われるためのコンテクストを提供するのと同じように。

　治療関係を治療の本当の仕事，すなわち治療の全面が生じ得るようなコンテクストとしての背景とみなすことは，多少のメリットはあるかもしれないが，最近私は，背景にあるものが，思ったよりも重要な働きをすることに気づき始めている。治療者-患者関係の治療的な役割を今まで以上に重視するようになったのは，精神療法統合を探求するための学会における精神力動的あるいは体験過程療法家との討議と，とりわけ慈愛に満ちた治療者との私個人の経験を通してである。

伝統的な認知行動療法とは異なり，McCullough 博士のアプローチは，治療関係を介入の前面に押し出す。実際，それは修正体験の不可欠の一部分なのである。慢性うつ病患者と規律正しく個人的に関与することによって，そして治療関係において，患者がもたらした負のインパクトに対して心を込めてフィードバックを与えることによって，そして共感と親密さの見本を提示することによって，治療者は患者に，彼らが今まで慣れ親しんでいたものとは異なる対人関係を提供することができる。McCullough 博士はこれを「対人弁別練習」と呼ぶ。精神分析家である同僚たちは「育て直し」と呼ぶ。

　治療者関係が修正体験を提供できる可能性があるということを認知行動療法家に伝えるために，McCullough 博士は，あまりに教育的ないし指示的な立場をとることに対して警告を発している。うつ病患者は無力で服従的であるので，治療的な支配の方向へ「引っ張る」ことはあまりにやさしい。しかしながら，McCullough 博士の立場から言うと，治療の目標が対人的な自己表現を促進することにあるならば，治療関係においてもそれを促進する方向に働きかけることに意味がある。そうしないということは逆に，自己主張の発達を妨げるかもしれない。あたかも，重量挙げの訓練を受けている人にトレーナーが手を出して助けることが反生産的であるのとまったく同じように。McCullough 博士の言葉を借りて言うと「患者に治療の仕事をさせよ」。

　認知行動療法を対人的な焦点付けと統合することは，精神療法の分野におけるこれらの総合的な方向性を混ぜようとする運動を促進することになると思われる。かくて McCullough 博士の著作は，それと関連した仕事のリスト——Kohlenberg と Tsai の『機能分析的精神療法』(1991)，Linehan の『境界性パーソナリティ障害の認知行動療法』(1993)，Safran と Segal の『認知療法における対人過程』(1990)，および Wachtel の『精神分析と行動療法』(1975)——に加わることとなる。

　認知行動療法および対人関係療法の概念と手続きとを創造的に統合することによって，McCullough 博士は，慢性うつ病の治療に対して臨床的に健全で経験的に裏打ちされたアプローチを提供してくれる。しかしながら，彼の貢献はそれ以上の重要性を持っており，例えば夫婦療法にも応用できるであろう。

　本書の中に含まれている臨床的洞察を読み進めれば，問題となっている相互作用に貢献する患者側の役割に焦点を当てることや，対人場面において独白のように言語を非協力的に使用することや，他者と真性の共感を持つことの困難，情動のコントロールを維持することの困難は，夫婦を治療するときにも有用である。

すなわち，あなたが今読もうとしているのは，慢性のうつ病患者の治療に対する，臨床的に創造的で経験的に裏打ちされたアプローチの技術であるのみならず，さらに広い応用の可能性のある介入の提示なのである。

Marvin R. Goldfried 博士

ニューヨーク州立大学ストーニー・ブルック校

謝　辞

　多くの人々が，間接的もしくは直接的に本書の執筆にかかわってきた。
　私が教えた大学院生たち——その多くは本文中に名前が記されている——が，精神療法やその効果について数限りない質問をしてくれたのが，私の最初の出発点であった。私たちはいっしょに1970年代の行動主義革命，そして1980年代の認知および対人関係革命を生きてきた。そして常に，慢性うつ病の成人患者の行動をどのようにして変容するのが最善であるかを見極めようとしてきた。
　私が個人的に診てきた慢性うつ病患者さんたち計225人は，この疾患に対する効果的な治療法を見つけることの報酬は大きく，また，彼らの生活の質を高めることはすべての私の時間と努力を費やすに値することを教えてくれた。
　この本は，「ミスター対人関係療法」Donald J. Kiesler博士との長年にわたる関係なしには書くことができなかった。1980年代，私の1症例精神療法研究を載せてくれる雑誌を見つけることが難しかったとき，Donとの関係は特に私にとって支えになってくれた。当時，彼との議論を通じて私は，治療者-患者関係が患者の行動を変容させる道具として使えることを見出すことができた。
　1980年代後半，私の臨床研究と実践に大きな影響を与えた2つのイベントが起こった。
　1988年，Hagop S. Akiskal博士が，テネシー大学医学部メンフィス校の講演会に私の慢性うつ病のデータを提示するように招待してくれた。Hagopの私の仕事に対する激励は長年途絶えることなく，慢性うつ病，とりわけ気分変調症に関する私の考えに論戦を挑んだり，またそれらに対する私の興味をかきたて続けてくれるのは彼である。彼のうつ病に対する生物心理社会的観点は，慢性うつ病の精神病理に関する私の考え方に大きな影響を与えている。
　翌年，コーネル大学精神科のJames H. Kocsis博士とブラウン大学精神科教授Martin B. Keller博士が，気分変調症，大うつ病，および2つの小うつ病カテゴリーを研究するDSM-IV気分障害実地施行委員会メンバー，ならびに施設コーディネーターになるよう招請してくれた。実地施行委員会は，慢性うつ病に対する同様の研究興味を抱いている気分障害研究者からなっていた。Martinは，DSM-IV実地施行に始まり，ファイザー製薬のスポンサーシップによる全国慢性うつ病研究，そしてさらにブリストル-マイヤーズ・スクイブ全国慢性うつ病研究(1996)

に至るまで，常にわれわれの「指導者」であった。1980年代から1990年代を通して，Martinの仕事は慢性うつ病研究の方向性に強い影響を与えてきた。彼が長期間にわたり慢性うつ病に研究の焦点を当て，また彼が常に科学を重視してきたことは，私にとって個人的な素晴らしいモデルであった。

私は今でも当初の実地施行委員会のメンバー（M. B. Keller博士，D. N. Klein博士，J. H. Kocsis博士，R. M. A. Hirschfeld博士），ならびにその後実地施行グループに招き入れられたその他の研究者（Bruce Arnow博士，Steve Bishop博士，Janice A. Blalock博士，John E. Carr博士，David C. Clark博士，David L. Dunner博士，Greg Eaves博士，Jan Fawcett博士，Baruch Fishman博士，Alan J. Gelenberg博士，Robert H. Howland博士，Gabor Keitner博士，Lorrin M. Koran博士，Rachel Manber博士，John C. Markowitz博士，Ivan W. Miller博士，Philip T. Ninan博士，Larry Pacoe博士，Barbara O. Rothbaum博士，James R. Russell博士，Alan F. Schatzberg博士，Michael E. Thase博士，Madhukar Trivedi博士，Dina Vivian博士，John Zajecka博士，M. Paige Young氏）と協力している。これらの方々との共同研究経験は，慢性うつ病に対する私の理解を深め，また，大規模な無作為割付け臨床試験で私のCBASPモデルを検討する機会を与えてくれた。本書では，これらの出来事について述べ，同僚たちが私の仕事に与えてくれた貢献を強調している。

本書の執筆に直接に貢献した数人の名前を挙げたい。

ニューヨーク州立大学ストーニーブルック校の心理学教授，Daniel N. Klein博士は，数章を読みたくさんの意義深いコメントをくれた。Danielと私は，温かくかつ生産的な関係にある。

Michael E. Thase博士の臨床研究に対する手腕は，われわれの研究グループでいつも先導的な役割を果たしてきたが，彼はピッツバーグ大学ウエスタン精神医学研究所の精神医学教授である。Michaelはよき友，かつ同僚であり，大うつ病に対する私の見方にいろいろな面で貢献してきた。

私は特にA. John Rush博士に感謝している。CBASPに対する彼の支持なしには，CBASPはブリストル-マイヤーズ スクイブ全国慢性うつ病研究に取り入れられることはなかったであろう。Johnはテキサス大学ダラス・サウスウェスタン・メディカルセンターの精神科の教授である。

私はまたJohn C. Markowitz博士，私の精神療法の同僚にしてGerald Klermanの対人関係療法の大家，に感謝したい。彼は現在，コーネル大学の精神科準教授である。Johnは私の仕事を援助し，支持してくれ，慢性うつ病患者に対する精神療法の有効性を研究している数少ない精神療法研究者の1人である。

私は，私の大学の学部長，Steven B. Robbins 博士の直接の貢献にも感謝したい。彼は 1990 年代初頭から私の仕事や研究に対して信じられないほど精力的にサポートをしてくれていた。Steve は，いつ本が完成するのかとよく訊いてきたが，私の筆の遅さに我慢をしてくれていた。素晴らしい研究者にして臨床家の Janice A. Blalock 博士と，James A. Schmidt 博士には第 8 章を読み，有益なフィードバックをくれたことに感謝したい。Jim Schmidt はウェスタン・イリノイ大学の心理学準教授で，Don Kiesler の以前の博士課程大学院生である。彼の助言によって，対人円について後で後悔するような間違いをすることを免れた。
　私はまた娘の Kristin R. McCullough に感謝したい。彼女はコンピュータの創造的なエキスパートで，本書の字や表のほとんどをデザインしてくれた。
　バージニア州立大学単極性気分障害研究所の事務的コーディネーターの Patricia E. Johnson 氏にも同様に感謝したい。本書を書き上げている間，Patricia はいつもいろいろと手助けをしてくれた。
　単極性気分障害研究所の副所長兼医学所長の Suzan G. Kornstein 博士は，長年のすばらしい友である。Suzan はバージニア州立大学の精神科の准教授でもある。彼女と私で 1992 年，単極性気分障害研究所を創設し，以来ずっといっしょに働いている。彼女と私の指導の下，研究所は 2 つの全国慢性うつ病研究プロジェクトに参加したが，さらに同様の機会があることを望んでいる。性とうつ病の関係についての Suzan の研究が全国的に評価が高いことも付け加えておこう。
　ニューヨーク州立大学ストーニーブルック校の心理学教授，Marvin R. Goldfried 博士は，親切にも序文を書いてくれた。精神療法の分野での統合的な仕事をしているので，Marvin に序文を依頼したのである。彼は先見の明のある人で，私は彼の先見が好きである。本書に述べた私の仕事は，統合的な仕事であり，Marvin はすぐさま私がなそうとしたことを見破った。彼の温かい言葉に感謝している。
　私はまた，ブリストル–マイヤーズ・スクイブ社のニューロサイエンス臨床試験次長の Fran Borian に感謝している。Fran はブリストル–マイヤーズ・スクイブ全国慢性うつ病研究の精神療法コーディネーターとして私が働いている間，緊密に私と協力してくれた。70 人の認定 CBASP 精神療法家を含み，5 年間にわたり 12 施設で行われたこの大規模な研究の「精神療法群」に対する彼女の強い支持は緩むことなく，かつ熱心なものであった。Fran なしには，われわれの成し遂げたものは成し遂げ得なかったであろう。
　最後に，私はギルフォード社とその編集主任 Kitty Moore 氏の本書出版に対す

る熱意に讃歌したい。最後に，私の編集者 Margaret O Ryan 氏に謝意を表したい。彼女は筆の遅い私を支え，すばらしい作品にしてくれた。書き言葉の達人である Margaret は，おそらく私よりも CBASP プログラムのことをよく知っているであろう。最終的な仕上がりに彼女が喜んでいることを期待している。

James P. McCullough Jr., PhD
バージニア州立大学

目次

第1部　CBASPと慢性うつ病患者の精神病理

◆ 第1章　慢性うつ病患者の治療に際して治療者が
　　　　　遭遇する問題点 ——————————————— 3

◆ 第2章　慢性うつ病患者とCBASPプログラムに
　　　　　ついての序説 ————————————————— 6
- 最初が肝腎　6
- 慢性うつ病：新しいDSM診断カテゴリー　8
- 治療による予後　9
- 医学的訴え，併存症，自然寛解　11
- CBASP独自の特徴　12
- Akiskalのうつ病に関する生物心理社会的な見方　19
- 症例：フィルとステファニー　21
- うつ病と身体に備わる自然の知恵　23

◆ 第3章　慢性うつ病患者の精神病理を理解する ——— 25
- 慢性うつ病患者に対する正しい診断とその精神病理的理解の重要性　25
- 正常および異常な行動にみられる相互に情報を与える関係　27
- 対人関係-社会性発達のための目的論的なゴール　29
- 正常な発達に関するPiagetの構造的モデル　30
- 正常な発達からの逸脱の2つのタイプ　33
- 慢性うつ病の成人患者と正常な前操作期の小児との共通点　35
- 正常な前操作期の小児と成人の慢性うつ病者との違い　40
- 正常に分岐した認知-情動の発達　41
- 早発性の慢性うつ病者に認められる成熟過程での虐待と逸脱　42
- 認知-情動機能の晩発性の退化　48
- 早発性患者と晩発性患者の類似した治療目標　51

◆ 第4章　経過のパターン，併存症，心理学的特徴 ——— 52
- 慢性うつ病の5つの経過　52
- 併存症の診断　59

- 未治療の慢性うつ病成人の心理的特徴　61
- 統合的治療プログラムの必要性　64

第2部　CBASPの方法と手順

◆ 第5章　変化への動機付けを強化するための戦略 ── 69
- 動機付けの重要性　69
- 外部にもたらした結果を認識すること　70
- 患者の苦痛と負の強化のパラダイム　73
- 前操作的思考のジレンマを修正するための形式操作的思考を教えること　77
- 責任を引き受けるという落とし穴を回避する　78
- 状況分析：精神病理を明確化し改善する　79
- 対人関係における転移問題を順向的に取り上げる　86
- 重要他者リストの作成　88
- 重要他者歴を作成する際の落とし穴　89
- 対人関係転移仮説の構築　91
- 暗黙の知識としての転移仮説　100
- 因果論化する根拠　103
- 転移についての考え方：フロイト派対CBASP　104

◆ 第6章　状況分析の導入 ── 107
- 状況分析　107
- 対処方法質問票　108
- ステップ1：状況記述　109
- ステップ2：状況解釈　116
- ステップ3：状況行動　124
- ステップ4：状況における現実の結果　128
- ステップ5：状況における期待した結果　132
- ステップ6：現実の結果と期待した結果とを比較する　142

◆ 第7章　状況分析の修正段階 ── 146
- 修正段階の導入　146

- ステップ1：不適切な解釈，不正確な解釈を修正する　*147*
- ステップ2：不適切な行動の修正　*162*
- ステップ3：状況分析のまとめと要約　*166*
- ステップ4：学習したことの般化と転移　*168*
- 将来に起こりそうな出来事について状況分析を行う　*170*

◆ 第8章　行動を修正するために治療者-患者関係を用いる ──── *172*

- 導入　*172*
- 患者の対人的"刺激価"の測定　*175*
- 治療者にとって最適な対人スタイル　*179*
- 欲求不満と怒りを取り扱う　*182*
- 臨床家の役割を果たす　*189*
- 患者への規律正しい個人的関与　*194*
- 治療者の役割を軽視しないこと　*200*

◆ 第9章　獲得学習と治療効果の般化の測定 ──── *203*
- 2つの従属変数の測定　*204*
- 現在のCBASP法の歴史　*205*
- 状況分析施行とPPRFによる患者の実行の測定との重要な相違　*206*
- 患者の状況分析の評価用紙：PPRF　*206*
- 関連性の理解の獲得度の測定　*214*
- 症例B.F.　*216*

第3部　CBASPの歴史 など

◆ 第10章　米国におけるCBASPの登場 ──── *225*
- ブリストル-マイヤーズ・スクイブ研究の精神療法群　*226*
- 急性期研究の結果　*228*

◆ 第11章　CBASP精神療法家のトレーニング ──── *230*
- CBASPトレーニングのためのワークショップ　*230*

- CBASP 精神療法家の認定　*234*
- CBASP の治療者として最適な資質と能力　*234*

◆ 第12章　Beck の認知療法や Klerman の対人関係療法モデルと CBASP との比較 ─── 242
- 初期段階の相違　*243*
- 終結/目標の段階の相違　*249*
- 中期における相違　*252*
- 結論　*263*

◆ 第13章　よくみられる患者の問題と危機を解決すること ─── 265
- 大うつ病エピソードに陥るのを防ぐには　*266*
- 患者と自殺の間に立ちはだかるということ　*267*
- 「アクティングアウト」行動(行動化)の防止　*270*
- 改善が認められない場合の対処方略　*272*
- 敵対的・強迫的な患者の扱い方　*274*
- 受動的・依存的な患者の扱い方　*276*
- 過剰に知的な治療方法を戒める　*278*
- 難治性認知・情動反応を変容する　*281*
- 最後に思うこと　*285*

- 付録

付録A　状況分析を施行するための促し質問(Therapist Prompts for Administering Situational Analysis；PASA)　*289*

付録B　遵守率をモニターし対人関係の質を評価するための評価尺度　*298*

付録C　最適な CBASP 治療者の質と能力を評価するための評価尺度　*304*

- 文献　*307*

- 索引　*325*

慢性うつ病の成人を治療すること──
すなわち，治療抵抗性の認知情動および行動面の鎧
(これが疾患そのものなのだが)を取り外すこと──は，
10 ポンドの大ハンマーで大理石の壁を破ろうとすることに似ている。

壁の同じ場所を繰り返し繰り返し叩いていると，
最初はほとんど効果がないが，
やがて気がつかないうちにかすかな割れ目が生じる。

続けて叩いていると，割れ目は次第に大きくなり，
ついには壁が壊れて粉々に崩壊する。

第1部

CBASPと慢性うつ病患者の精神病理

第1章

慢性うつ病患者の治療に際して治療者が遭遇する問題点

　ビルは10年以上の臨床経験を有する，熟練した認知行動療法家である。昼食の席で，彼は，半年前から精神療法を担当しているある患者について私に話してくれた。

　ケンというその患者は，非常に聡明な43歳の男性で，数年前にハーバード大学でMBAの学位を取っていた。ケンは地元の会社のセールスマンをしていたが，ビルは今の仕事は彼の能力とまったく釣り合っていないと感じていた。

　ビルによると，ケンの長年にわたるうつ病は，思春期に早発性気分変調症として始まった。以来数十年の間に，彼は4度の大うつ病エピソードを経験し，エピソードの合間は気分変調症のレベルに戻っていた。最初に治療を始めたとき，彼は大うつ病の診断基準に合致しており，気分変調症の先行した反復性大うつ病（重複うつ病）と診断された。

　ビルは，ケンの症状が改善しないと訴えた。ケンは，精神療法に加えてイミプラミンの投与を受けてきたが，効果が認められなかったので，16週後に選択的セロトニン再取り込み阻害薬（SSRI）に変更した。ケンは現在sertraline（訳注：2005年8月現在，日本未認可のSSRI）を1日200 mg服用していたが，依然改善はみられなかった。彼のBeck抑うつ質問票の得点は6ヶ月間25～30の範囲にとどまっており，臨床的にうつ状態であることを示唆していた。

　ビルはその症例についてもっと話したそうにしていたので，続けて話を聞くことにした。ビルは，ケンを相手にしていると絶望感にさいなまれたり，自分が専門家として無能なのではないかと思ったり，ケンに反応がほとんど見られないことを不満に思ったり，自分自身とケンへの怒りを感じたりするのだ，と言った。彼の試みはすべて無効だった。ケンは落ち込んだままで，回復しようという気持ちもなく，

人間関係においても引きこもりがちで服従的になっていた。「ケンは絶望感で圧倒されそうだと診察のたびに訴えるんだ」とビルは言った。治療のアポイントがあるのを忘れることもしばしばで，後から電話してきて「うっかり忘れていました」と言うのだそうだ。ケンの妻は最近寝室を別にした。夫への治療があまりにも効果がないので愛想をつかしたためだ。

「これまでにどんなことをやってみたのか教えてくれないか」と私は尋ねた。

ビルの答えは認知行動療法のテクニックのオンパレードのように聞こえた。誤った信念の仮説に反論を試みたが，患者は論駁技法に対して消極的な態度を変えなかった。ケンの世界観の中から非機能的な信念を同定することは困難ではなかった。

問題は，ケンが自分の非論理的な思考法に対する反論を受け入れようとしないことだった。ケンはけっして宿題を完全にやってくることはなかったし，セッションとセッションの間に練習させようとしてもうまくいかなかった。

ビルはセッションの中で，ケンの思考，行動，感情の関係を説明しようとした。しかし，ケンの集中力を持続させるのは難しかった。ケンはしばしば「この治療じゃ私のうつは治らない」と不平をもらした。積極的に反論したり，宿題を課したり，自己主張的な行動の技能を身につけるためにセッション内でロールプレイをやったり，以前にも増して感情移入や援助をしたり励ましたりしたが，そのすべてが無駄だった。私から見ても明らかに，治療に必要な作業のほとんどをビルがやっており，ケンの治療に対する反応性の乏しさに不満を覚えることは容易に理解できた。ケンはしばしば次のように抗議するが，これはビルの無力感を的確に言い表している。「こんなの無駄だ。私はこれからもずっと，うつのままだ！」

慢性うつ病患者について臨床家が話すのを聞くにつけ，私にはいつも同じ思いが湧いてくる。漠然とした無力感を感じるのである。次に私は無能感を感じ始め，その頃には反射的に次のように言ってしまいたくなる。「どうしてあれとかこれとかを試してみようとしないのか？　どうしてもっと積極的で主導的な役割を担おうとしないのか」

今日もまったく同じだ。私は無力感と無能感を味わい，ビルにもう1つ別のやり方を試してみないかと忠告したいと強く思った。しかしながら，ビルのすべてのエネルギーと努力が，慢性うつ病患者の底無し沼に吸いこまれてきたように，他の治療法を試してはどうかという私からの忠告も同じ運命をたどりそうだった。

慢性うつ病患者の治療は，精神療法家の直面する最も難しい問題の1つである。この難しさは，次のような事実のためにさらに厄介となる。つまり，こうした患者のほとんどは絶望感を感じていて，変わろうとする動機に欠け，ゆえにこうした人

たちの治療をするのは対人関係上難しいのである（約半数の患者は，併存症としてⅡ軸障害の診断基準を満たすであろう）。成人の慢性うつ病患者の典型例は，破滅的な生活スタイルを頑なに続ける患者である。

　ビルに対する私の反応は支持的なものだった。「ケンに対する君の苛立ちはわかる。彼のような患者はかつて『ノイローゼによる廃人(neurotic crocks)』(Lipsett, 1970)と言われていた。と言うのも，医者は，薬によっても他の治療手段によっても，彼らの訴えを和らげることができなかったからだ。この症例について，話をする時間はどれだけあるかい」

　「2，3時間です。次の予約は午後4時です」

　「2，3時間じゃ足らないかな」

　「どういう意味ですか」

　「私はケンのような患者を治療するための最良の方法を編み出そうと，何年も努力してきた。そして，私は君を助けることができると思う。しかし，それができるようになるには2時間以上かかる。でも，慢性うつ病の患者を治療するための新しい方法について，まず話をすることにしようか」

　こう言って，私は認知行動分析システム精神療法[Cognitive-Behavioral Analysis System of Psychotherapy (CBASP)]について説明し始めた。私はケンのような患者に対する同様の困難に遭遇したことが，CBASPを開発した理由だったことをビルに説明した。

　CBASPは，ビルがケンやその他のケンに似た患者において直面した底なし沼のような諸問題を取り扱っている。以下のページを読み進むことによって，慢性うつ病患者の治療においてあなたがもっと効果を上げることができるようになることを，私は期待している。

第2章

慢性うつ病患者と
CBASPプログラムについての
序説

患　者：私の人生は失敗ばかりでした。自分自身について他には何も言うことはありません。結婚生活は滅茶滅茶だし，仕事を続けることはできないし，あまり友だちもいないし，その友だちも親友とは言えない。事はただ悪いほうへ悪いほうへと向かうばかり。目を覚ませば憂うつ，床に入っても憂うつ。これからもうまくいくことは何もないでしょう。自殺することも考えてみましたが，私のことだから多分それも失敗して，植物人間になってしまうでしょう。もう，どうしようもないのです。それに，何のためにこんなことをあなたにお話ししているのかもわかりません。

治療者：どれくらいの間，あなたはそのように感じてきたのですか。

患　者：一生ずっとです。調子が悪くなったのは私が中学校の時，約22年前。それ以来，ずっと調子悪いままです。

最初が肝腎

慢性うつ病患者は，いくつかの顕著な特徴を有している。このような患者の最初の診察では，臨床家は次のような典型的な特徴を観察するであろう。

- 不幸感や無力感が繰り返し表明される
- 服従的で打ちのめされた態度

- 人間関係に用心深く，それは，臨床家との関係にまで及ぶ
- 自分の抑うつをコントロールすることは不可能だという凝り固まった信念
- 良いことが起こっても悪いことが起こっても影響されないように見える，柔軟性のない行動パターン

　臨床家は，こうした患者に対して，最初の診察時に次のようないくつかの感覚を抱くことが多い。

- 治療者が「治してくれる」と患者に期待されている，という全般的な感覚
- 患者を「治してやる」と支配的主導的役割を担うか，または，患者に自分のやり方が間違っていることを教えてやろうという強い衝動
- 患者が自分の行動を変えるのを手助けしようとしても，無駄で手も足も出ないという感覚
- こんなに超然とした患者を治療しようとすることについての心配

　最初の面接は，精神療法家と患者双方にとって，非常に重要な出会いの場である。臨床家が慢性うつ病患者の治療で成功を収めたいならば，2つの条件を備えなくてはならない。それは**患者の精神病理についての理解**と，**患者が憂うつで苦しく困難な境遇に打ち勝とうとするのを助けるための規律正しい治療計画**である。

　慢性うつ病患者たちの治療を行ううちに，私はあることに気づいた。動機付けおよび行動面の特徴的な問題を，自ら次のような質問に答えることによって，整理するのが役に立つのである。

- 変化する気がない患者を，いかにしたら効果的に治療できるのか
- あらゆる治療的な手段をも無効にするような，無力感，絶望感といった患者を圧倒している感情を軽減するために，何が私にできるだろうか
- 私がこの患者の治療をする時に，このような不全感や無力感を持ち続けるのはなぜなのか
- 自分のなすことすべてが無意味だという感じから私が抜け出せないのはなぜなのか
- 患者の行動を変化させるのは自分の責任だと，いとも簡単に思ってしまうのはなぜなのか
- 慢性うつ病の成人は精神療法に適応があるのか

これらすべての疑問に答えるべく，何年もかかって，CBASPの治療モデルをデザインしてきた。それを本章以下に述べる。

なぜ，もう1つ精神療法のモデルが必要なのか

臨床家に現在利用可能な精神療法のテクニックはすでに膨大であり，私がさらにそれを増やしているにすぎないことはわかっている。Mahoney (1991) が指摘したように，1990年までに400以上もの治療プログラムが，心理学者や精神科医によって提案されてきた。そして，1990年代にはさらに多くのプログラムが提案された (Chamblessら，1998)。私がCBASPを今回提案するのは，私の見たところいかなる治療モデルも，精神療法家が慢性うつ病患者に接する際に直面する特有の問題の解決には用いることができないためである。

慢性うつ病：新しいDSM診断カテゴリー

慢性うつ病が注目を集め出したのは，つい最近のことである。1980年以前には慢性うつ病はパーソナリティ障害であるとDSM-I [American Psychiatric Association (APA), 1952] でもDSM-II (APA, 1968) でも考えられていた。こうした観点はDSM-III (APA, 1980) の出版を機に変化し始めた。そこでは気分変調性障害が慢性の気分障害としてI軸疾患に挙げられていた。慢性の大うつ病性障害は1987年のDSM-III-R (APA, 1987) の出版まで正式な診断カテゴリーとしては存在しなかったのである。

DSM-IV (APA, 1994) の気分障害の実地試行 (Keller, Kleinら, 1995) では，慢性障害の1つ——反復性の大うつ病で気分変調性障害が先行し，エピソードの間欠期に完全回復を伴わないもの (重複うつ病) ——は，大うつ病エピソードの現在症ありと診断された349名の患者のうち，最も該当者の多い診断カテゴリー (26%) であった。DSM-III，DSM-III-R，DSM-IVと診断学が進歩するにつれて，CBASPの対象となる慢性の気分障害の一群がますます前面に出てきた。ごく最近まで，慢性うつ病はひどく誤診され，研究不足で治療不足であることが，徐々にではあるが，認められてきている (Harrison, Stewart, 1993；Keller, Hanks, 1994；McCulloughら, 1996)。

治療による予後

　何年か前になるが，Akiskal ら(1980)は，慢性うつ病は薬物療法にも精神療法にもうまく反応しないと臨床家の間で広く信じられていることについて，言及している。同じように，Keller(1990)は慢性うつ病のことを「治療抵抗性」と述べている。
　これまでの相当な数のデータが，こうした見解を支持してきている。例えば，気分変調症が先行した患者では予後が概して良くない(Keller, Shapiro, 1982, 1984；Keller, Lavori, Endicott ら, 1983；Keller, Lavori, Lewis ら, 1983)。実際，気分変調症の患者の 90％ は，一生に大うつ病エピソードを 1 回以上経験する(Keller, 1988)。過去に反復性の大うつ病エピソードを経験している慢性うつ病患者では，治療への反応性が乏しいことも報告されている(Keller, Lavori, Klerman ら, 1986；Keller, Shapiro, Lavori ら, 1982b)。さらに，うつ病が長期間未治療であった患者は予後が良くない(Keller, Hanks, 1994；Keller ら, 1992)。
　たとえ治療に反応したとしても，回復率はけっして高くない。例えば最近終了した，sertraline(SSRI の 1 つ)とイミプラミン(三環系抗うつ薬，すなわち TCA の 1 つ)の無作為割り付け二重盲検臨床試験では，635 人の慢性の大うつ病と重複うつ病の患者(人生におけるうつの期間の平均＝16 年間)が治療された(Keller ら, 1998)。ファイザー製薬が資金提供したこの研究では，全米各地の 12 の研究施設で外来患者が募集された。sertraline またはイミプラミンのどちらかでの 12 週間の治療後の反応率の intent-to-treat 分析(12 週間の治療を完遂した者も脱落者もともにカウントされている)では，完全回復した者は 17％(623 人中 105 人)だけで，35％(623 人中 217 人)は治療に部分的に反応しただけであった。48％(623 中 299 人)が SSRI もしくは TCA に反応しなかった。
　慢性であることは，治療への反応を困難にするだけでなく，再燃と再発の確率を高めるようでもある(Keller, Lavori, Rice ら, 1986；Keller, Hanks, 1994；Keller, Lavori, Lewis ら, 1983；Keller, Shapiro, Lavori ら, 1982a, 1982b；Keller, Lavori, Klerman ら, 1986)。慢性の単極性うつ病に対する治療は多少成功しているが，回復率を高めるためには多くの仕事が残っている。
　慢性うつ病に対する精神療法に関して，Markowitz(1994)は，役立つデータはきわめて少ないと述べている。この領域で現在までに行われてきた研究のほとんど

（例：de Jong, Treiber, Henrich, 1986；Fennel, Teasdale, 1982；Harpin, Liberman, Marks ら, 1982；Markowitz, 1993a, 1993b, 1994；Mason, Markowitz, Klerman, 1993；McCullough, 1984a, 1991）はサンプルサイズが小さく，方法論的に問題がある。

　近年，Thase ら（Thase ら, 1992, 1994）は，男性慢性うつ病患者 62 名に，16 週間の認知行動療法（cognitive-behavior therapy；CBT）を用いて治療を行なっている。著者らは，CBT の効果には限界があるとし，「慢性うつ病患者の CBT への反応は，急性期に比べ，ゆるやかで不完全である」と著述している（Thase ら, 1994, p.204）。この論文で引用された伝統的な精神療法的方法に関する論文［すなわち，認知療法 cognitive therapy（CT；Beck, 1963, 1964, 1976；Beck, Rush, Shaw ら, 1979），対人関係療法 interpersonal psychotherapy（IPT；Klerman, Weissman, Rounsaville ら, 1984）］からは，介入の効果について確固とした結論は得られていない。しかしながら，適切なサンプルサイズを用いた成人慢性うつ病患者に対する CBT の効果の研究（Thase ら, 1992, 1994）においても，アウトカムは有望ではなかった。

　ピッツバーグ大学ウエスタン精神医学研究所において，ほぼ慢性のうつ病患者を対象とした精神療法についての研究がなされた（Frank ら, 1990）。その研究は「反復性大うつ病」を対象として行われた。そのため，患者の一部は現在の慢性うつ病の診断基準を満たさない。急性期では IPT にイミプラミンが併用された（Klerman ら, 1984）。およそ 68％（230 名の被験者のうち 157 名）がこの併用治療に反応し，17 週間にわたる継続期に入った。

　継続期の最後に 128 人の患者が，3 年にわたる維持治療のための 5 つのプロトコル［①イミプラミンのみ，②維持治療のためだけに作成された IPT（IPT-M），③ IPT-M とイミプラミン，④IPT-M とプラセボ，⑤プラセボのみ］のいずれかに，無作為に割りつけられた。薬物療法を受ける患者は，維持治療を受ける間イミプラミンを「十分な量」服用し続けた。一方，IPT-M に割りつけられた患者は，月1回の IPT-M セッションという「少量」の精神療法を受けただけであった。したがって，IPT-M を含む 3 つの治療群の間での寛解維持率には，この実験デザインによるバイアスがかかっている可能性がある。

　再発防止において，イミプラミンのみの有効性は，イミプラミンと IPT-M 併用治療と同じという結果となった。IPT-M のみ，および IPT-M とプラセボは，プラセボのみより再発防止に有効だが，イミプラミンのみよりは効果が小さかった。精神療法を受けた患者が，維持期において「必要に応じて」（すなわち十分量）治療者に会うことを許されていたら寛解維持率がどうなっていたかは，残念ながら不明である。そして，特に慢性化したうつ病性障害の治療のために開発された CBASP

が，CT や IPT と比較してどうかということもまたわからない。

医学的訴え，併存症，自然寛解

　慢性うつ病患者は，一般医療サービスの高頻度利用者である(Howland, 1993b)。全般的健康度についての最近の観察研究(Wells, Burnam, Rogers ら, 1992)では，気分変調症の患者と重複うつ病の患者を，急性大うつ病，閾値下うつ病，うつ病の既往がある患者と比較した。Wells らが報告したのは，閾値下グループやうつ病の既往があるグループの患者よりも，慢性的とされる 2 つの病気の患者のほうが，全般的健康度，活動力が低下し，身体の痛みが強く，一般的機能がより低くなるということであった。興味深いことに，慢性うつ病グループが急性大うつ病グループと比較された時，これらの健康指標の差はほとんどなかった。

　併存症があると治療アウトカムが悪くなるので(Farmer, Nelson-Gray, 1990 ; Keitner, Ryan, Miller ら, 1991 ; Rohde, Lewinsohn, Seeley, 1991)，臨床的構造化面接を通して評価すると，50% 近くの慢性うつ病患者が，DSM-III-R における B 群と C 群に分類されるパーソナリティ障害を伴っていた(Kaye ら, 1994 ; McCullough, 1996a ; Pepper ら, 1995 ; Sanderson, Wetzler, Beck ら, 1992)という事実に注目することは重要である。これらのデータが強調することは，臨床医がこれらの患者を治療する時には，対人関係の問題が前面に出てくるという事実である。慢性うつ病は，治療することなしに自然寛解に達することがあまりない(McCullough ら, 1988, 1994a)。治療されていない群では，自然寛解率が低い(13% 未満)だけでなく，患者はいったん寛解しても，2～4 年の間に再発することが多い。

　慢性うつ病患者は，精神療法を受けに来る外来患者の中で，最も難しい患者の 1 人である。これらの患者を記述する診断学上の名称は最近できたばかりで，残念なことに，いまだ誤診断や不十分な治療が多い。慢性うつ病は，治療への反応ということになると悪評を買い続けており，治療後の寛解維持率がとりたてて良いわけではない。このように，むしろ厳しく残念な状況を踏まえた上で，私は CBASP 精神療法プログラムを紹介したい。

CBASP 独自の特徴

　CBASP は，他の精神療法プログラムとは区別される 8 つの独自の特徴を持っている。

① CBASP は慢性うつ病のみを対象としてデザインされた唯一の精神療法プログラムである。
② 成熟発達の停止が，慢性うつ病の病因と見なされている。
③ CBASP はうつ病，およびうつ病圏の病気を，「個人×環境」の相互作用という見地から概念化する。こうした見方をすることにより，患者は自分の生活の文脈の中で，自分自身がどのような「刺激価」になっているかについて学ぶ。
④ 治療目標は，Piaget 学派の言う形式操作段階の社会的問題解決能力と，社会的相互作用の営みにおける共感的反応性を促進することである。
⑤ 治療者は患者の行動を変容するために，規律正しい方法で，自ら患者と関わることが推奨されている。
⑥ 患者の転移の問題は，セッション内での転移仮説構築技法(重要他者歴；Significant Other History)に基づいて概念化され，治療経過を通じて順向的に取り扱われる。
⑦ 状況分析(Situational Analysis；SA)と呼ばれる治療技法が，治療セッションにおいて患者の精神病理を際立たせるために用いられる。
⑧ 行動を変容させるために，負の強化(negative reinforcement)を主要な動機付けの方略として用いる。

1) CBASP プログラムは慢性うつ病を治療するためにデザインされた

　1974 年，私の最初の頃の臨床心理学専攻の大学院生の 1 人であった William F Doverspike 博士とともに，私は慢性うつ病患者の治療プログラムの構築に着手した。1983 年には，別の大学院生の Matthew D Kasnetz 博士が患者向けマニュアルを作成した(Kasnetz, McCullough, Kaye, 1995)。この『Patient Manual for Cognitive Behavioral Analysis System of Psychotherapy (CBASP)』は，彼の修士論文のテーマの一部として書かれたものである。このマニュアルは現在でも，CBASP を受ける患者全

員に，2時間目の治療の最後に配布されている。

　このモデルのさまざまな手続き上の側面は，1980年代の間に洗練されていった（McCullough, 1980a, 1980b, 1984a, 1984b, 1984, 1991；McCullough, Carr, 1987）。1990年代を通じて，臨床心理学の大学院生たち（W Chris Roberts や Anmarie Hess だけでなく，Arthur L Kaye 博士，J Kim Penberthy 博士，Sue Caldwell-Sledge 博士も含まれている）の創造性豊かな意見やフィードバックを取り入れて，私は治療者向けマニュアル『Therapist Manual for Cognitive Behavioral Analysis System of Psychotherapy (CBASP)』（McCullough, 1995b）を書き上げた。このマニュアルは，慢性うつ病の全国研究において，70人の認定 CBASP 精神療法家が使用した（McCullough, Keller ら，1997；McCullough, Kornstein ら，1997）。CBASP の近年の歴史は，第10章でさらに詳しく論じるつもりである。

2) 成熟発達の停止が慢性うつ病の病因とみなされている

　慢性うつ病患者は，論理的な反論や思考，その他の批判的分析的な認知技法を受けつけない。患者は治療者の前で，まるで独り言を言っているようだ。

　また，その思考過程は，本質的に前論理的段階にある。彼らは共感的に交流することができないし，配偶者や友人，指導者，職場の同僚から受け取った反応やフィードバックに応じて行動を変化させることがない。慢性うつ病患者は，対人関係において「閉じた」認知情動システムを示す。手短に言うと，慢性うつ病の成人は，5歳から7歳の子どもと同水準の原始的な心的水準で機能している。

　いかにして成熟過程は停止したのか？

　ほとんどの早発性の慢性うつ病（21歳以前のうつ病の発症）において，その認知情動成熟過程を発達の前操作段階に停止させていたのは，家庭における不当な扱われ方であった（Piaget, 1923/1926, 1954/1981；Inhelder, Piaget, 1955/1958；Cowan, 1978）。

　晩発性の慢性うつ病（21歳以降のうつ病の発症）は別の方向から発生しているが，早発性の患者と同じく前操作段階に帰着する。晩発性の患者は，通常20代半ばに見られる最初の大うつ病エピソードの前までは，正常な認知情動様式で生活している（McCullough, Klein, Shea ら，1992）。こうした晩発性患者の初発エピソードの20%は，回復することなく慢性化するとされている（Keller, Lavori, Lewis ら，1983）。

　重症慢性の気分障害の後には，それまで正常であった心理的な機能に，構造的な劣化が起こるのが通常である。難治なうつ症状に直面すると，患者の世界観には無力感と絶望感がしみついてしまう。こうした現象学的な変質の結果，正常な機能は劣化して前操作段階への回帰が起こる。早発性の患者および晩発性の患者

のいずれにおいても，慢性うつ病患者の精神病理を遷延させたり増悪させたりするのは，認知-情動についての構造的な問題なのであって，否定的な態度や信念といった機能的な問題ではない。慢性うつ病患者の病因論については第3章で詳述する。

3) CBASPはうつ病，およびうつ病圏の病気を，「個人×環境」の相互作用という見地から概念化する

　私は，患者個人と環境との相互作用において働いているいくつかの要因が互いにダイナミックに影響し合うことから，うつ病が発症すると考えている。

　すべてのうつ病体験に，2つのお互いに関連し合った領域が存在している。生体内領域には，生理プロセスと心理プロセスが対となって互いに影響し合いながら存在している。環境，すなわち生体外領域は，個人に対して繰り返し問題を突きつけてくるが，個人はこれを上手に対処することもあればできないこともある。同様に，Akiskalら（Akiskal, McKinney, 1973；Whybrow, Akiskal, McKinney, 1985）は，うつ病は2つの原因，①環境からの脅威／ストレスへの誤った対処，②不適切な対処による，当人の生物学的・心理学的プロセスへの悪影響，から生じていると考えている。Skinner（1953）は，うつ病の病因学ではなく，行動変容の研究に関心を持っていたが，環境における帰結が有機体の行動を変容させると記している。

　AkiskalとSkinnerはともに「個人×環境」関係への独自のアプローチを示しており，うつ病とその治療についての私の考え方に強い影響を及ぼした。Akiskalの生物心理社会モデルによって，私はうつ病を「個人×環境」の疾患と捉えるようになった。また，行動変容における環境の役割をSkinnerが強調したことにより，CBASPにおける行動変容についての論理的基盤が，私の中にできあがった。

　要するに，慢性うつ病は非適応的な社会的問題解決（D'Zurilla, Maydeu-Olivares, 1995）と，これに伴う知覚の「盲点」から生じるのである。知覚の「盲点」とは，**患者は自分のすることと自分のすることの外界への影響**の間のつながりを認識できなくするものである。もし，個人と環境との知覚的つながりが確立していなかったり壊れていたりすると，環境は人のすることに影響を及す力を持たなくなる。

　うつ病とその治療に対するこの「個人×環境」アプローチは，CBASPの根底にある2つの想定に表れている。

　　［想定1］　慢性うつ病は，人生におけるストレッサーに対して適切に対処することに長い間失敗してきた結果であるとして見ると，最もよく理解される。

うつ病に陥るのを避けるためには十分な**社会的対処能力**が要求される（Whybrowら，1985）。社会的対処能力そのものは，いくつかの変数によって影響される。
① 他人や自身を認知情動的にどう捉えるか。それは大部分個人の成育歴に由来する
② 個人の社会技能レパートリーの質
③ 対人関係ストレスの処理についての既往歴
④ ストレスと対面した時の健康状態
⑤ 利用可能なソーシャルサポートの程度

患者は自分のうつ病に対して責任がある

　私は，慢性うつ病と対処失敗は密接に関係していると信じている。私はまた，**慢性うつ病患者は自分のうつ病に対し最終的に責任がある**という意見を支持している。

　そのような患者の多くは，外部の原因を指し示し，彼らのうつ病に対する非難を他のところになすりつけようとする。最近よく言われる言い訳は，「私のうつ病は化学物質の不均衡のせいです」である。個人責任の究極の回避は，ある患者の言葉によく捉えられている。「私のせいではありません！　私は自分の気持ちをどうすることもできないのです！　むしろ，私はこんな気分でいたくないのです！」

　CBASPは，個人的責任についての極端な見解に根ざしている。特に，患者は自分の人生に対し最終的に責任を負っていると考える。しかしながら，慢性うつ病患者が家庭環境に問題がある成育歴を持つ場合，個人的な責任があるという想定を支持することは難しいように思われるかもしれない。つまるところ，虐待や敵意，および/またはネグレクトが横行する家庭で成長し成人となった患者に，その対処方法が不適切であることに責任があると言えるだろうか。これらの患者は，効果的な対処や生産的な生活をする方法を学ぶ機会が**まったくなかった**，と簡単に結論付ける人もいるだろう。このように別な生き方を学ぶ機会がなかった場合，患者はどうして自分のうつ病に責任があると言えるのだろうか。

　この疑問に対する答えは，精神療法家が治療の中で，患者が生き方のコントロールを習得することを手助けする中で与えられる。もちろん，子どもが家庭環境を選択したり演出したりできるわけではないのだが，賢明な治療者は，患者に——その成育歴の如何に関係なく——自分の生活の質を改善し，うつ病を終焉させる唯一の望みは，現在の自分の生き方に対してしっかりと責任を引き受けることである

と気づくのを手助けする。

　この想定は，どのようにCBASPの治療方法につながるだろうか。具体的には，患者は自分の行動が対人関係の帰結を招いていることを教えられ，どうすればこれらの帰結を認知できるかの術を教えられる。その後同じパターンを続けることを望むかどうか決めるのは，患者の責任である。CBASP治療者は，治療の中で，患者が意識的に選択しなければならない状況を創り出す。「私は，これまでのように生活し続けようか，あるいは，別の道を歩むことを選ぼうか」

　Victor Frankl (1959 ; p.173) はドイツの強制収容所の生存者として有名だが，自分の人生に対して個人的に責任を負うことを決めた実存の時について同様の点を鋭く指摘している。「だから，まるで2度目の人生を生きているかのように，そして，まさに今しようとしていると同様の不適切なことを，一度目にすでにしたかのように生きなさい！」

　この引用はCBASPの治療目標を表している。まず実生活の葛藤に自分がどう関与しているかを患者に教える。すなわちCBASPのモデルにより，患者の生活してきた様式が明確に示される。患者は自分がどのような人生を創り上げてきたかに気づくようになって初めて，前とは違う方法で生きるという選択をすることができるようになるのである。

　慢性うつ病の患者が自分のうつに責任があると私が想定するのは，自分の人生の生き方は選ぶことが可能なのだと信じる見方に由来する。選択ができなければ，患者は責任を持ちえない。経験の奴隷にとどまる。

　CBASPについての第2の想定は，第1の想定から派生する。

［想定2］　生活における問題を「個人×環境」の相互作用の観点から見ることを患者に教えることは，結果として行動の変容，エンパワーメント，情緒不安定の改善につながる。

　ストレスと，そのストレスへの対処の失敗がないうつ病はない。このため，これまで述べたように，うつ病の経験は，「個人×環境」の現象と考えるのがわかりやすい（Coyne, 1976 ; McCullough, 1984a, 1996b）。CBASPの目標は，自分が環境に引き起こした帰結に，患者の注意を向けることである。対人関係に注目し，患者の他者への影響をはっきりさせることは，患者が，自分自身と環境との「随伴した」関係に気づくことを手助けする。

　自分の行動が，世界に対して，特定の結果をもたらすという自覚を，CBASPで

は（自分の行動と環境との）**関連性の理解**（perceived functionality）と呼ぶ。患者の行動の帰結を，治療セッションの中で明確にする方法は，CBASPプログラムの独自の側面である。私が帰結を明らかにする戦略と呼ぶ方法は，第5，6，7，8章でより詳しく述べる。

4）社会的問題の解決に形式操作を用いることと，他者と共感的に交流することができるようになれば，CBASPプログラムをマスターしたことになる

　これら2つの目標は，どちらもCBASP独自の特徴である。前操作的な患者に，形式操作を用いた問題解決技法を教えること（Cowan, 1978；Gordon, 1988）により，患者は行動の帰結を自覚することができる。形式操作的に考えることはまた，いかにして他者と共感的に関わるかということの学習を可能にする。

　これらの技能ができるようになれば，しばしば全般的な治療効果が得られる。すなわち，抑うつ症状が減少し，うつ病は寛解する。

　第5〜8章では，これらの重要な目標を達成するための技法について述べる。

5）治療者は患者の行動を変容するために，規律正しい方法で，患者と個人的に関与することが推奨されている

　私は，臨床家が患者と個人的に関わるよう推奨している治療プログラムを，CBASP以外にはまったく知らない。規律正しく個人的に関わることは，臨床家の側が患者に対して自分の気持ち，態度，反応を伝えることを意味し，これは共感的行動の教育を促進する。規律正しい個人的関与は，また，多くの患者が治療に持ち込んでくる，不当な扱われ方をしてきたという被害経験を変容させるためにも必要である。患者にとって「重要他者」となることにより，治療者は親切で気にかけてくれる人々と相互関係を持つということがどのようなことかを患者に教える貴重な機会を持つ。

　第8章ではCBASPにおける規律正しい個人的関与の方法についてさらに詳細に記述する。第13章では，個人的関与の技法が，患者の危機や問題を和らげる介入方略としてどのように使われるのかについて述べる。

6）特別な注意を要する対人的なホットスポット（hot spots）を見定めるために転移仮説を設定する

　2回目のセッションでは，患者の重要他者との経験に関する個人的な過去の出来事を，重要他者歴を聴取する手続き（第5章）を用いながら聴取する。転移仮説は

過去の情報から作成され，臨床家と患者との相互作用において問題となってくるかもしれない対人的な問題の領域，すなわちホットスポットを見定めるために用いられる。そして治療者は，この転移仮説をその後の治療において，対人的なトラブルのスポットを順向的に扱うために用いる。

治療者は自分がこれらのホットスポットに巻き込まれたと気づいたら，すでに成立した個人的関与を利用して対人弁別練習（Interpersonal Discrimination Exercise；IDE）を始めることができる。IDEとは，患者に重要他者のネガティブな反応と，治療者のポジティブな行動とを区別することを教えるものである。

転移仮説の設定と利用，そしてIDEによる行動変容については，第5章と第8章で議論される。

7) CBASPでは，セッションにおいて患者の精神病理を際立たせるために状況分析（Situational Analysis；SA）を用いる

変化することについて話すだけで，行動が変わることはめったにない。このため，CBASPでは状況分析という方法を用いて，治療セッションで患者の病的な行動を際立たせるようにする。

状況分析ではまず，問題となった特定の状況に患者が焦点を合わせるのを援助する。それからその出来事の間に，最初に起こった認知や感情を聞き出す。ひとたび状況が特定され，行動上の要素が記述されたならば，次は，患者の行動によって生じた状況的な結果や帰結を明らかにする。このようにして，患者を手助けして，患者自身が自分の行動の帰結を検討し，また，そうしていればもっと望ましい結果に結びついたであろう別の思考や行動の仕方を組み立てていくことができるようにする。

問題解決の方略を練り上げていくだけで安心感が得られることもしばしばである。これにより，変化の過程すべてが強化され，加速される。

状況分析の手順は第6章と第7章で詳細に述べる。

8) CBASPでは患者の行動を変容させるために，負の強化を主要な動機付けの方略として用いる

精神療法家が使用できる最も効果的な動機付け方法は，次のような単純だが意味深い自明の理，つまり**行動を変えると気分も良くなる**ということを実例で示すことである。

Skinner(1935)は，「負の強化子」を，何らかの行動にとって代わられたり終結し

たりする嫌悪刺激条件(例えば，今の臨床の文脈で言えば，苦悩とか不快感)と定義した。CBASP 臨床家の主要な仕事の 1 つは，患者の感じる苦悩の減少につながるような行動を探すことである。患者がより適応的に行動することを学ぶと，安心感が生じることが多くなる。臨床家の役目は，不快の減少につながる行動を患者がはっきりわかるようにすることである。このようにして，負の強化は患者が自分自身の行動を変容する動機を与えるのに利用される。

CBASP において主にどのような方法で，患者に対し負の強化を行なうかについては，第 5 章で丁寧に説明する。

■ うつ病という体験の本質

Akiskal の うつ病に関する生物心理社会的な見方

うつ病を治療するための精神療法モデルは，
- 心理的見地からのもの(Beck ら，1979 ; Freud, 1916-1917/1960, 1933, 1917/1950, 1963 など)
- 対人関係的見地からのもの(Klerman ら，1984 ; Safran, 1990a, 1990b など)
- 行動的見地からのもの(Ferster, 1973 など)
- 生物学的見地からのもの(Akiskal, McKinney, 1975)

といったカテゴリーに分類できる。

Akiskal と McKinney(1975)は，これら 4 つのカテゴリーに共通の要素があることを指摘している。それはうつ病の定義の仕方にみられる。うつ病に関してこれらの精神療法モデルが共通に定義していることは，自分自身の人生をコントロールできないと感じ，自分の無能さを意識した結果として全般的な無力感が生じる，ということである(Akiskal, McKinney, 1975 ; Whybrow ら，1985)。否定的な自己評価は社会的引きこもりを招く。Akiskal らは，心理的・対人関係的・行動的の各要素が相互作用しつつ収束している生物学的領域があり，それは中脳か間脳であることを指摘した(Akiskal, McKinney, 1975 ; Whybrow ら，1985)。Whybrow ら(1985 ; p.195)はこう結論付けている。「化学・経験・行動という 3 つのレベルの変数の相互フィードバックとして，うつ病を概念化できる。間脳はその相互作用の場なのである」

上述の内容からも多少推察されるかもしれないが，Akiskal はさらに，うつ病という経験の性質を，生物心理社会的に理解するために重要な点を指摘した。間脳にある多くの変数の相互作用の場では，「双方向のやりとり」が行われる。すなわち，間脳はうつ病において常に存在する心理学的-生物学的相互作用の場なのである（Akiskal, McKinney, 1975）。

> 橋というものは，双方向の交通を許すものであるはずだ。精神医学の文献では，主に，生体内アミンの変化に続いて行動に変化が生じるということに焦点が当てられるが，別の一連の研究ではその逆もまた真実であることが示されている。すなわち，社会的変数のみを操作することで，脳内アミンに大きな変化を引き起こすことができるのである（Akiskal, McKinney, 1975；p.298）。

　Akiskal は，橋の喩えで3つの事柄を示唆している。
　1つめは，生物学的要素も心理学的要素も第1次的なものとは考えられないということである。すなわち，両者は相互に作用し合うものとして捉えられねばならない。2つめは，うつ病の重症度や社会的引きこもり，無力感は生体内アミンのシステムに変化が生じた時に増加するだけでなく，心理社会的な機能不全を起こしている場合にも増加する。3つめは，心理学的-生物学的相互連鎖は，恐怖やストレスのある状況を解決できなかったという心理社会的失敗に続いて生じる自律神経系の変化から明らかになる（Barchas, Freedman, 1963；Bliss, Zwanger, 1966；Lazarus, 1984；Lazarus, Alfert, 1964；Lazarus, Opton, Markellos ら, 1965；Schachter, Singer, 1962；Welch, Welch, 1968）。
　要約すれば，うつ病とは，生物学的・心理学的・環境的障害であり，状況依存的な心理学的および生物学的活動を脳内にもたらすものである（Kiesler, 1999）。
　残念なことに，今世紀に行われたうつ病に関する研究のほとんどは，精神病理を生物心理社会的にみる観点に基づいてはいない。それらは，うつ病を生物学的な疾患とみなすか，心理学的な不適応の問題とみなすかの，二者択一の観点に基づいている。
　今日では，生物心理学的モデルが理論的文献（Akiskal, McKinney, 1973；Blanchard, 1977；Engel, 1977；Gentry, 1984；Kiesler, 1999）および研究で，しばしば主張されている。うつ病の多変数モデルは，認知療法（Beckら, 1979）に対しても薬物療法に対すると同様に身体的指標が変化することを示した現代の研究論文（Blackburn, Bishop, Glen ら, 1981；Hollon, 1990；Rush, Kovacs, Hollon, 1977；Simons, Garfield, Murphy,

1984；Wright, Thase, 1992）に支持される。WrightとThase（1992；p.452）によると，「これらの研究をまとめると，認知療法も薬物療法も，効果的である場合には，さまざまな領域で変化をもたらすことが示唆される」。

なぜAkiskalの統合的アプローチがここでそれほどまでに重要なのか。

理由の1つはこうである。生物心理社会的な方向性を持った臨床家は，慢性うつ病の患者の精神病理を概念化する時や，最も効果的な治療を選択する時に，もはや生物学か心理学かという選択をしなくてもよいのである。慢性化すると，通常，治療に対する反応性が急性期よりも悪くなるため（Keller, Hanks, 1994），慢性うつ病，とりわけより重症な症例では，最も有効な治療法は生物学的な手段と心理学的な手段を統合した包括的な治療パッケージであると考えてもおそらくよいであろう（Garamoni, Reynolds, Thaseら，1992；Kellerら，1999；Miller, 1997；Sotskyら，1991；Wright, Thase, 1992）。慢性うつ病に対する併用治療については第10章でより詳細に述べられる。

次に典型的な症例を2例提示する。これを見ると，ストレスに対する病的な抑うつ反応と正常な抑うつ反応との区別がよくわかる。

症例：フィルとステファニー

フィルは27歳の機械エンジニアで，自分は13歳の頃から悲しい気持ちが続いていたと治療者に訴えた。フィルは小・中・高校・大学と，学校では成績は良かったが，心から幸せだと思ったことはなかった。思い出せる限りでは，最初にうつ病になった時，友人はほとんどおらず，仲間たちが参加するような社会的な催し物にはほとんど顔を出すことはなかった。大学での最終学年時，フィルはガールフレンドと別れた。それで彼のうつ病は悪化し，ほぼ5ヶ月間続いた。うつ病に関して受診はしなかった。ひどいうつ病が軽快した後の当時の気分について質問すると，フィルは答えた。「以前から感じていたのと同じくらいでした。生きることに対して何の熱意も持てないんです」

6年前のエピソード以降は重度のうつ病は見られていなかった。フィルが治療を求めたのは，東海岸の大きなエンジニアリング会社に勤めている時だった。フィルは結婚し，2人の幼い子どもがいた。妻に「陰気な感じを何とかするよう」促されて，彼は治療に訪れたのである。フィルの診断は6年前に大うつ病エピソードのあ

る重複うつ病である。現在は，気分変調性障害を伴うものの，十分に生活している。

　ステファニーは 36 歳の化学博士であり，離婚して思春期の息子を引き取っている。最近，化学会社の管理職に昇進した。彼女の仕事は，9 人の同僚の化学者が会社の製品の副作用を動物実験するのを統括することである。

　ステファニーが言うには，ちょうど昇進した後から「水の外に出た魚」のような気がしたとのこと。「落ち込んだ」気分のため何日か仕事を休まなくてはならなかった。自分の管理職として仕事をする能力に対する疑問に取り憑かれてしまったのだ。しかし，自分が新しい仕事を十分にこなせるのだということが徐々にわかってきた。ステファニーは今では仕事を楽しんでいると言う。落ち込んだ気分の時に何が起こったのか質問すると，「もう済んだことです」とのこと。また，「こんな経験をしたことは今までなかったが，うつ病の患者がどんな経験をするのかということがわかった」とも言う。ステファニーは昇進の直後に心理学者の援助を求め，2 回の治療セッションを受けた。

　この 2 つの症例に見られるうつ病の経験は，人生におけるありふれたストレスに対してよく見られる反応である。もっと明確に言うと，フィルとステファニーの最初の抑うつ反応は，過剰なストレスに対する適応的な心理学的・生物学的反応である。

　私たちのほとんどにとって，抑うつや「落ち込んだ」気分は，ストレスが自分の対処能力を超えてしまっていることの情緒的サインである。私たちはみな病気，愛する人の死，別離，家庭の危機など，私たちにとって逆風となり対処能力を超えるようなストレスにさいなまれたことがある。それがうつ病となると，自分が被害者だと感じることや，社会的な関わりや直近の責任から逃れようとする傾向，はっきりとした，あるいは漠然とした疲労感，無能感や不全感など加わってくる。こうした通常見られるうつ病の症状の程度は，極めて軽度のものから自殺の危険があるものまで幅広い。

　フィルもステファニーもうつ病の体験をしたが，それは全身的に過剰な負荷がかかっているという警告となった。加えて，彼らのストレスに対処する能力が試され，彼らは身を引いて自分の能力に疑問を挟むようになった。ステファニーは抑うつ症状を悪化させている周囲の状況に気づくことができた。一方，フィルは，自分が気分の落ち込みを感じ始めたのがだいたい何年頃からかを治療者に言うのが精一杯だった。思春期の 13 歳の時に直面した対人-社会的混乱のために，フィルのうつ病の発症時期はステファニーほどはっきりとはわからない。

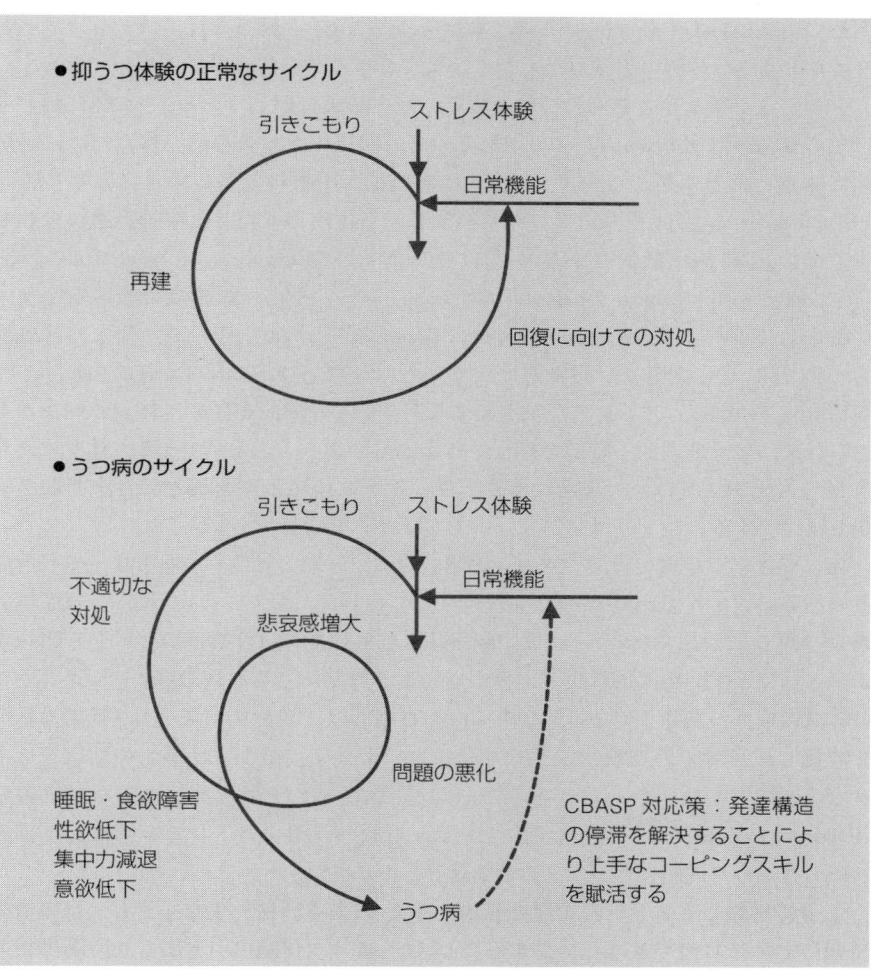

図2-1 抑うつ体験の正常および精神病理的サイクル

うつ病と身体に備わる自然の知恵

「引きこもり-再建-回復に向けた対処」のサイクルは，抑うつ体験の諸段階を説

明している(Akiskal, McKinney, 1983；Whybrowら, 1985)。図2-1は，ステファニーとフィルの抑うつ体験の正常な，もしくは異常なサイクルを示している。

　どのようなストレスで抑うつになろうとも，結果は同じである。「身体に備わる自然の知恵」(Cannon, 1929, 1932)があるので，回復のための時間を稼ぐために必然的に休息と再生が起こる。ストレスへの対処は，中枢神経系の働きに影響し(例：Thase, Kupfer, 1996)，その結果，非常に多くの生体内の変化と自律神経系の変化を生じる。内臓系は劇的な影響を受けるであろう(Alexander, 1950；Scheier, Carver, 1987；Selye, 1976；Shapiro, Lidagoster, Glassman, 1997)。また，脳組織の機能が変化するかもしれない(Bremmer, Narayan, 1998；Bremmerら, 1995)。そして，個人の対処能力の適切さ・不適切さが明らかになるかもしれない(Folkman, Lazarus, 1980, 1988；Whybrowら, 1985)。ストレスが原因による引きこもり期間を経て，休息と回復がもたらされ，多くの人は一時的な抑うつ体験から回復することができる。休息により全身の再生が生じると，患者はもう一度「ゲームに戻る」準備ができ，問題を解決しようとする。

　先に挙げた2症例の対処パターンの違いは，フィルの対処レパートリーの不十分さにある。フィルは，けっして「ゲームに戻る」ことができなかった(この症例の場合，思春期の社会ゲーム)。彼の限られた対処技能では，抑うつ体験から回復することはできず，結果的に抑うつの引きこもり段階でとらわれてしまい，それがついには慢性うつ病にまでなってしまった。対照的に，ステファニーは，職場の状況を評価し，自分の問題解決に集中することによって，上手に仕事上の問題をこなせることに気がついた。ステファニーは，問題に焦点を絞った効果的な対処戦略(Folkman, Lazarus, 1988)を実践することで，新しい仕事のストレスを解決し，抑うつの引きこもり段階にとどまることを避けることができた。

上手に対処してストレス状況を解決すること(あるいは，少なくとも，目の前の問題に上手に対処できると結論すること)は，抑うつ体験の引きこもり段階に長期間とどまること——慢性うつ病——を避けるための必須条件である。

　第3章では，慢性うつ病患者の病理について，慢性うつ病の早発型と晩発型の病因論に焦点を当てて，より詳しく説明する。

◆ 第3章 ◆

慢性うつ病患者の
精神病理を理解する

　私は，まるで洪水の下降流に流される一片の流木のようだった。あちこちに押し流され，ときどき他の破片に引っかかり動きを遮られることもあった。そのうち，流れにもう一度さらわれ，再び下流に押し流された。唯一の希望は，溺れないように水の上に頭を出し続けていることだった。いつも混乱の中にいた。
　　　　　　　　　　　　　　　　　　　　　　　　　　　——"アレン"

　生まれた時から馬の引く荷馬車に乗っていた。それなのに，幼少の頃からジェット機に乗ることを期待されているようだった。これまで航空券を買ってくれたり，ジェット機に乗る方法を，私に教えてくれたりする人はいなかった。延々とこのような状態は続いていた。自分は荷馬車に乗ることしか知らないのに。
　　　　　　　　　　　　　　　　　　　　　　　　　　——"スーザン"

　……精神神病理の症状はさまざまな形で表れるが，表象世界の認知-感情構造のさまざまな種類の障害が，少なくともその大部分の決定要因となっている。
　　　　　　　　　　　　　　　　　　　　　——S. J. Blatt (1991, p.450)

慢性うつ病患者に対する
正しい診断とその精神病理的理解の重要性

　現在，治療を成功させるためには，慢性うつ病患者に対する正確な診断が不可欠であると考えられるようになっている。こうした考えはますます重要性を増して

きているが，それは①単極性うつ病の領域の診断が次第に複雑になってきており（例：Keller, Kleinら，1995；McCulloughら，1996），②慢性患者では重篤な発達上の限界が認められるので，個々の患者がすぐに変化できる可能性について精神療法家が過大評価してしまう可能性があるからである。

診断の複雑性

　DSM-IVで現在必要とされる診断名が増えてきたことから，慢性のうつ病障害患者とエピソード性のうつ病患者の治療反応性を比較できるようになってきた。単極性障害の長期化が，治療反応性に大きな影響をおよぼす調節変数（Baron, Kenny, 1986；Holmbeck, 1997）として機能することもわかってきた。例えば，慢性うつ病患者とエピソード性の大うつ病患者の薬物への反応を比較してみると，慢性患者は反応を示すまでに長い時間がかかり，反応しない症例の割合が高く，再発・再燃の割合も高い（Keller, 1988, 1990）。つまり慢性うつ病の患者は，他の単極性障害の患者よりも薬物治療が難しいのである（Thase, 1992）。

　同様の結論は，慢性うつ病患者を対象として行われた精神療法の研究でも示されている。そこでの一般的なコンセンサスは，慢性うつ病はエピソード性の大うつ病患者と比べて，治療が難しく，長い治療計画が必要な場合が多いということである（Thase, 1992；Thaseら，1994, 1992）。慢性うつ病が正確に診断されないと，治療が不十分になり，治療への反応性も芳しくない結果に終わる恐れがある（Harrison, Stewart, 1993；Keller, 1990）。Thase（1992；p.32）は「米国のうつ病患者の大多数は，治療を受けないでいるか，不正確な診断を下されているか，不適切な治療を受けているかの，いずれかの状態である可能性が高い」と述べている。このような治療の問題については，4章で詳しく述べる。

発達上の限界

　慢性うつ病患者は未熟な心的表象からなる世界観を持っているが，現在の治療プログラムのほとんど（例：Beckら，1979；Klermanら，1984；Safran, 1990a, 1990b）はその世界観を適切に扱っていないと，私は強く確信している。慢性患者の発達上の限界をはっきりと認識していなければ，精神療法家は，患者が変化する可能性を過大評価する恐れがある。特に治療初期にはそうなりやすい。そこで本章では，慢性患者の病因とその時点での病的な機能を明らかにしていくことにしたい。

次の2つのセクションでは，正常な心理過程と異常な心理過程がどのように関係しているかについて論じ，それに続けて，成熟した対人関係の発達の一側面について説明する。これらのセクションで取り上げる題材は，慢性うつ病に特徴的な精神病理学的メカニズムを理解していくのに役立つ，一般的で基礎的な知識である。

正常および異常な行動にみられる相互に情報を与える関係

　正常と障害との関係に関する私の考えは，何人かの研究者，特に Wakefield (1992a, 1992b)，Cicchetti (1993；Cicchetti, Ackerman, Izard；1995)，および Weiss (1961, 1969)の仕事の影響を強く受けている。私の概念がこれらの人たちの考えによっていることは，この後の記述から明らかになってくるであろう。

　Jerome Wakefield (1992b；p.374)は，障害の一般的な概念について，心理的なものであれ身体的なものであれ，何らかのメカニズムが「本来備わっている機能」を果たしていない状態であると仮定している。彼は，障害の特質，特に精神障害の特質について議論するなかで，障害概念は生物医学的問題か社会政治的問題か，という従来の論争を乗り越えようとしている (Kendall, 1986)。Wakefield は，障害概念は，生物医学的領域と社会文化的領域の両方で構成されるべきだと結論づけている。このような統合を図るために，彼は，精神障害を「有害な機能不全」と呼び，「精神障害は精神のメカニズムの有害な機能不全，すなわち，有害な精神機能不全である」とした (1992b；p.384)。「機能不全」とは，逸脱しているという科学的な事実があることを意味する（例えば，症状，観察できる異常な行動，感情のコントロールの喪失／調整障害，など）。このことはまた，精神的な構造や素質が，本来備わっている機能を果たしていないことを示している。

　Wakefield は，「機能不全」という言葉がもともと生物進化学の分野で使われ，自然淘汰の進化論的な概念に由来していることに注目した。「有害な」という言葉は，社会文化的な基準の価値観に基づいたもので，精神機能障害によって生じた負の帰結を表している。機能不全は「ある人物の属する文化の基準からすると，その人物に有害である，またはその人の利益が剝奪されたとみなされる状態」である (1992b；p.384)。彼は有害な機能不全について説明し，「一方，事実だけでは十分ではない。障害は有害である必要があるし，価値基準も含まれている。つまり，障害の概念には価値観と事実の両方が含まれている」(Wakefield, 1992b；p.381) と述べ

ている。要するに，障害という概念には，正常な心理的発達はその人が属する文化の社会的価値観や意味によって定義される「健全な機能(functional well-being)」状態になるように導くものである，という意味が含まれている(Wakefield, 1992b)。

Wakefield の見解では，いかなる精神病理もその人に個人的な害をもたらすものでありうる。これは，人間の正常な状態ではない。私は，慢性うつ病は有害な機能不全を呈しており，成人として正常な状態とは言えない状態と考えている。

Wakefield の「健全な機能」と「障害」の定義は，慢性うつ病患者の精神病理学を概念化する上で 2 つの意味がある。つまり，

① 「障害」と「健全な機能」は概念的に関連しているはずであり，1 つの領域(正常あるいは異常)について理解することは，他方の領域の理解に役立つはずである，さらに，

② 精神の仕組みに本来備わっている機能が妨害されているために障害が生じるという Wakefield の考えは，正常な行動と異常な行動は，どちらも似通った起源を持つか，または同じ発達過程から生じている，

ということを示唆している。

他の研究者も同じように考えている(Cicchetti, 1993 ; Cicchetti ら, 1995 ; Weiss, 1961, 1969)。例えば，発生学者の Paul Weiss は，「病理学と発達生物学は統合されるべきである。そうすれば『異常』の理解は『正常』の洞察の延長にすぎなくなるはずである。同時に(中略)『異常』の研究はまさに『正常』に対する洞察を深めることに役立つのである」(p.50)と述べている。

同様に，発達精神病理学者の Dante Cicchetti(1993 ; Cicchetti ら, 1995)は，異常あるいは精神病理の事例(または症例)を研究して，現代の正常発達理論に新たな情報を提供し，理論を拡大し，またそれに挑戦するように，研究者に勧めている。Cicchetti は異常行動の事例を実験的にとらえ，「自然状態の実験は私たちの正常な個体発生の理解に大きく貢献する可能性がある」と述べている(1993 ; p.477)。

結論として，これまでの研究からは，精神病理とは，健全な機能に本来備わっている過程が妨害されている(あるいはそこから逸脱している)状態であり，したがって正常な行動も異常行動も同じ発達過程に起源があると考えられる。慢性うつ病患者を理解するには，患者の異常行動が，本来備わっている標準的な機能からどのように逸脱しているのか，さらにその精神障害が発達段階初期の行動をどのように再現しているのかについて把握する必要がある。

私は，Jean Piaget の認知・情動の正常発達モデル(Piaget, 1923/1926 ; 1954/1981 ; Inhelder, Piaget, 1955/1958)を用いて慢性うつ病患者の精神病理を理解し，健全な機能で

あれば到達できるはずの過程のどこが有害な機能不全によって妨害されているのかを明らかにした。

対人関係-社会性発達のための目的論的なゴール

　正常な認知・情動発達に関するPiagetのモデルを説明する前に，まず「対人関係-社会性発達」のための目的論的ゴールの定義について説明しなくてはならない。

　最も高いレベルの対人関係-社会性の成熟に関する私の考えは，成人間の社会化された言語のやりとりといったPiaget(1923/1926)の成熟の質に関する議論に基づくものである。Piagetによれば，成熟した成人が言語を用いるのは，「聞き手の立場に立って」理解したり，理解されたりするためである(1923/1926；p.9)。「事実，人は，自分自身の考えを進めれば進めるほど，他者の視点で物事を見ることができるようになるし，他者から理解してもらうことができるようにもなる」(1923/1926；p.39)。

　成熟した言語の使用法に関するPiagetの記述は，現代の「共感」の定義と一致している。『Webster's New Universal Unabridged Dictionary』(McKechnie, 1979)の定義によれば，「共感」とは「他者をよりよく理解するために，自分自身のパーソナリティを他者のパーソナリティに投影すること」である(p.594)。いかに共感的に他者と関わるかを学ぶことが，CBASPの主なゴールの1つになる。

　共感的な対人交流が学習されるのは，共感が形成され尊重される人間関係を通してである。他者と共感的に関わり交わるほど，それが身についていく。前述したように，対人関係の中で共感がもっともよく観察されるのは，言語的・非言語的言語を使って交流しているときである。共感的な行動というのは次のような意味である。

① 自分を理解してもらうことに関心を持つこと
② 他者の言葉を理解することにも同じくらいに関心を持つこと

　共感的に交流している2人の人間は，同調的で双方向的な言語的・非言語的コミュニケーションを行なっている。そこで生じている対人関係は，対等に理解し合うこと，同志になること，そして旅仲間になること，である。

　構造的で発達的な視点(Cowan, 1978；Piaget, 1923/1926)から見た共感的な関わりとは，抽象的思考を使えるようになることであり，Piagetの言葉で言えば，形式操作的思考を使えるようになることを意味している(Cowan, 1978；Piaget, 1923/1926,

1954/1981 ; Inhelder & Piaget, 1955/1958)。慢性うつ病の成人のように，対人的な場面で形式操作的思考を使えない人は，適切な共感的行動をとることができない。

最後に，共感的な対人行動のためには，「関連性の理解(perceived functionality)」(McCullough, 1984a, 1991, 1995a ; McCullough, Carr, 1987)のスキルがなくてはならない。関連性の理解とは，人がある行動をとると，それが周囲に特定の結果をもたらす，ということに気づくことである。それは，自分の行動が他者に与える影響に敏感であると同時に，自分に影響を与える他者の行動にも気づいているということである。

他の発達過程と同様に，共感的な行動を生み出す能力を完全に発揮できる人はけっしていない。正常な成熟した成人は常に，他者と共感的に関わる能力を徐々に高めていくような道を進んでいる。共感的関わりでは認知−情動的・行動的要因が複雑に絡み合って作用しており，その意味で共感は人間の交流のまさに神髄である。したがって，共感こそが対人関係−社会性の発達の最終目的である，と私は考えている。

■ 正常な発達と慢性うつ病

正常な発達に関するPiagetの構造的モデル

Jean Piaget(1954/1981, 1923/1926 ; Inhelder, Piaget, 1955/1958)は，正常な認知・情動の発達に関する構造的・機能的モデルを提示しているが，これによって早発性および晩発性の慢性うつ病患者の対人関係−社会性の精神病理を描き出すことができる。Noam(1988 ; p.97)は，私が慢性患者の病因となる苦痛な状況について記述する際にPiagetを参照した基本的な理由について，簡潔に述べている。

> 「Piagetの知的発達理論は，一連の発達の流れの根底にある論理，いわゆる発達の構造的な働きについて記述することを可能にしたこれまでで唯一の理論である」

ここでのPiaget理論の要約は，彼の『知能と情動 Intelligence and Affectivity』(1954/1981)という著書に基づいている。この本は，認知と情動の構造(スキーマ)の成熟過程に関する彼の最終的見解を述べたものである。

Piaget(1954/1981)は，**認知と情動は常に一定の相互作用の関係にあり，そしてこれら2つの要素は本質的に分離不可能である**という基本原理に基づいて，認知と情動の発達に関する仮説を作り上げた。情動を伴わない認知はなく，また思考から遊離した情動が生まれることもない。子どもたちが何かに注意を向けた時の情動の内容は，ある対象に示された興味の中に見てとることができる。一方，対象から離れるような動きは，興味のなさという情動や恐怖による回避の表れであることがある。Piagetによれば，**情動は，子どもたちが探求したり回避したりすることを通して，認知の発達に影響を与えている。**

　ある子どもの対人関係における認知と情動の全体的世界は，母親に対する早期の愛着が中核となっている(Cowan, 1978)。この母子の絆の質(Cicchetti, Barnett, 1991；Guidano, Liotti, 1983；Hammen, 1992；Hammenら, 1995)は，すべての機能領域に影響を与える。そうした領域としては，外界の対象(人々や無生物)に対する幼児の興味(これは行動へのエネルギーへと変換していく)，両親を敬う感覚(他者評価)，優越感あるいは劣等感といった自己感覚(自己評価)，他者に対する一般化された対人関係感覚(他者評価)，環境に関連したすべての認知構造に広がる情動の全体的なトーン(つまり，外界が安全な場所である，危険な場所である，空虚な場所である，と経験されること，など)，がある。

　Piaget(1954/1981)によれば，情動は，認知的行動や発達を促す「原動力」としての役割を果たしており，認知構造は情動を表出する道になるのである。彼は感情を，自動車を動かすガソリンに喩えている。一方，エンジン(認知構造)は，エネルギー(パワー，スピード)の出口であると同時に，その車の動きの方向を決める。切り離すことができない認知と感情の結合体——それらが同じコインの裏表であるという事実(Piaget, 1964/1967)——を理解することは，慢性うつ病の病因を理解するための中核となる。

　Piaget(1954/1981)の観察によれば，感情は時間をかけて次第にスキーマ化(構造化)される。この過程は，認知の分化や「脱中心化(decentration)」の成熟過程とは別個のものであるが，並行して進んでいく。最近も，何人かの研究者が同様に，情動が明確な発達神経系を構成しており，認知や言語の随伴現象ではないとする見解を発表している(Cicchettiら, 1995；Gardner, 1983；Izard, 1993)。つまり，正常な情動発達は，認知構造の分化と同調しながら，情動の制御が可能になる方向に進んでいく(Cicchettiら, 1995)。

　正常の発達の途中で逸脱が起こった場合に見られる行動の特徴としては，情動の制御不能と，認知と情動の発達過程における同調の欠如がある(Cicchettiら,

1995；Piaget, 1954/1981)。早発性のうつ病(21歳以前に始まるうつ病)は，こうした逸脱の結果として生じる可能性のあるものの1つである。感情-認知の障害は通常そのように始まり，おそらくその後軽快することなく長く続くことになる(McCulloughら, 1988, 1994a)。

正常な発達では，生下時から一生続く本質的で持続的な「脱中心化」の過程を通して，個としての分化が進んでいく(Cowan, 1978；Piaget, 1954/1981)。「脱中心化」とは，その時々の瞬間的体験から自分自身を切り離していく能力を徐々に獲得していく過程を意味している。子どもは，次々と行う活動を包括する規則やカテゴリーへと知識をまとめられるようになることで，「現実のスナップショット的見方」——つまり，主に静的で具象的なイメージを通して世界を構築する幼児的思考——を超えて成長していくことができるのである(Cowan, 1978)。成長しつつある子どもが抽象的概念を把握し利用できるようになったとき，脱中心化過程は最終段階を迎えたと言える。その段階は，知覚が瞬間の優位性にとって代わったことを意味しており，「**形式操作的思考**」と名づけられている(Piaget, 1954/1981, 1923/1926；Inhelder, Piaget, 1955/1958)。

脱中心化は，生後2年間は徐々に進行し，最終的には劇的な形で子どもを，**自分を他者との関係性の中でとらえる対人関係-社会領域**に押し入れることになる。自己の脱中心化は，重要他者が作り出す，自分自身の世界から適切な人間関係へと次第に子どもたちを導いていく健康的な環境に，まったくと言っていいほど依存している。こうした環境に恵まれた幸運な子どもたちにとっては，世の中は安全で魅力的な遊び場になる。早期の環境のために脱中心化が進まなかった不幸な子どもたちにとっては，世の中は禁止ばかりされる危険な場所となる。脱中心化の過程は，自分のケアをする人たちに対する陽性感情あるいは陰性感情を感じさせるだけでなく，目の前の環境を克服できたりできなかったりすることに対する自己優越感や劣等感とも関連したものである(Piaget, 1954/1984)。

そうした正常なプロセスは，おおよそ生後24ヶ月から6, 7歳まで続く前操作期を通して続き(Piaget, 1923/1926, 1954/1981)，前述したように，最終的には形式操作的思考にとって代わられる。目の前の環境に対する知覚的な固執(スナップショット的視点)を乗り超えることは，認知-情動のさらなる分化を含む構造的変換が起きる可能性を示すものである。

こうした発達上の変化は，適応的に生きていく上で決定的な意味を持っている。正常に発達している子どもには次のような特徴がある。
① ある特定の情動反応(悲しみや怒り)が，可能性のある多くの反応の1つにすぎ

ないという世界観を構築できるようになっているため，今の自分の感じ方と同じようにこれからも感じると考える原始的な結論に至らずにすむ。
② 他の人を，多くの異なったタイプの中のある1つのタイプに属するとカテゴリー化できるため，すべての人は同じようなものだという結論に至らずにすむ。
③ 両親あるいは家族の人々との間で現在起きている人間関係が，今後続いていく一連の人間関係の経験の1つにすぎないとみなすことができるため，その1つの出来事が，将来起こりうるすべての人間関係で再現されるという結論に至らずにすむ。

これらの例の中で避けられるとしている3つの否定的な結論は，現実世界に対する前操作的なスナップショット的見方であり，大半の慢性うつ病患者の現象論的な世界観の特徴を表すものでもある。そのような患者は，将来をイメージすることができないし，過去に関することを除く他の潜在的な可能性について考えることができないのである。そのために，瞬間的な情動（例えば悲しみ）が，発達早期の人物の記憶や特定の苦痛な人間関係の記憶と一体になって，この先何ができるかを決めてしまうことになる。**慢性うつ病患者にとって，時間は文字通り止まって知覚されており，現在や将来の人間関係の可能性は過去によって決められてしまうのである。**

正常な発達からの逸脱の2つのタイプ

Cowanは，Piaget（1954/1984；p.xiii）の『知能と情動』の序文の中で，Piagetの理論の重要な意義の1つを次のように要約している。
「知性の感情的側面を認知的側面とともに考えることによって，精神病理——すなわち正常な認知と感情の発達が何らかの理由で逸脱している例——を理解できる新しいPiaget学派のアプローチを作り上げることができる」
認知-感情発達に関するPiagetの理論に基づくと，有害な機能不全に関して2つの病因論を考えることができる。その1つは幼児期に関係したものであり，もう1つは青年期に関係したものである。前者の場合は正常な発達が遅延しており，後者の場合は高まった情動のために「誤った論理」的思考（構造的に決定された誤った思考）と全体的な機能の退行が生じている。すでに述べたように，第1のタイプは早発性の患者に適用できるし，第2のタイプは晩発性の患者の病因論を表して

いる。

　前者の例に関して，Piagetは，刺激の貧困さや剥奪（好ましくない環境状態）が，正常な発達を中断させ遅延させるという仮説を立てた。Piaget (1954/1984) は，Rene Spitz (1946) の言う「マラスムス」（marasmus；身体的・情緒的な剥奪体験のために乳幼児が次第に無反応になる状態）に陥った子どもたちに見られる発達の遅延について記載しているが，それらの事例の生育歴は，私が出会った多くの早発性の慢性うつ病患者のものと非常に似ている。そうした例をもとに，Piaget (1954/1981) は，Spitzが報告したような構造・発達の停止は，「刺激剥奪」を特徴とするどのような環境下においても起こりうる，と結論づけた。

　環境が正常な成熟発達を阻害しうるという彼の仮定は，機能不全の家庭環境とそれが子どもに及ぼす影響に関するわれわれの観察と一致している。虐待環境は正常な発達を阻害し，早発性の慢性うつ病に陥る成人にみられる原始的な認知-情動表象を生み出す。Piagetは次のように記述している。

> 必要な環境刺激が欠如すると，全般的な発達の遅延が生じる。好ましくない状況のために機能が障害され，認知と情動の両方の機能の退行が生じる。しかし，認知と情動のどちらか片方の退行がもう一方の退行を引き起こすわけではない（1954/1981 ; p.42）。

　成人の場合には，高まった情動性（大うつ病エピソード）のために現実に対する表象的見方ができなくなることによって，正常な機能が障害されてくることになる。晩発性には，「情熱的な理由づけ」（高まった感情状態）が論理的思考に及ぼす衝撃に関するPiagetの次のような記載が当てはまる。そこでは「感情状態は，論理的思考をすべての誤った論理へと逸脱させるだけである」（1954/1981 ; p.60）と書かれている。Cicchettiら（1995 ; p.6）は，強い情動が全体的な機能に与える影響について，より明確に述べている。

> 情動は2つの状況で非適応的になる。（中略）第2の状況とは，情動の洪水とも言えるもので，情動が構造的，戦略的なコントロールを圧倒している状況である。Wakefield (1922a, b) の言葉を借りれば，これは「有害な機能不全」を呈した状態であり，進化したコントロール機構が本来の機能を行えなくなっている。

　このように，晩発性の急性大うつ病エピソードでは，成人としての機能が障害されている可能性がある。そうした障害が長く続くと，徐々に正常な成人の思考パタ

ーンができなくなり，より早期の前操作的機能に取って代わられることになる。

慢性うつ病の成人患者と正常な前操作期の小児との共通点

前操作的思考は知覚経験から離れることができない。
——Piaget（1954/1981；p.55）

　Piagetは，さまざまな年代における小児の言語の使い方や問題解決の能力を観察することによって，発達理論を構築した。それと同じように，慢性うつ病の成人の話し方や問題解決の方法が，そうした患者の精神病理の背後にある構造に関する私の考えに影響を与えている。観察者にとって，ある人の言葉の使い方や情動反応や行動は，その人の隠れた表象的世界観を知る指標の1つとして使うことができるものである（Beeghly, Cicchetti, 1991；Cowan, 1978；Guidano, Liotti, 1983；Lane, Schwartz, 1987；Hammen, 1992；Noam, Cicchetti, 1996）。

　私は，2歳から7歳までの小児の前操作的機能に関するPiagetの記述と，慢性うつ病患者の言語パターンや行動が，驚くほど似ていることに気づいた。他の研究者も前操作的思考と慢性うつ病患者の精神病理の共通点について議論してはいるが（例：Breslow, Cowan, 1984；Cowan, 1978；Gordon, 1988；Nannis, 1988；Noam, 1988），慢性うつ病の成人患者の構造的な特徴について，特に彼らがどのように考え，どのように情動を表出するかについて記載している人はいない。

　正常小児の前操作的パターンと成人慢性うつ病患者の共通点としては，次のようなものがある。
① どちらのグループも一般化した前論理的な思考をする。
② 彼らの思考過程は他の人の論理的思考に影響されない。
③ どちらのグループも，自己や他者に対する見方が非常に自己中心的である。
④ 言語的コミュニケーションは主に独白的に行われる。
⑤ どちらのグループも，対人関係で心から共感する能力を持てていない。
⑥ どちらのグループもストレス下で感情をコントロールすることが苦手である。

1）慢性うつ病患者は，前論理的・前因果論的に物事を考える
　つまり彼らは，まったく立ち止まることなく前提から結論へと進む。前提が正し

いかどうかを吟味したり，仮説が正しいかどうかを他の人と検証したりすることに，ほとんど価値を置いていないのである。ある患者は私に次のように言った。「私が見ているものが世界なのです。私が信じていることが正しいということが私にはわかっているのですから」

患者はまた，自分自身や自分の問題について一般化した話し方をする（例：「誰も私を好きにならないでしょう」「私がやることはけっしてうまくいかないのです」「私の人生は完全な失敗です」）。レイ・チャールズの最もヒットした曲の1つに「Born to Lose（敗れるために生まれてきた）」というタイトルの曲があるが，まさにこれは，うつ病の人の，前操作的世界観によって定められたひどい失敗経験を鋭く描き出している。

2）通常，論理的思考や，周囲にいる人たちの現実的なものの見方の影響を受けない

以下に示す治療セッションの抜粋は，ある男性患者が，治療者の論理的な因果論的思考の影響をいかに受けないかという様子を描き出している。この男性患者は，自分の前論理的・前因果論的思考のために，自分の行動が周囲の人の反応を引き起こしているということに気づけないでいるのである。

> 患　者：私の隣人が最近問題なんです。
> 治療者：何があったんですか。
> 患　者：実は，彼が電話をかけてきて，ステレオの音を小さくしてくれと言ってきたんです。先週スピーカーを買ったばかりなのに。
> 治療者：スピーカーを買う前にも，彼との間に何か問題はあったのですか。
> 患　者：いいえ，まったく。彼はきっと嫌なやつなんですよ。
> 治療者：彼からの苦情とあなたがステレオを大音量で聞いていたこととの間に関係があるとは思いませんか。
> 患　者：どうして彼の味方をするんですか。あなたはほかの人たちと同じじゃないか。誰も私のことを理解してくれないんだ。

この抜粋に示されているように，この患者は，自分の前論理的・前因果論的思考のために，自分の行動が周囲の人の反応を引き起こしているということに気づけないでいる。彼の隣人は，電話をしてステレオの音を小さくするように頼んだだけで，「嫌なやつ」になってしまったのである。患者によって引き起こされた先行条

件（大音量のステレオ）が隣人の反応（「音を小さくしろ！」）を引き起こしたことには気づいていない。この患者は仮病を使っているのでも，治療者に対する最後のコメントに頑なにこだわっているのでもない。この場面からは，現実に基づいた論理的思考の影響を受けない幼児的なメンタリティが働いているのを見て取ることができる。

3） 自分自身および他者に対する見方が，あらゆる面で自己中心的である

　前操作的な視点からは，そうした人たちの世界観は妥当で論理的にも欠点がないように見えるが，それは単にその人がそのことを真実だと信じているからにすぎない。慢性患者は，正常な前操作的な小児と同じように，自己中心的に振舞うことで，他の人が自分の領域に入れないようにしている。彼らは，あたかも自分自身が宇宙の中心であると信じているかのような話をする。しかし，正常な子どもと違って，患者の前操作的思考は痛々しく傷ついた発達過程から生じている。それにもかかわらず，双方とも同じ結果にたどり着く。他者はその人の世界に入りこむことができず，その人は自分自身に注意を向け続ける。

　次の抜粋は，ある女性患者に対して，治療者が彼女のことを肯定的に受け取っているということを彼女に気づかせようとしている時に，その女性が自己中心的に話している様子を描き出している。彼女は，注意を自分自身の外に向け変えて，自分自身のものではなく，他者のものの見方について考えることができないでいる。

> 患　者：誰も私のことなんて好きになりません。私はそんなかわいそうな人間なんです。
> 治療者：私があなたのことをどのように思っていると思いますか。
> 患　者：あなたはただ優しいのよ。あなたは誰にでも優しいんです。
> 治療者：あなたは私の質問に答えていないですね。
> 患　者：もしあなたが正直なら，私のことなんか好きになんかなりっこありません。
> 治療者：どのようなことからそう思うんですか。
> 患　者：だって，そういうものだからです。誰も私を好きになんてなれないんです。あなたがなんと言おうと，それ以外には考えられません。

4） 慢性うつ病患者は独白のように話す

　前操作期の小児と慢性うつ病患者の特徴を比較すると，言葉の使い方にもう1つ共通点を見つけることができる。治療者と話す時に，慢性うつ病患者は独白のような話し方をするのである。それはまるで，声を出して考えているかのようであ

る。治療者の反応によって彼らの発言の形式や内容が影響を受けることはまずない。

　Piagetに再び触れることになるが，患者の言語的表現は，前操作期の小児に非常に特徴的な「非協同的な」会話と似ている。そのことは，Piagetの研究室で交わされた普通の5，6歳の2人の子ども，ピーとジャックの会話を逐語的に見てみるとよくわかる（Piaget, 1923/1926 ; p.9）。

　　　ピ ー　：昨日，すごい勢いで飛んでたよ（飛行機のまねをしながら）。
　　　ジャック：青色の飛行機が飛んでたね。たくさんいたよ。全部が列になったね。
　　　ピ ー　：僕は昨日モーターの中に入ったんだよ。モーターの中で何を見たかわかる？カートがたくさん通り過ぎていった。ねえ，先生，消しゴムとってもらってもいい？
　　　ジャック：僕はその飛行機の絵を描きたいな。きっと素敵だよ。

　どちらの少年も独白調に話しており，お互いの言葉は相手の発言内容の影響をほとんど受けていない。ここでは，Piagetが言語的「協同性」と呼ぶより後期の発達段階の特徴が抜け落ちている。協同的会話は，一方の子どもの発言がもう一方の子どもの発言内容や行動の反応に明らかに影響しているときに観察できる。

5）他者への共感が欠如している

　前操作期の小児と慢性うつ病患者を似たものにさせる独白的会話様式のもう1つの側面は，真の意味での**他者への共感の欠如**である。前操作期の小児や慢性うつ病患者には，他者との間に共感的関係を築く能力が存在していない。

　共感と情動の感受性を混同してはならない。前操作期の小児も慢性うつ病患者も，他者の行動に起因する情動的な衝撃に対しては非常に敏感である。単に敏感な人と共感的な人との違いは，敏感な人は他者の情動を理解することができないし，理解したことをお互いに適切に交流し合う形で相手に伝えることができない点にある。

　以下に非協同的な会話の例を挙げて，治療の初期段階に慢性うつ病患者が治療者と共感的な関係を築けないでいる様子を示すことにする。最初の例は20年来のうつ病患者である。

　　　治療者：今週は奥さんとまったくうまくいかなかったんですね。
　　　患　者：別に普段と変わりませんよ。

> 治療者：私は，木曜日の晩に彼女があなたに言ったことがいかにあなたを傷つけたかということに本当にショックを受けました。
> 患　者：別の誰かと結婚すればよかったんです。
> 治療者：あなたは，私があなたに対してどのように反応しているか，なかなか理解できないようですね。私が感じていることがほとんどあなたに届いてないように見えます。
> 患　者：妻はもう私に何も話しかけてきません。

　治療者は壁に向かっているかあるいは自分自身に話しているかのように感じたことだろう。2番目の例では，共感性の欠如がほとんど残酷にさえ思える例である。この患者は17年来のうつ病患者である。

> 治療者：約束に遅れてしまって申し訳ありません。子どもが具合を悪くして，医者に連れて行かなければならなかったのです。
> 患　者：何も変わりやしないんです……(声を震わせながら)。
> 治療者：子どもが昨晩から高熱を出したもので，すごく不安でした。
> 患　者：ええ，私のほうは本当にひどい1週間でしたよ。

　これらの会話を見れば，この2人の患者は，先ほどのPiagetの子どもたち，ピーとジャックに置き換えることができるし，Piagetの研究室での会話を簡単に再現することもできるように思える。彼らは大人でありながら，まるで子どものように話している。つまり，彼らはお互い無関係に，非協同的に会話を進め，共感的な関係を築くことができないでいるのである
　しかしながら，患者は子どもではないために，想定したアナロジーはすぐに当てはまらなくなる。悲劇的なことだが，彼らは，前操作期の小児のように行動する大人なのである。

6) 前操作期の小児と慢性うつ病患者との最後の類似点は，情動制御不能性——ストレスフルな状況下での情動コントロールの欠如——である

　私たちは，正常の前操作期の小児の情動面の脆弱性を，制御不能とは言わない。しかしながら，正常の小さな子どもは，成熟した時の状態ほどには情動のコントロール制御ができないし，感情構造(スキーマ)も十分にはできあがっていない，と言うことはできる。
　成人が，小さな子どものように考え，感じ，行動している時には，情動のコント

ロールはできなくなっている。彼らは，日々のストレスにさらされると，無力で絶望的だと感じる状態に自動的に陥ってしまう。慢性うつ病患者は，原始的な情動構造のために，情動制御が困難で感情コントロールがあまりできない生活を送ることになる（Cicchetti ら, 1995）。

　日常の問題を解決したり人間関係のトラブルを効果的に処理したりできないために，社会的な失敗を繰り返すことになり，ついにはあらゆる状況下で失敗するようになってくる。制御不能な不快気分が，すべての道の行き着く先に待ち受けるようになる可能性が生じてくるのだ。そうした患者の通常の情動反応は，職場で最終的に昇進できた慢性うつ病の男性の治療セッションでも認められた。彼の情動反応はまさに，こうした状態に直面した患者に一般にみられるものであった。私たちは彼が喜ぶと思ったが，彼の場合はまったく違ったのだ。

　　患　者：望んでいた昇進をついに達成しました。
　　治療者：すばらしい！　工場でのあなたの一所懸命な仕事ぶりが今度の昇進につながったんだと思いますか。
　　患　者：いいえ。私の順番が来ただけでしょう。運が良かったんですよ。
　　治療者：あなたの職場ではそのように昇進が決まるのですか。つまり，順番に昇進しているのでしょうか。仕事の質とは関係なく。
　　患　者：いいえ。でも，私の上司から昇進の話を聞いてからもずっと私は，今まで通りの落ち込んだ気持ちでいるのです。私が本当に昇進に値するとは思えません。

正常な前操作期の小児と成人の慢性うつ病者との違い

　なぜ正常な子どもは，前操作的に考え，その結果として現実を「スナップショット」的に見るにもかかわらず，抑うつ的にならないのだろうか。これは，これまで私が述べてきた認知情動の並列関係に照らして考えた場合には特に適切な質問である。

　正常な前操作期の小児と慢性うつ病の成人との1つの違いは，正常な子どもは発達途上にあるという点である。2つめの違いとしては，正常な子どもは家庭生活を送っており，家で不適切な扱いを受けていないということがある。

　子どもたちは，安全で養育的な対人環境の中で発達してゆく。虐待されたり無

視されたりするような危険な家庭生活に子どもたちが圧倒されてしまっていると，子どものエネルギーや行動は，成長ではなく基本的生存を確保することに向けざるを得なくなるために，正常な発達が阻害されることになる(Drotar, Sturm, 1991；Money, 1992；Money, Annecillo, Hutchinson, 1985)。後者の結果として，成長が阻害され生き延びる先に進んでいけなくなる(Drotar, Sturum, 1991)。このような子どもたちは，持続的なストレスによる痛手を被り，社会的な環境に適切に対処することをけっして学ぶことができなくなる。その結果，彼らは著しく脆弱になり，ストレスに反応して早発性のうつ病を経験することになる。

　このような早期の否定的な体験は，より肯定的な経験が続いた場合と比べて，成人期の生活に強い影響力を及ぼし続ける。慢性の患者は，現在の対人関係を，単に暗い過去の再生であるかのように構築してしまう。将来の対人関係は，同じような暗い対人関係の繰り返しとしか考えられなくなる。

　慢性うつ病の患者の治療をする場合には，単に世界に対する誤った信念を取り扱ったり，習慣化している否定的な思考を直面化したりするだけでは不十分である。これらの患者の治療で挑戦しなくてはならない問題はより深刻である。**なぜなら，私たちが治療場面で出会う現象学的問題は，基本的には構造的なものだからである。精神療法は「大人の子ども」を相手に開始しなくてはならず，成人が成熟し発達するのを手助けするのはその後のことになる。**

正常に分岐した認知-情動の発達

　私が治療したあるタイプの慢性うつ病の患者については，特別に取り上げておく価値がある。この患者は，人間を相手にしない場面では，抽象的な思考を用いて普通に機能できる。ところが，対人関係-社会的場面になると，途端に原始的な方法で考え，感じるようになるのである。

　正常な子どもの認知-情動的発達の「分岐」と私が称したタイプについては，Piaget(1954/1981)やその他の人たち(Cicchettiら, 1995；Gardner, 1983；Izard, 1993；Mayer & Salovey, 1993)も記載している。それは社会的(対人関係的)領域と非社会的(無機物的)領域とに別々の影響を与える。この特別な発達課題から逸脱すると，慢性うつ病患者にしばしばみられる有害な機能不全の特徴が生じるようになる。Piaget(1954/1981)は次のように述べている。

> 実際には認知的と感情的という2つのスキーマがあるわけではない。むしろ，人と関係したスキーマと，物と関係したスキーマとがあるのである。その2つのスキーマは，同時に認知的であり感情的でもある。

　私はこれまで，慢性うつ病の患者の中には，非社会的領域で非常によく機能している人がいることを観察してきた。対人場面では前操作的思考が優位になるが，教育，法律，ビジネス，数学，科学といった専門分野では，抽象的で象徴的な思考過程が簡単に働くのである。
　こうした観察結果は，私が対人-社会領域に存在すると仮定している構造の障害が，非社会的な領域や概念を操作することには必ずしも影響しないということを意味している。他の多くの心理学者も，社会領域と非社会領域の発達に関して同様の結論を導き出している（Cicchttiら，1995；Gardner, 1983；Izard, 1993；Mayer, Salovey, 1993）。簡単に言えば，このことは，社会的精神構造と非社会的精神構造がそれぞれ別の神経学的経路で展開し，分岐していくプロセスをたどる可能性があることを示している。こうした現象は，慢性患者の治療で繰り返し観察されている。
　思春期早期からのうつ状態のために精神療法を希望してきた34歳男性（早発性の重複うつ病の症例）を次に呈示したい。この患者は，非社会的領域にある学問と統計に関しては飛び抜けた能力（と形式的思考能力）を有しており，そのためにある大きな国立機関で昇進することができていた。しかし，彼の対人関係面の幼児性と，正常の仕事に関連した人間関係における協調性のなさのために，仕事を辞めなければならない状況に追い込まれていた。上司や同僚との対人関係の問題が，彼が治療を求めてきた主要な理由だった。数学では，形式操作的思考の技能は損なわれていなかった。
　これはまれな例ではない。そこで私は，**対人-社会面での機能**を治療で扱う問題領域として設定した。これは早発性，晩発性を問わず慢性のうつ病の前操作的障害が認められる領域である。

早発性の慢性うつ病者に認められる成熟過程での虐待と逸脱

　早発性の患者が想起する記憶は，彼らの家庭生活に横行していた痛ましいテーマやモチーフからなっている。成人になった彼らが，家族，恋人，同僚，友人，そ

して最後に治療者との対人関係場面で期待したり行動したりしているのを観察すると，その中核に共通のテーマが明らかになる。それは，**他者は機会さえあれば自分を傷つけるものだ**，というものである。早期の，そして現在の関係を特徴づけるこのテーマは，虐待の発達歴を強く疑わせるものである(Cicchetti, 1993；Cicchetti, Barnett, 1991；Cramer, Manzano, Palacio ら, 1984；Dodge, 1990, 1993；Fox, Barrnett, Davies ら, 1990；Hammen, 1992；Lizard ら, 1995；Rubin, Coplan, Fox ら, 1995)。早期の対人関係における虐待は，傷ついた子どものように振舞う，機能的にも構造的にも障害された成人を生み出すように思える。

　Cicchetti と Barnett(1991)は，早発性のうつ病患者の発達歴で頻繁に報告される早期小児期の虐待が4つのカテゴリーに分けられることを明らかにした。それは，**情動的虐待**(積極的情動的虐待または消極的なネグレクト)，**身体的虐待，身体的ネグレクト，性的虐待**である。その他，慢性患者の早期小児期の状況に関連した要素としては，ホームレスや市営シェルター内の住居(Fox, 1990)，母親のうつ病のためにきちんとした子育てを受けられなかったという既往(Akiskal, 1983；Dodge, 1990；Hammen, 1992；Hammen, Burge & Adrian, 1991；Lizardi ら, 1995)，早期の親の別居，離婚，もしくは放棄(Hammen, 1992；Klein, Taylor, Dickstein, Harding, 1988b；Klein, Taylor, Harding, Dickstein, 1988)，自らの体験として報告された，早期の混乱した家庭環境，母親および父親との関係の貧困さ，母親および父親によるケアの質の低さ(Lizardi, 1995)，慢性うつ病患児の親の精神疾患有病率の高さ(Klein ら, 1988b；Klein, Taylar, Harding ら, 1988)が挙げられる。また，「類別交配(assortative mating)」(Akiskal, 1983；Hammen, 1992；Merikangas, Prusoff, Weissman, 1988；Rutter, Quinton, 1984)——精神病理を有する人が相手として精神病理を有する人を求める傾向——が慢性うつ病の人の結婚のパターンの特徴であるという事実もよく知られている。そうしたカップルが，しばしば慢性うつ病の子どもを生み出してゆく(Klein ら, 1988b；Klein, Taylar, Harding ら, 1988)。

早発性の慢性患者にみられる4つの家庭のテーマ

　早発性の患者のほとんどは，十分な養育を受けていないか，社会的なつながりが持てていない。その結果，認知-情動面でも行動面でも，十分に成長できないでいる。患者はしばしば，身体面でも情動面でも「悲惨な家庭」の中で生き延びるために必死で努力した小児期について話す。慢性うつ病の患者の家庭環境として一貫して認められる特徴として，次の4つのテーマが挙げられる。

① 早期の家庭環境は，子どもの身体面と情動面の欲求を認識しないか，満足に対応しないものであった。
② 子どもは，重要他者に傷つけられ，また，お互いに傷つけ合うような危険な家庭環境に置かれていた。
③ 緊張，不安，恐怖や脅威を引き出すような身体的，情動的苦痛に，毎日のように曝されていた。
④ 子どもは，ケア提供者(たち)の情動的欲求を満たす必要が出てくるような対人関係上の役割をとらざるを得なくなることが多い。

2回目の治療セッションからの抜粋を次に挙げたが，これはある慢性患者の小児期の体験の深刻さを描き出している。この患者は，早発性の重複うつ病(double depression)の27歳の女性で，「全人生を通して」抑うつ状態にあった。

> 治療者：子どもの頃のあなたのご家族の様子について教えていただけますか。
> 患　者：私は，4人兄弟の長女でした。妹が2人，末っ子は弟です。両親ともアルコール中毒で，2人はいつも喧嘩ばかりして，殴り合ったり罵りあったりしていました。私の一番最初の記憶は，父の膝に私が座っていて，父が私の性器を触っているところです。私はその時4歳か5歳でした。6歳くらいになると，父は私とセックスをするようになり，これは父が家を出て行くまで続きました。それは，私が高校2年生の時のことです。母は酒を飲むといつも私たちを殴りましたし，そうしたことは頻繁に起こりました。母は，大勢の男性を家に連れ込んで寝ていました。母親が目を離すと，彼らは私たち姉妹をからかいました。自分は役立たずだと感じながら成長しました。私は今でも，男の人たちに対しては役立たずだと思っています。自分には価値がないと感じます。自分についていつもこのように感じてきたのです。これまで生きてきた中で，私のことを気にとめてくれる人なんて誰もいませんでした。2人の妹もうつ病でアルコール中毒です。どういうわけか，弟は問題なくやっていますけれど。

次は早発性の重複うつ病の25歳男性患者と治療者の会話で，これもまた早期の虐待の共通したテーマを描き出している。

> 治療者：あなたのうつ病の経過と，あなたの人生の中の重要な人との過去の出来事を教えていただけますか。
> 患　者：記憶している限り，いつも気分は落ち込んでいました。おそらく1年生か2年

生の頃からだと思います。何か変だという感じがしました。母はアルコール中毒で，ほとんど家にいませんでした。家にいる時には，ほとんど理由もなく私たちをいつも叩いていました。母はとてもひどい女でした。酒を飲んで何人もの男性と関係を持ち，父はそれに気づくと母を何度も殴りました。父は年中働いていました。家にいる時には料理を作って私たちに食べさせようとしましたが，私たちが食べないと罰を加えました。父は始終怒鳴り散らしていました。私たちとボール遊びをしてくれませんでしたし，どこにも連れていってくれませんでした。父が私を大切に育ててくれたとはけっして思えません。私は彼にとって「お荷物」だったのだと思います。今思うと，彼は良い父親ではありませんでした。家族もひどいものでした。兄弟や姉妹とはあまり接触がありません。私たちは，子どもの頃も親密ではありませんでした。私には友達が1人もいませんでしたし，もしいたとしても，家に連れてこようとは思いませんでした。私はある意味で孤独な人間でした。高校では，ひどいいじめに遭いました。時々ひどく落ち込むこともありました。自殺したくなったために，2回入院しました。仕事にも一度も就けませんでした。先生は仕事柄，こんな話はよく聞かれるでしょうね。

　早期の小児期の発達過程でみられたこのように混乱してストレスの強い環境は，正常な成長を妨げ，長期にわたって対人関係場面で子どものように機能し続ける人間を作り出す。しかも，そのような人は，幼少期のそうした破壊的な対人関係-社会的世界を，現在の人間関係に重ね合わせる。患者は現在の関係に過去を再現するが，そこに，**前操作的な思考と機能はその時点での知覚体験によって支配される**という Piaget の理論が読み取れる。このことは，患者が，現在自分の周りにいる人達は，過去に患者を虐待した人間と同じやり方で自分に接するだろう認識した時に生じてくる。
　次の抜粋は，30歳の慢性うつ病の女性患者が，治療者も彼女の父親と同じように対応するだろうと考えている様子を示している。

患　者：昨夜，『患者用マニュアル』を読みましたが，私はこれを完全にできるとは思えませんでした。それができないで先生をがっかりさせてしまうことはわかっています。ですから，今日で治療をやめたほうがいいと思います。
治療者：なぜ，あなたはそんなに落胆しているのですか。まだお会いしてからたった3セッションですよ。前回のセッションの最後にマニュアルをお渡ししただけじゃないですか。
患　者：私がやろうと思ってうまくいった試しがないのです。この治療も同じだと思い

ます。
治療者：始める前から駄目だと思ってしまうことを，いったいどこで身につけられたのでしょう。
患　者：私には何もできないと父親が言っているのが今でも聞こえます。私が失敗すると，父はさも満足そうに「だから言っただろう」と言うのです。ですから私は，結局，何かをしようとするのをやめてしまいました。きっとあなたは，私との治療が時間の無駄だったと考えると思います。私はあなたがそのように考えるというのがはっきりとわかるのです。後でがっかりさせるより，今，治療をやめるほうがいいのです。

　治療者は，この3回目の面接の始まりの時点で，深刻な患者の危機に直面している。彼女は，自分が失敗するに決まっていると思い込んでいるだけでなく，治療者も自分が失敗するだろうと考えていると確信している。彼女は，この治療者を，否定的な予測をする拒絶的な父親像にだぶらせてしまっている。早期に受けた父親からの虐待は，失敗者というスナップショット的視点として残り続けているが，それは何年にもわたって多くの人々との間で再演されてきており，今回もそのために治療中断の危機を迎えることになっている。また，彼女は，視点が固定してしまっているために，治療者が父親と同じようには反応しないと考えられないでいた。
　臨床では，早発性の患者から，自分のうつに最初に気がついたのは15歳頃だと聞かされることが非常に多い（McCullough, Kaye, 1993）。思春期の発症では，彼らが実現することができない厳しい社会的要求が常に認められる。適切な治療を受けなければ，彼らは，その結果生じた前操作的な停止と限定された対処能力のために，うつの引きこもり状態に閉じ込められてしまうことになる。

不十分な研究

　残念ながら，早期の虐待が早発性のうつ病患者の構造的な障害の原因となっているという見解を支持する研究は存在しない。しかし，多くの文献的エビデンスが確かに存在しているのであり，それらは虐待された小児や青年には構造的な欠損が実際にみられることを示唆しており，彼らの多くが抑うつ状態にあると報告している（Blatt, 1991；Breslow, Cowan, 1984；Cicchetti, Barnett, 1991；Cowan, 1978；Foxら, 1990；Gordon, 1988；Noam, 1988；Rubinら, 1995）。発達に関する文献で完全に抜け落ちているのは，慢性うつ病の成人患者に特徴的な症状と早期の虐待を直接に結びつけ

る実証的データである。

早期小児期（3歳頃）の機能と異常な成人の機能の関連を調べた数少ない研究の1つ（Caspi, Moffitt, Newman ら，1996）の中で，著者らは次のように結論づけている。「成人（21歳）の精神病理的異常のある種のものは，3歳の子どもの間で観察される行動面のばらつきと，弱くはあるが，明らかに関連している」（p.1033）。3歳時に「抑制的」（恥ずかしがり屋，怖がり屋，気が動転しやすい）と評価された子ども達の約30％は，21歳時点にDSM-III-Rで単極性うつ病（大うつ病性障害，気分変調性障害，重複うつ病）の診断が下され，5％は1回以上の自殺企図歴を有していたと報告している。また，「コントロールがうまくできない」（衝動的，落ち着きがない，注意散漫）と評価された子どもたちの46％は，21歳時点で少なくとも1つのDSM-III-Rの診断名が下されており，うち9％は自殺企図歴を有していたと報告している。だがこの著者らは，3歳時点の家族環境について調査しておらず，精神病理を有している成人の現象学的な事象についても記述していない。彼らが見出したのは，問題となる子どもの社会的パターンと成人の精神病理との明らかな関連についてである！　この研究は記述的なものでしかなく，原因となるメカニズムについて調査はしていない。

実証的なデータは欠けているが，私が面接中に観察した早発性の成人患者の行動から導きだした推論に基づいて，病因に関する仮説を2つ提示したい。

［仮説1］　ストレスが著しく強くて個人的なダメージを与えるような虐待環境のために，早発性の患者は小児期の対人的・社会的「心構え」のまま成人期に入っている。

［仮説2］　早発性の患者の行動様式は，構造的な障害を示している。彼らは日々の生活のストレスに効果的に対処する能力がほとんど身についていない。

構造的な障害を持つ成人は，抑うつ的な引きこもり状態に慢性的に落ち込む危険性が極めて高い。彼らは，家族環境，結婚，職場，社会環境，または精神療法場面などの，成熟した社会ではひどい失敗をしてしまうようにプログラムされている。彼らは単に，他の大人の人たちの中で一個の成人として行動する能力が備わっていないのである。

認知-情動機能の晩発性の退化

　晩発性の慢性うつ病患者は——内容は別にして，本質的な面で——主題が類似している一連の出来事について話すことが多い。うつ状態が7年間も続いていた43歳女性の初回面接を以下に示す。

 治療者：あなたがどのくらいの期間うつ状態だったか，そしてそのような問題がいつから始まったのかについて教えていただけますか。
 患　者：私は36歳の時からうつでした。7年前に会社を辞めさせられて，そのすぐ後にうつ病のために入院することになりました。つまり，いわゆるリストラで，それ以降働いていないんです。その状態から思い切って抜け出して仕事を探そうとしたのですが，できませんでした。妻が経済的負担を担ってくれています。いろいろと大変でした。私の家族のことも知りたいでしょう？　私は普通の家庭で育ちました。父は働いていて，母が4人の子どもを育てました。その頃は，特に問題になることはなかったと思います。両親は私のことを愛してくれていましたし，正しいことを教えようとしてくれていました。そんなに裕福ではありませんでしたが，うまくいっていました。今は，家族のなかでは兄と一番親しくしています。彼とはほとんど毎週話していますし，本当に私の支えになってくれています。私は上司に解雇だと言い渡されて，本当にひどい目に遭ったと思っています。文字通り，道に放り出されたのです。私は10年間もその会社のために社員として働いたんです。30代前半の頃からです。私は良い仕事を見つけられるような本当の技能は持っていません。だから，もうあきらめてしまっていて……。
 治療者：それ以前にうつになったことはありますか。
 患　者：いいえ。まあ，気分の浮き沈みはありましたけど，このようになったことはありませんでした。みんなはいつも私のことを「付き合うに可もなく不可もない奴だ」と言っていました。

　Piaget（1954/1981）は，急性期の過剰な情動性は，正常の認知-情動構造とその機能を著しく損なうと述べている。彼の記述は，これらの晩発性の成人患者の体験にかなりよく当てはまる。晩発性の患者が思い出す早期の記憶を詳しく見てみると，彼らが報告している発達史は，早発性の患者のものよりも軽度であり，あまりひど

いものでもない。晩発性の患者は，1人ないし複数の大人に愛される環境で成長しているし，成長を助けるような関係も築けている。これらの患者は，先行する気分変調症を伴わないことが多い。また，患者は臨床家に，初発の大うつ病エピソードが25歳頃に出現したと語ることが非常に多い（McCullough, Kaye, 1993）。そして，彼らは，うつ病の原因となったストレスの強い出来事を特定できることのほうが多い（McCulloughら，1992；McCullough, Robertら，1994）。最近の研究からは，ほとんどの晩発性の症例が，初発のうつ病として治療を受けて完全寛解していない成人患者の20％に含まれることがわかっている。エピソード性の障害が慢性の経過をとることになるのである（Keller, Hanks, 1994；Keller, Lavori, Riceら，1986）。

晩発性の慢性うつ病患者はここで，今まで味わったことのない，そして変わることのない情動状態に直面することになる。これらの患者の場合，不快気分（寛解しない大うつ病エピソード）の容赦ない攻撃のために認知-情動機能が崩壊し前操作的機能に引き戻されている，という仮説を私は立てた。Cicchettiら（1995；p.5）が述べているように，「情動系は認知的解釈と認知過程に影響を与えており，それは情動の認知的評価とは独立したものである，ということを示す非常に多くの証拠がある」。

情動が認知機能に影響を及ぼすという見方については，Izard（1993）がより詳しく議論している。彼は，情動が，認知メカニズムだけでなく，多様な神経系，感覚運動系，および感情のプロセスによって活性化される，と述べている。

Wakefield（1992a, 1992b）は，晩発性の症例の構造的退化を「有害な機能不全」と呼んだ。彼は，そのような症例では，情動性と行動に影響する内部の調整メカニズムが予定された機能を果たさなくなるために，慢性の障害が次第に進んでいくと論じている。

すでに概説したように，Cicchettiら（1995）は，情動によって引き起こされる2つの退化過程について記述している。そのうちの1つは，晩発性の慢性うつ病の病因と深く関連している。それは，正常な調整メカニズムが，「洪水」のような，もしくは圧倒するような情動反応によって単に洗い流されてしまうという例である。

次に示す，晩発性の患者のセッションから抜粋した3つの例は，情動の調整不全がそうした患者の生活の中でどのように広がっていくかをよく表している。

> 患者1：私は，何をしても憂うつになります。パーティーに出かけようとすると憂うつになります。尻込みして誰とも話さなくてもまた憂うつになります。私が何をするかは関係ないんです。いつも最後には憂うつになってしまうのです。

患者2：この間の晩，妻と店に出かけようとしていた時のことです。妻は私のことをひどく批判してきました。私が何か彼女をそんなにいらいらさせるようなことをしたかどうか，私にはわかりません。わかっているのは，妻が話せば話すほど，私が罪悪感を感じるようになっていったということだけです。莫迦莫迦しく聞こえるかもしれませんね。だって，罪悪感を感じているのに，自分が悪いことをしたかどうかわからないというのですから。

患者3：夕方の滑り出しは良かったんです。祝宴は私のために開かれたのです。皆わたしのことを賞賛してくれて，私も得意の絶頂でした。でも，それはそんなに長くは続きませんでした。うつが来て，その後の時間を台無しにしてしまったのです。その後，それに苦しむことになりました。私は，自分のパーティーなのに途中で抜け出してしまいました。

晩発性の患者では，どのようなプロセスが働いて正常な機能が侵食され，弱められてしまうのだろうか。Piaget(1954/1981)とCicchettiら(1995)の示唆に沿って考えれば，改善しないうつの情動状態のために，晩発性の成人患者は，自分が住む世界に対してはどうすることもできないし（絶望感），問題を解決することもできない（無力感）と結論付けるようになる。コントロール不能の不快気分（大うつ病）による「その場の」苦悩は強烈で，構造化されている患者の正常な世界観が崩されていく。

晩発性の患者は，うつ状態のジレンマを解決するための他の効果的な対処法がないと結論付けて，うつの引きこもり期に入り込んでしまう。晩発性の慢性うつ病患者は，一度は抱いていた将来への展望（早発性の症例は一度もそれを獲得したことがない）を失ってしまい，「今の状態はこのままずっと変わらない」と結論づけてしまう。悪化のプロセスが次々と進んでいく中で，患者は次第に圧倒的苦悩にさいなまれるようになる。患者の認知-情動知覚は，その時の不快気分の混乱とつながり，その結果として，それまで正常に機能できていた人が「大人の子供」へと変わってしまうのである。無力で絶望的だというその時の知覚が，彼らのスナップショット的現実観になる。患者が「私はこれからもずっとこのままだ」「変わるという希望などどこにもない」などと言うのも無理はない。うつ病のこの下向きのスパイラルについてはすでに第2章で述べた（図2-1参照）。

こうした人たちは次第に，その時の気分の問題を和らげうる他の方法や視点（例：「クビになったのはつらいけれども，また雇ってもらえるだけの技能を自分は持ち合わせている」「子どもたちはまだ，私が彼らの要求に応えることができると信じてくれている」「妻はこの危機状態にもかかわらず，私のことを愛してくれて

いる」，など）について真剣に考えることができなくなってくる。その代わりに，かつては適切に世界全体を見ることができていた視点は，強い感情の衝撃によって内部崩壊し，患者は他者から離れて，内に籠もるようになる。有害な晩発性のプロセスは，成人の患者を無力感や絶望感，そして将来がないという感覚に陥らせる。

早発性患者と晩発性患者の類似した治療目標

　早発性でも晩発性でも慢性患者はともに前操作期のレベルにいるため，同じ方法で治療することができるというのは良いニュースである。CBASP治療者は，直接に患者と交流して，形式操作期の思考パターンや行動パターンをとるように，体系的に繰り返し要求することによって，患者を前操作的な罠から抜け出させようとする。

　次章では，DSM-IVで慢性うつ病と診断される患者の発達歴について議論し，慢性うつ病を対象にした研究の文献のいくつかをレビューする。

第4章

経過のパターン，併存症，心理学的特徴

> 気分変調症は軽症慢性のうつ病性障害であるが，悪性の長期経過をたどり，しばしば大うつ病が重畳する。……治療することが難しく，しばしば治療抵抗性である
>
> ——M. B. Keller(1990, p.15)

慢性うつ病の5つの経過

　慢性うつ病は，単極性の気分障害で，2年間以上持続し，その間に症状のない期間が2ヶ月以上続かない状態として定義される。この障害は，いくつかの表現型はあるが，現在アメリカ合衆国でおよそ50万～75万人が罹患していると考えられている (Bland, 1997 ; Kesslerら, 1994)。

　慢性うつ病は経過のパターンから，次の5つに分類される。

(1) **気分変調性障害**：軽度～中等症の障害で，少なくとも2年間続いている。多くは思春期に発症する。

(2) **重複うつ病**：大うつ病単一エピソード，もしくはエピソード間に回復を伴わない反復性大うつ病で，気分変調症に重複している。

(3) **エピソード間に回復を伴わない反復性大うつ病で，2年以上持続しているもの**：DSM-IVでは，このプロフィールは大うつ病のための縦断的経過の特定用語を与えられ，「大うつ病，反復性，エピソード間に回復を伴わず，気分変調症を合併しないもの」と呼ばれる。

(4) 慢性大うつ病：このパターンでは，大うつ病性エピソードの診断基準を満たした状態が2年以上続いている。
(5) 重複うつ病／慢性大うつ病：5番目のパターン(McCulloughら, in press)は，最近の全国研究(Kellerら, 1998)で初めて同定された。それは，スクリーニング時に重複うつ病と慢性大うつ病の両方の診断基準を満たす人々である。

以下に5つのパターンについて簡単に説明するとともに，それぞれの臨床経過を図示する。

気分変調性障害

　気分変調症は，比較的最近，DSMに加わった概念である。1980年のDSM-IIIの出版まで，慢性うつ病は，しばしばパーソナリティもしくは性格学的な障害として分類されてきた。DSM-I(APA, 1952)やDSM-II(APA, 1968)では，長期的な「感情的な」抑うつ状態を「循環気質性パーソナリティ障害，抑うつ型」と分類していた。興味深いことに，慢性的な気分障害が「治療可能」なものとして考えられるようになったのは，1980年のDSM-IIIの出版以降のことである。なぜなら，DSM-IやDSM-IIの時代(1952〜1979)には一般的に，パーソナリティ障害は薬物療法に反応しないと信じられていたからである(Akiskal, 1995)。

　DSM-IIIでは，気分変調症は軽度〜中等度の慢性うつ病で，抑うつ的である日がそうでない日より多く，2年以上続く疾患として特徴づけられ，I軸の「感情障害」に分類された(Akiskal, 1983 ; Kocsis, Frances, 1987 ; McCllough ら, 1996)。DSM-III-Rで気分変調症の症状の項目は大幅に改訂されたが，軽度から中等度の症状と2年以上続くという診断項目は変更されなかった(Kocsis, 1993)。

　気分変調症と大うつ病に関して検討を行ったDSM-IVの気分障害の実地試行(Keller, Kleinら, 1995)において，190例の気分変調症で最も多く観察された症状は，認知的，機能的，および社会的な特徴を含む症状で，睡眠や食欲の障害などの自律神経系の症状は少なかったことが明らかになった。この実証的証拠に反して，APAのDSM-IV特別委員会は，DSM-III-Rの2つの自律神経症状である食欲の障害(食欲の減退または増加)と睡眠障害(不眠か過眠)を気分変調症の診断項目の一部として残すことにした。

　多くの気分変調症患者は，思春期中期に目立たない形で発症することが報告されている(平均年齢15歳)(McCullough, Kaye, 1993 ; McCulloughら, 1992)。発症が21歳以前なら，診断は早発性気分変調症となる。晩発性気分変調症は，まれで

(Kleinら, 1999), 20歳以降に始まる。症候群的な合併(大うつ病など)がなく純粋に気分変調症のみが起こる場合と, 1つまたはそれ以上の大うつ病性エピソードに先行する気分変調症の, 2つの経過が見られる。DSM-IV の実地試行において, 526例中11%が純粋な気分変調症と診断され, 現在大うつ病エピソードと診断された35%に, 先行する気分変調症の存在が認められたと報告された。純粋な気分変調症は比較的まれであり, 90%は遅かれ早かれ大うつ病を合併することが実証されている(Keller, 1988 ; Thase, 1992)。通常, 重複うつ病(大うつ病と先行する気分変調症の併存)患者の経過として, 治療に関わらず, 大うつ病エピソードは寛解し, 先行する気分変調症の元の状態レベルに戻る(Keller, Shapiro, 1982 ; Keller, Lavori, Endicottら, 1983)。

早発性と晩発性の気分変調症を比較した報告はいくつもある(Klein, Taylor, Dicksteinら, 1988a ; Kleinら, 1999 ; McCulloughら, 1990)。晩発性患者と比較して, 早発性患者はより頻繁に治療を求め, 大うつ病性障害の生涯有病率が著しく高く, 高頻度に不安症状を認める(Kleinら, 1988a)。加えて, 早発性患者は1親等親族の大うつ病の罹病率が高く, さらに重要なこととして, これらの患者はⅠ軸とⅡ軸を高率に合併する(Kleinら, 1988a, 1999)。両方のグループともRotterの内部-外部統制の所在のスケール[Internal-External Locus of Control Scale(I-E Scale)](Lefcourt, 1976 ; Rotter, 1966 ; Reid & Ware, 1974)で外部統制の傾向が強く, 両方ともストレスフルなイベントに直面した時に, 似通ったコーピングスタイル(自己非難, 希望的観測, 社会的支援を探し求めるなど)を示す(McCulloughら, 1990)。

図4-1に純粋な気分変調症の経過図を示す。

重複うつ病

重複うつ病は, 気分変調性障害の発症後に1回またはそれ以上の大うつ病エピソードが起こる場合に診断される。気分変調症の状態が, 最初の大うつ病エピソードの発症に先行して2年以上続いていなければならない。

重複うつ病の2つの経過, 単一性もしくは反復性の大うつ病エピソードを伴う場合について, 図4-2に示した。

慢性大うつ病のパターン

1987年にDSM-Ⅲ-Rが改訂され, 初めて慢性うつ病が正式な診断カテゴリー

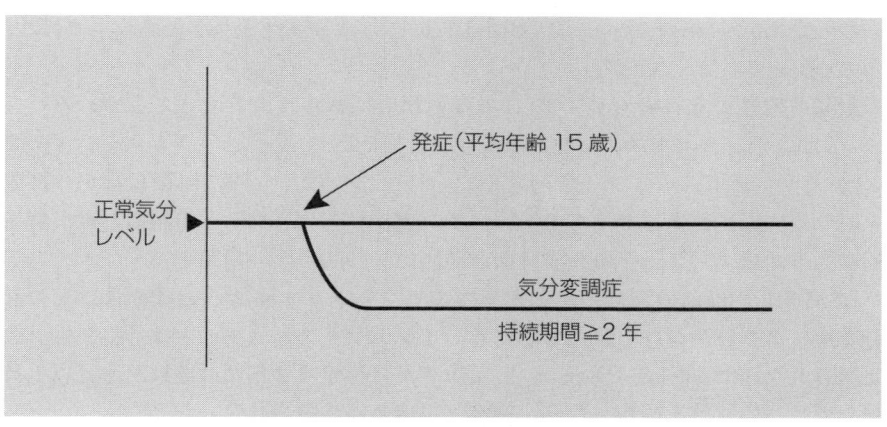

図4-1　気分変調性障害の臨床経過プロフィール

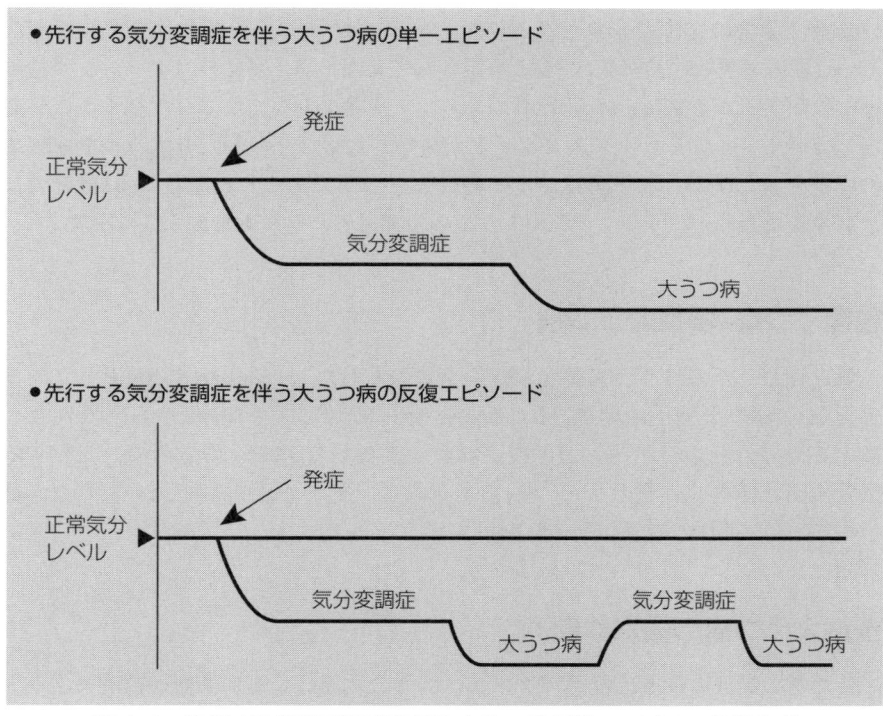

図4-2　先行する気分変調症を伴う大うつ病の単一エピソードおよび反復エピソードの臨床経過プロフィール

になった(McCulloughら, 1996)。DSM-III-Rにおける慢性うつ病という用語は，2つのパターンを示している。

最初の慢性大うつ病のタイプ(この章の初めにあるリストのうち3つめのパターン)は，インデックスエピソード(訳注：今回評価の対象となったエピソードという意味)が大うつ病で，エピソード間に不完全に，または部分的に回復しながら再発を繰り返す既往があるタイプである。インデックスエピソードの期間とは，持続的な大うつ病エピソードの発症時期と評価面接時期の間の期間を言う。

DSM-III-Rにおいては，たとえ元のエピソードが1回あるいはそれ以上の部分寛解により特徴付けられたとしても，インデックスエピソードは「持続性」と定義された(McCulloughら, 1996)。もし患者が先行する2年間の間に2ヶ月以上持続して症状の寛解を報告したら，慢性うつ病とは診断されない。

DSM-IVでは，この経過についての分類の過程を変更した。現在の新しい診断名は「大うつ病，反復性，エピソードの間欠期に完全回復を伴わないもの，気分変調性障害の合併なし」となる(APA, 1994, p.388)。この診断についての2年間という診断基準は，DSM-IVでは明記されていない。3番目のパターンを慢性障害と分類するからには，インデックスエピソードが少なくとも2年続くことを想定している。インデックスエピソードが少なくとも2年にわたり大うつ病すべての症状を満たすような患者は，単に慢性大うつ病であると診断される(最初のリストの4番目のパターン)。これらの2つの経過のパターンを図4-3に示す。

重複うつ病/慢性大うつ病

最近行われた慢性うつ病患者635例を対象としたsertraline(SSRI)とイミプラミン(TCA)の全国治療研究(McCulloughら, 2000；Kellerら, 1998)から，慢性うつ病の5つめの経過パターンが示唆された。すなわち，20％の患者で，先行する気分変調性障害に，慢性大うつ病を示すエピソードが重複して認められた。図4-4にこの5番目の経過パターンを示す。

慢性大うつ病の鑑別診断

私たちの最近の縦断的経過パターンに関する知識は，鑑別診断が治療のアウトカムにどれほど貢献するかという私たちの知識の上を行くことになった(McCulloughら, *in press*)。DSM-IVにおける現行の慢性うつ病の鑑別診断は，重要

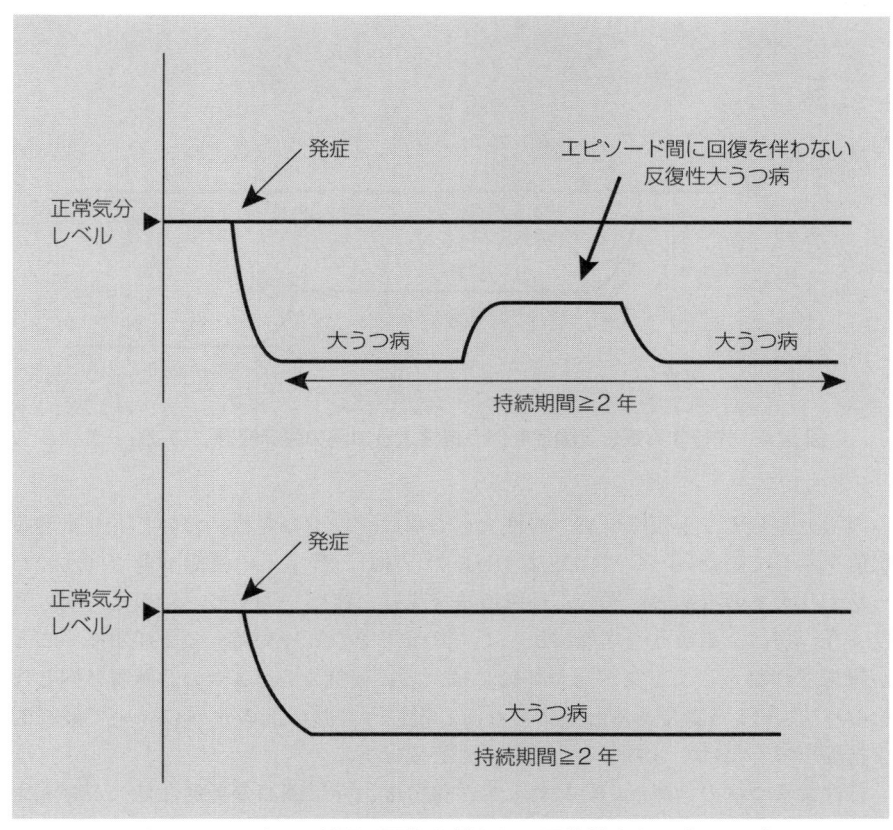

図4-3 エピソード間に回復を伴わない反復性大うつ病および慢性大うつ病の臨床経過プロフィール

な問題を提起している。すなわち，これらの分類は異なった障害を表しているのか，それとも単に同じ障害の類型に過ぎないのかという問題である。

DSM-III-R に基づいた慢性うつ病のタイプ間で比較を行った唯一の研究が，最近報告された(McCulloughら, *in press*)。重複うつ病($n=216$)，慢性大うつ病($n=294$)，重複うつ病／慢性大うつ病($n=125$)といった診断的違いを持つ患者を，さまざまな指標(社会人口統計学的な変数，臨床経過，症候学，心理社会的要因，一般健康機能，I軸とII軸の併存症，抑うつパーソナリティの傾向，I軸診断の家族歴，治療変数に対する急性期の反応など)を用いて評価した。

その結果，**3つの診断群の間で類似性が相違性をはるかに凌いでいた**。もう1

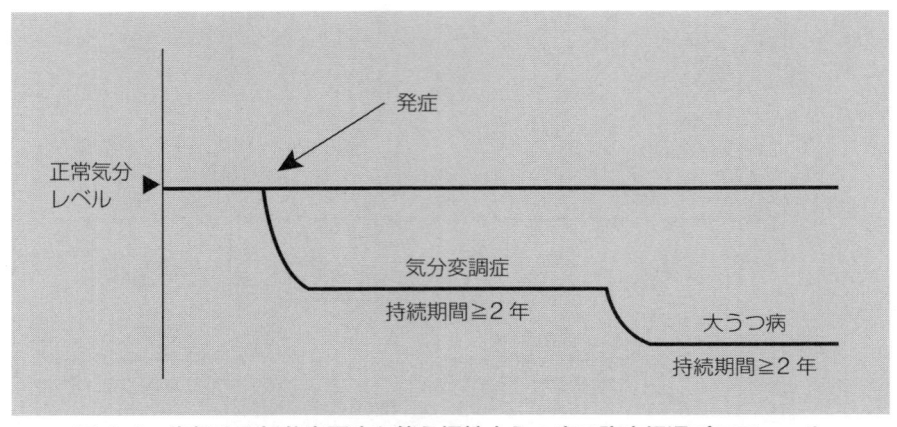

```
        正常気分     発症
        レベル ▶────┐
                    └─────────────────
                         気分変調症
                       持続期間≧2年     ┐ 大うつ病
                                       └──────
                                        持続期間≧2年
```

図4-4 先行する気分変調症を伴う慢性大うつ病の臨床経過プロフィール

つの所見として，重複うつ病／慢性大うつ病は，以下の変数においてより重度な状態を示していた――GAF（DSM-III-RのV軸），仕事上の機能不全，抑うつパーソナリティの有病率，過去に精神療法を受けた確率。加えて，重複うつ病／慢性大うつ病は，重複うつ病群に比べてより若年での気分変調症の発症が多いことが報告された。しかしながら全体的には，この研究から，**3つの診断群は同じ疾患のバリエーションである**と考えられる。慢性うつ病の間の差異について最終的な結論を導くには，さらなる比較検討が必要である。

急性大うつ病の治療反応性に対して，気分変調症は調節変数的な効果が存在する（Keller, 1990；Keller, Lavori, Riceら, 1986；Keller, Shapiro, 1982；Kellerら, 1982b；Keller, Lavori, Endicottら, 1983）ので，鑑別診断の意義を確かめることは重要である。「調節変数」という表現（Baron, Kenny, 1986；Holmbeck, 1997；Whisman, 1993）は，先行する気分変調症が症状の治療に相互作用し，アウトカムに影響することを意味している（Keller, Hanks, 1994）。先に述べた2つめから5つめの慢性経過パターンが，①治療への反応の質，②反応までの時間，③再燃や再発までの期間，④全体の再燃・再発率に影響を及ぼすか否かを明らかにするために，さらなる検討が必要である。

DSM-IVで求められている現在の鑑別診断のための手続きが，慢性障害から急性障害を識別する機能や，気分変調症が急性大うつ病エピソードに先行しているかを判断する機能以上の価値を持つかを示すことができるようになるまでには，明らかに多くの作業が残されている（McCulloughら, *in press*）。

さて，慢性うつ病を治療する際にI軸とII軸の併存を同定することの重要性に，議論を向けることにしよう。

併存症の診断

大うつ病と気分変調症の併存

1980年代初めの研究から，気分変調症と大うつ病が併存した症例に，薬物療法と精神療法を長期かつ積極的に行わなかった場合には，治療不十分になり，そのため気分変調症が続くだけでなくて，大うつ病エピソードの再発を引き起こしやすくなることが明らかになっている(Harrison, Stewart, 1993；Keller, Hanks, 1994；Keller, Lavori, Lewis ら, 1983；Simons, Thase, 1990；Thase, 1992；Weissman, Akiskal, 1984)。これらの知見をまとめて，Keller, Lavori, Endicott ら(1983；pp.693-694)は「重複うつ病の患者は，大うつ病性障害のエピソードから回復した後も集中的な治療を受ける必要がある。なぜなら，彼らは先存する慢性的なうつ(気分変調症)が継続して存在するために，すみやかに再発に陥りやすい素因を持つように思えるからである」と述べている。

さらに，同著者らは，気分変調症の先行した大うつ病患者の61%が1年以内に症状の再発を認めると報告している。加えて，Keller と Shapiro(1982)が，大うつ病の寛解を得ることは慢性のより軽い気分変調症状の寛解を得るよりもずっと簡単であると警鐘を鳴らしている。Keller, Lavori, Endicott ら(1983)の研究によると，薬物療法で治療された重複うつ病患者のうち，97%が大うつ病性エピソードからは回復するが，大うつ病と気分変調症の両方から回復するのは39%だけだとされている。

上述のように，気分変調症は，大うつ病と併存する場合，調節因子として作用している(Keller, 1990；Keller ら, 1982b；Keller, Lavori, Rice ら, 1986)。気分変調症の調節的な影響は，重複うつ病の患者は気分変調症の既往のない患者に比べてより早く大うつ病エピソードから回復するが，再発する期間もより短いという事実にも現れている(Keller, Shapiro, 1982；Keller, Lavori, Endicott ら, 1983)。先行する気分変調症は，治療・未治療にかかわらず，大うつ病患者にエピソードの反復する高い危険性をもたらす(Akiskal, 1983；Keller, Shapiro, 1982；Klein ら, 1998；Thase, 1992)。

臨床家は，治療を行うすべての大うつ病の患者において，**慢性化**，および**気分変調症**の先行の有無を必ず評価しなくてはならない。先行する軽度から中等症の障害が臨床経過に存在する場合は，臨床家は症例が見かけよりも重症であることを意識し，しばしば誤診断や不十分な治療により予後が不良となる危険性に注意を払わなくてはならない(Harrison, Stewart, 1993；Keller, Harrison ら, 1995)。治療が終了する前に，臨床家は気分変調症が寛解したかどうかを決定するために，患者を再評価する必要がある。もし軽度の障害がまだ存在するなら，治療を継続する必要がある。

II 軸パーソナリティ障害の併存

　もう1つの診断に関する重要な事項は，II 軸のパーソナリティ障害が存在するかどうかである(Markowitz, 1995；Markowitz, Moran, Kocsis ら, 1992；McCullough, 1996a, 1996b)。最近の総説(McCullough, 1996a)で，私は慢性うつ病の外来患者のうち，約50％にパーソナリティ障害の併存することを報告した。パーソナリティ障害の大部分は，クラスターB(演技的，感情的，不安定)かクラスターC(不安，恐怖)に分類された。Riso ら(1996)は，多くの気分変調症患者はクラスターBのパーソナリティ障害を持っていること，境界性や反社会性のパーソナリティ障害を持つ者は高率に気分変調症が併存することなどを報告している。

　慢性うつ病の患者に併存する II 軸の障害が診断された場合は，治療はより困難になり，良い結果を得ることはさらに難しくなる(Akiskal, 1983；Alnaes, Torgensen, 1991；Farmer, Nelson-Gray, 1990；Keller, 1990)。パーソナリティ障害が現在の問題の一部をなすという認識をあらかじめ持つことで，臨床家はしばしば生じる対人関係-行動的問題に注意して用心深く進めていくことができる。治療の対人関係的-行動的側面に焦点を当てることは第8章で詳しく論じる。

　次節では，未治療のまま調査への参加に志願した慢性うつ病の心理学的特徴を説明する。研究の主な目的は，しばらく治療を見合わせることに同意した慢性うつ病患者のパーソナリティの特性や，認知的特徴，対人関係的特徴，社会的コーピングスタイルを調べることによって，これらの障害の治療抵抗性の特性についての理解を深めることにある。

未治療の慢性うつ病成人の心理的特徴

　われわれの研究グループは，一連の縦断的研究(McCulloughら，1988, 1990, 1994a, 1994b)において，未治療の慢性うつ病成人58例の心理学的特徴を検討した。それらの未治療者のうち，未治療期間に自然寛解する率についても調査を行った。そして彼らの症状や心理的パターンが，「慢性疾患」という名前から予想されるように，長期間にわたって安定しているかどうかも検討した。「気分変調性障害」または「重複うつ病」と診断された未治療の症例を，9～12ヶ月の間追跡調査を行って，再度診断面接と心理検査を実施した。

　その結果をまとめると，ほとんどの症例で症状プロフィールに変化がなく，重症度も変わらず持続していることがわかった。また，研究を開始して最初の1年間に自然寛解した症例(約13%)について分析した。最初の1年間で自然寛解した9例中7例に，調査後2年半から4年の間に再度診断面接を行った結果，7例中2例はうつ病が再燃していた。このことから，未治療で自然寛解する可能性は低く，一度自然寛解していても再燃する割合はおよそ29%であった。

　また，同じ未治療の慢性うつ病患者にEysenck性格調査票(Eysenck & Eysenck, 1968)を実施したところ，神経症傾向が高く(感情制御が乏しい)，外向性の得点が低い(内向的で社会性が乏しい)という結果が得られた。神経症傾向が高く，外向性が低いという結果は，第3章のはじめに述べた「慢性うつ病患者の治療は，患者が感情の調整障害を起こしている(神経症傾向が高い)状態から始まり，社会性が顕著に乏しく，それは内向的な性格と関連している」という結論を支持している。

　研究の対象者は，無力感を訴えたり，自分の周りで起こることをコントロールできないという考えを言葉にした。よく耳にした不満は「私は，うつをコントロールすることができない。そして自分の人生も思うようにコントロールできない」ということであった。われわれはRotterのI-E尺度(Reid, Ware, 1974；Rotter, 1966, 1978)を用いて患者の認知様式を調べ，無力感の原因やうつ病に対する個人の責任回避について明らかにする。I-E尺度の結果，外的統制傾向であった者は，1年後の調査においても外的統制傾向を示した。外的統制の強い症例は，人生に影響を及ぼすような要因は自分のコントロール外にあって，自分ではコントロー

ルが難しいと知覚している傾向がある。よって，これらのタイプの症例においては，運命や幸運，チャンス，または社会政治的権力などが，その世界観に大きな影響を及ぼす要因となる。

一連のシングルケース研究(Sidman, 1960)にならって，10例の慢性うつ病患者に対してCBASPアプローチによる治療を行った(McCullogh, 1991)。この患者群のI-Eスケールの外的統制スコア平均は14.5(標準偏差2.9)であったが，治療終了後には内的統制の範囲に移り，その平均得点は5.9(標準偏差3.1)に達していた。このように内的統制に移行したことは，コントロールの知覚が修正され，より効果的に環境を管理するにはどうしたらよいかを，CBASPを通して学んだことを示している。

外的統制から内的統制へと移行させることは，CBASPの治療目標の1つである。CBASPでは，「自分の身に降りかかった出来事は自分でコントロールできない」という間違った考えを捨てることを系統的に教えられる。RotterのI-Eスケールにおいて内的統制傾向に移行するということは，コントロールの知覚が修正されたことを示す1つの指標となる。

絶望感の訴えは，治療場面でしばしば聞かれるもう1つの不満である。私たちの研究において，絶望感は，帰属スタイル調査票(Attributional Style Questionnaire；ASQ)(Petersonら, 1982)の下位尺度である「安定性」と「一般性」の項目の得点の高さを反映していた。慢性うつ病患者は，自分のうつ症状は果てしなく続き(安定性)，うつ病は毎日の生活のほとんどの領域に影響をおよぼしている(一般性)と考えている。また，ASQにおける「安定性」や「一般性」の得点は，1年以上高い得点のまま変化がなかった。

慢性うつ病成人が，精神療法の開始時には，社会的対処方法が不十分であることはすでに述べた。対処方法調査票(Ways of Coping Questionnaire)(Folkman, Lazarus, 1980)を未治療群に施行したところ，コーピングの下位尺度別に見てみると，精神療法の場面で患者に観察されるような項目を含む下位尺度の得点が高くなっていた。慢性うつ病成人は，希望的思考や自責といったストレス対処を多く用いることがわかった。

また，慢性うつ病患者は問題中心の対処スキルが拙劣であった。これは精神療法を始めたばかりの患者に共通している。慢性うつ病患者は，問題となる状況を1つに絞って焦点付けることができず，むしろ自分の問題を全体的なものとして捉える。

この点を証明するために，われわれは未治療者たちに「生活上の大きなストレ

スを2つ」挙げるように指示し，また，それらについて程度を評価させた。1年後に，またそれらの生活上ストレスについて，程度と，どのくらい解決したかについて尋ねた。多くの症例は，ストレスの程度は変化がなく，また何も解決もしていないと答えた。これらの結果は，慢性うつ病患者が自分自身を無気力で絶望的といった言葉を使って表現するような，無力な絶望した状況と一致している。また，時間が経過しても，彼らの対処パターンは拙劣なままであった。

　対人関係の機能もまた，あまり時間による変化がない。気分変調性障害や重複うつ病の成人を対象に，対人関係スタイルについて，スクリーニング時と1年後を比較したところ，対人関係機能は変化していなかった(McCulloughら，1988, 1994a, 1994b)。診断面接によって，評定者が対人関係を測定するインパクトメッセージ調査票(Impact Message Inventory；IMI)(Kiesler, Schmidt, 1993)を用いて，慢性うつ病者の面接中の様子を評定したところ，彼らは従順で，対人的に距離を置いた感じで，神経質か，または不安そうな様子であったと評価された。この評価は，第8章で論じられているIMI対人関係サークルの八分円(Kiesler, 1996；Kiesler, Scmidt, 1993)においては，「服従」あるいは「敵対-服従」に相当する。

　これらの対人関係スタイルのために患者は，人と接するときは，「犠牲者としての生活スタイル」を示すようプログラムされている。典型的には，受身的な対人関係スタイルは自然と他者を「押す」か「引く」かして，支配的な役割につかせてしまい，自分は1つ下がった立場をとるようになることである。治療場面では治療者は，何をするのか，またどうやってやるのかという指示を待っている人に対峙することになる。臨床家の反応はいかなるものであろう。多くの治療者は，次第に気が短くなり，患者が考えるのを待つことができず，患者に何をしたらよいかを教え始めてしまう。私は，慢性うつ病患者を治療する治療者をスーパーバイズする中で，一部の治療者の支配的行動には注意が必要であると感じている。なぜなら，そのような治療者の支配的行動が患者の従順な立場を強化することになるからである。

　Coyne(1976)は，うつ病患者において，服従的な対人関係スタイルが有害になることがあると述べている。Coyneは，このような服従的行動は，彼らにもっと主体的に行動してほしいと望む善意のある人々によって強化されてしまうことを論じている。残念なことに，患者を取り巻く人々たちは，何をすべきか，何をすべきではないかを直接的に指示してしまうことによって，患者の服従的行動に反応していることが多いのである。治療者が支配的な対人役割を担うといつでも患者の服従的行動が維持されることを，私は繰り返しCBASP治療者に指摘する

ようにしている。

　未治療の慢性うつ病患者の診断，心理社会的機能が，時間経過により変化しないというデータに合致する所見として，Klein ら(1998)は，早期発症の気分変調性障害の外来患者 86 例を対象に，30 ヶ月間の調査研究を行った。ベースラインの評価は，クリニックを受診してすぐに実施された。30 ヶ月後の診断や症状の安定性が評価された。診断はかなり安定しており(30 ヶ月の追跡期間で 39% のみが回復)，多くの早期発症患者の軽症あるいは中等度のうつ症状が認められた。気分変調症の慢性的な経過が，もう一度確認された。

統合的治療プログラムの必要性

　これまで私たちは，慢性うつ病を治療することよりも，その臨床像を明らかにすることのほうで成功してきた(McCullough ら, 1996)というのが真実のところである。しかも，現時点で利用できる治療後のデータのほとんどは，薬物療法に関する研究から得られている。慢性うつ病を対象とした臨床研究はほとんどないため，精神療法に関する情報は非常に少ない(Markowitz, 1994；McCullough, 1991)。

　今日までのところ，慢性うつ病患者の多様な問題(認知-感情，行動，対人関係)を解決するための統合的な精神療法プログラムは作られていない。特定領域に焦点を当てた伝統的な技法(対人関係に対する対人関係療法，認知行動的な問題に対する認知療法)は，慢性うつ病にはあまり効果がないのは驚くにあたらない(Hoberman, Lawinsohn, Tilson, 1988；Sotsky ら, 1991；Thase ら, 1994)。Robert Howland(1996)は，気分変調性障害に対するいくつか治療法を総括して，患者のあらゆる機能的欠損を取り扱った統合的な治療モデルが必要であることを次のように強調している。

> すでに述べたように，気分変調性障害は，大うつ病性障害といくつか重要な点で異なっており，大うつ病の時間限定的な性質に慣れている治療者にとって問題となりうる。したがって，慢性うつ病患者に特有な問題に応用できるよう，さまざまな理論的方向性を反映した統合的精神療法モデルを検討することが有用である。

　治療者が慢性うつ病患者の治療を成功させるためには，まず慢性うつ病患者の

多様な問題について知っておく必要がある。

- 発達期にトラウマを経験しており，対人関係の失敗が繰り返されている。
- 前因果的な世界観に見られるように，認知の機能が原始的である。
- 人生における主な影響因子は患者の個人的なコントロールを超えている，という暗黙の認識を持っている。
- 対処技能のレパートリーが少ないので，何か1つの問題に焦点を当てて対処することができない。
- 社会，家族，職場での機能の妨げとなるような感情調節障害に苦しんでいる。
- 無力感や絶望感が強く，治療によって何かが変わるという楽観的予想が持てない。
- 対人的・社会的行動が，良くて「無効」で，最悪な場合は「無礼」である。
- 人に服従的に接するため，治療者は支配的な役割を避けることが難しい。
- 実際の体験から人間不信に陥っている。

アメリカ合衆国では，感情あるいは精神的問題を抱えた患者の95%がプライマリケア医や一般医で治療を受けている(Wilkinson, 1989)ので，多くの患者は，次にあげる要因や経験に特徴づけられるような治療歴がある。

- 誤診されたことがある。
- 過去に薬物療法を受けた者は，不十分量を不十分期間投与されていた可能性が高い。
- 何らかの精神療法を受けた者は，労力に見合った効果が得られてないと述べるだろう。
- 十分量の精神療法と薬物療法の併用療法を受けたと述べる患者はまれだろう。

　これらの要因を考慮すれば，慢性うつ病に対する精神療法と薬物療法の転帰に関する結果が，良くて中等度のものでしかなかったとしても驚くようなことではない。
　CBASPモデルは，慢性うつ病患者を苦しめるような多面的な問題を解決するための，統合的で包括的な戦略である。第2部に記した積極的な治療戦略は，私が出会った患者たちの受身的な行動を取り扱うために注意深く構築していったものである。

第2部

CBASPの方法と手順

第5章

変化への動機付けを強化するための戦略

> 教えるというのは，随伴性を調整して学習しやすくすることである。
> B. F. Skinner (1968, p5)

動機付けの重要性

　慢性うつ病患者が行動を変容するよう動機付けることは，精神療法家が直面する課題の中でも最も困難なものの1つである。無力感と絶望感に深くさいなまれているという慢性うつ病患者の思いこみは，その独特の距離感のある対人関係とあいまって手ごわい障害となる。その動機付けの困難さは，ある患者の次のような言葉に表されている。

　　「何をしたってダメ。私はずっとうつのままだ」

　この言葉は，慢性うつ病患者の動機付けにおける困難の中心となる部分を表している。実のところ，慢性うつ病の患者は，これまで治療のために可能なことはすべて試みてきているが，どれも効果がなかったという経験をしている。遅かれ早かれ治療を投げ出すのは当然のことである。
　治療に対する動機付けの不足を改善しようと思うならば，慢性うつ病患者の物の見方に何か付け加えなくてはならない。何を付け加えるかと言えば，**行動が結果**

をもたらすという事実に気づかせることである。行動と結果とを関連づけることができれば，2つのことが起こる。行動に変化が起こることと，治療への動機付けが増すことである。

Skinnerは，結果が行動に影響を及ぼすと指摘している。これは正しい。しかし，Skinnerは，行動と結果との関係が認識されない場合については，特に触れてはいない。

結果が行動に影響を及ぼすようになる前には，行動と結果との関連づけをしなければならない。随伴性（contingency）思考法，すなわち「こうすれば，ああなる」という考え方は，治療開始時の慢性うつ病患者にはできない。慢性うつ病の患者は前操作的段階にとどまる限り，つまりいかに行動するかは関係ないという前操作的作り話の中にいる限り，救いようのない犠牲者であり，うつ病という悪循環に絶望的に巻き込まれ続けることになる。この治療法では，行動が外部環境に影響を及ぼすことを強調して，患者を前操作的段階から救い出すことを目指す。

外部にもたらした結果を認識すること

行動により起こった結果を認識するのを患者に教えることは重要である。それは，以下のコーラという治療開始から間もない患者と治療者との対話を見ればわかる。自分の行動が外部に及ぼす影響についてコーラが認識していないのは明らかである。

> コーラ：会社の写真屋が会議中に来て，私の部署の全員の写真を撮っていました。彼はけっして私に写真を撮らせてくれとは言わなかったんです。
> 治療者：で，どうしました？
> コーラ：写真屋はフレッドとジュディの写真を撮りました。ジュディはいつも社内報に写真を載せてもらえるんです。私はいつも無視されています。誰も私の写真も撮ろうとは考えないのです。
> 治療者：あなたは誰かに自分の写真を撮ってほしいことを伝えましたか。写真屋に話をしましたか。
> コーラ：みんな本当に思いやりがないです。私がしてほしいことや必要としていることを考えてもくれないのだから。
> 治療者：コーラ，あなたは自分がしてほしいことを誰かに言いましたか。
> コーラ：人間はもっと思いやり深くなるべきです。どうして人にやさしくしてくれって

頼まなくちゃいけないんですか。いずれにせよ，この件については私が子どもっぽいことを言っています。どっちみち重要な問題でもないのに。

　結果を行動変容の目的で利用する前提として，自分自身と外部環境との関係を**関連性を理解**するための思考様式(perceived functional manner) (Bandura, 1977b；Baron, Kaufman, Stauber, 1969；Kaufman, Baron, Kopp, 1966；McCullough, 1984a) によって考察しなければならない。

　CBASPにおける関連性の理解は，Banduraの「結果期待(outcome expectancy)」概念(1977a, 1982, 1986)とは区別されねばならない。「結果期待」では，ある課題への取り組みを継続するか中断するかの判断をなす際の，自己効力感の果たす役割に，関心が向けられている。

　関連性の理解はScheierとCarverの言う「素因としての楽観主義」(1987, 1992)とも区別される。これは外部環境においてある結果が起こるか否かについての個人の主観的な期待感から生じる行動を意味する。関連性の理解は，CBASPでは単なる行動と結果の随伴的な関係の理解を意味する。慢性うつ病患者はこの随伴的な関係を十分に認識することなく生活している。関連性を理解するための思考様式はCBASPにおいては「こうすれば，ああなる」思考として用いられている。

　コーラのような患者は自分と外部環境の関連性を理解していない。次の例では，コーラの前操作的段階にある思考法とはまったく対照的な思考法が示される。シャーリーは治療がかなり進んだ患者で，外部環境への自分の影響力を認識しているだけでなく，それを効果的に利用することもできている。

　　　シャーリー：社長が会社の何人かの人間に，会社のソフトウエアを扱うコンピュータの
　　　　　　　　　上級トレーニングコースに興味がないかと尋ねました。私には同僚ほどの
　　　　　　　　　コンピュータの技術はありませんが，私にも可能であると考えているかど
　　　　　　　　　うか社長に直接確かめたいと思いました。午後，社長のところを訪ね，私
　　　　　　　　　にも可能であると考えているかどうか聞きました。社長は私に，可能だと
　　　　　　　　　は思っていないがもし将来的にコンピュータ関連の業務に就くことに関心
　　　　　　　　　があるのなら，そのための準備ができるように便宜を図ろう，と言ってく
　　　　　　　　　れました。上級トレーニングを受けるための準備用の自習コースを受講す
　　　　　　　　　ることを勧めてくれたのです。私は社長の提案を受け入れ，その自習コー
　　　　　　　　　スの履修をすぐに始めますと社長に言いました。
　　　治療家　　：行動した結果は必ずしもあなたの望んだものではなかったのですね。
　　　シャーリー：はい。でも少なくとも，再び社長がそのコースを受ける人間を募集した時

に適任だと思ってもらえるためには，何をすればいいかはわかりました。

　コーラは環境に直接働きかけることをしていないが，シャーリーはした。なぜだろうか。それはおのおのの状況に対して2人が述べたことからわかる。コーラは，自分が黙っていたことと写真を撮ってもらえなかったこととの間に，何の関係も見出していない。代わりに周囲の人間がもっと思いやり深くなるべきだと言うだけであった。一方，シャーリーは，行動を今起こすことと自分を将来的に望む地位にふさわしくすることとに関係があることを理解していた。自習コースを受講することは後に選ばれる可能性を高めると，シャーリーは言っている。彼女は「こうすれば，ああなる」という様式に則って考えていた。一方，コーラは前操作的に考えていた。
　コーラは治療者と，対人関係の問題についてしばしば議論した。そして，例にも見られたように，他人は自分に対し違った行動を**すべき**で，もっと思いやり深くなるべきだと何度も言った。コーラの不満には2つ問題点がある。①コーラの人間関係に関する認識が前因果関係的(precausal)なレベルにあること（「他人は私が望むように行動すべきだ。なぜなら私がそうしてほしいから」），②自分が欲しいものを得るための自己主張のスキルを身につけていないこと，である。コーラの治療者は，うかつにも彼女の前操作的思考の傾向を見逃してしまい，状況を論理的・原因追求的に分析して行動面での脱落を指摘していた。

　　治療者：コーラ，写真屋はあなたが写真を撮ってほしいと思っていたことを知らなかったかもしれない。あるいは，たまたまあなたのことに気がつかなかっただけかもしれない。

　治療者は自分が前操作的段階にある患者を相手にしていることを忘れてしまっていて，罠に落ちてしまった。コーラは予想通りの返答をした。彼女は前操作的な世界観を繰り返し述べたのだ。

　　コーラ：ええ，みんなはどうすれば人にやさしくできるかを知っていなくちゃいけないわ。人にやさしくしろなんていちいち言わなくちゃいけないのはおかしいわ。とにかく，そんな莫迦げたことに悩む私がいけないのよ。重要なことでもないのに。

　患者に何をしなければならないかを論理的に話す方法は効果がない。では他に，

前操作的行動を変化させる方法があるのだろうか。次のセクションではそれを可能にする方法の1つを提示する。

患者の苦痛と負の強化のパラダイム

　慢性うつ病患者の行動の変化をもたらすための基盤は，彼らの悲惨な状態そのものの中にしっかりと存在する。全般的な心理的苦悩(Derogatis, 1983 ; McCullough et al. 1988, 1994a)や，「他の人と同様に」普通に感じられるようにはけっしてなれないことへの絶望感，他者への不信感，そして人間関係では拒絶されることの繰り返しだった生活史，これらが悲劇を引き起こしてきたことは間違いない。だがその悲劇をもとに負の強化(Skinner, 1953)を行い行動に変化をもたらしうるのだ。

　セッションにおいてこれはいかにして達成されるのか。もし，治療者が細心の注意を払って，どういった行動が自分の不快感を軽減するのかということを患者が認識するのを援助すれば，慢性的な苦悩を軽減させるすべての行動を強化することができる。

　次の症例キャロルは無口で臆病だが，初めて仲間に自己主張した時，彼女が恐れていたような言葉による虐待や拒絶は起こらないことを知った。代わりに相手は，キャロルの話を聞いてくれて，彼女の言ったことを真剣に考えてくれた。恐れていた対人関係上のカタストロフィーが起きなかったので，キャロルは深く安心し，喜んだ。最初キャロルには，自分が自己主張することと，仲間の反応，そしてその結果訪れる不快感の減少との関連がわかっていなかった。彼女がその次の治療セッションで自分の状況を分析した時，自分が感じた安心感は簡単に思い出せたが，自己主張的な行動と安心感との関連付けはできなかった。

> 「自分の言ったことで仲間が私のことを叱らなかったのですごく嬉しかった。ああ，とてもとても素晴らしい気分だったわ！」

　これらの場合，「こうすれば，ああなる」という関係を患者に確実にはっきりと理解させることが，治療者の仕事である。キャロルのケースでは治療者は，何が彼女の安心につながったのかを再現させるのを援助した。そうして，負の強化の瞬間が生き生きと再体験された。キャロルは自己を主張したいという意思さえあれば不

快感から逃れることは自分自身の力でできるということを学んだ。

スキナー(1953)は，行動に引き続いて嫌悪状態が終了すれば，有機体は自動的に両者の関連を付けると仮定した。彼の言う負の強化のパラダイムを例示すると，①頭痛でつらい時，②アスピリンを2錠飲めば，③頭痛から解放される，というものである。次に頭痛が来た時には，この人はアスピリンの瓶に手を伸ばすだろう。行動(アスピリンを服用する)と嫌悪される状態(頭痛)を終わらせることとの随伴的な関係はずっと強化されていく。上記のように，この基本的な関係は，前操作段階にある慢性うつ病患者には十分には理解されていない。キャロルのようなケースでは，自己主張することと，それに続いて安心の感覚が生じることを，患者に理解してもらわなければならない。さもなければ「こうすれば，ああなる」という行動と結果の関係が看過されてしまうだろう。

私は治療中に生じる上述のような状況を「解放の瞬間(relief moments)」と呼ぶことにしている。患者の内的あるいは外的行動によって不快感の軽減が見られた場面のことである。こうした潜在的な負の強化を生じる出来事は，患者が健康的な行動をとったことを示す。もし患者が安心感を導く随伴性を同定できないならば，治療者はいったん立ち止まって，苦悩を中断させたものを検討しなければならない。治療者が，解放の瞬間に先行した行動に患者が注目するのを援助することが出発点である。

次の例では，リーという患者のセッションの中で負の強化を現実にするために解放の瞬間がいかにして活用されたかを示す。

リー　：私が夫に向かって私に対する接し方が気に入らないということができるなんて思ってもみませんでした。夫は乱暴で，いつも私をごみのように扱うのです。
治療者：それであなたはご主人がいかにひどい接し方をしているか，直接ご主人に言ったとおっしゃいましたね。ご主人の反応はどうでした？
リー　：夫は自分が私にしてきたことについてわかっていなかったと言いました。私はその言葉に勇気づけられて，すべてを彼にぶちまけました。乱暴な行動のせいでどれだけ夫を避けていたかを。夫はじっと話を聞いて悲しそうにしてました。それからすべてが信じられないような展開を見せたのです。夫と私は初めて話し合うことができました。結婚して何年にもなるのに，結婚生活に希望が持てたのはこれが初めてです。
(解放の瞬間が観察された。これに応じて活力が増加し興奮が見られる)
治療者：あなたは今や，解放と歓喜の念とともに椅子から飛び上がらんばかりですね。以前は結婚生活について話をするたびに，泣いたり，自分が悲劇の主人公でで

もあるかのように話したりしたものでしたが。今のあなたは希望にあふれエネルギーに満ちています。どうしてこのような変化が起きたのですか」
(治療者は答えを知っているが知らないふりをする。患者に「こうすれば，ああなる」という関係に自分で気づかせるのは重要である)
リ ー　：夫に私の思っていることを話したからです。それによって明らかに変わった。自分のものの感じ方が明らかに変わったんです。絶望から希望へと。先生のところに来るようになってからこんなふうに思うようになったのは初めてです。
治療者：今は安心感と希望とがあるとおっしゃるのですね。
リ ー　：はい。
治療者：どういう段階を経て現在のようになったか振り返ってみましょう。簡単で結構ですが，どういう段階を経てそうなったか教えていただけますか？
リ ー　：私が夫に思っていたことを話し，彼がそれを聞いてくれて，私たちは初めて話し合いができました。私の絶望感は消え，希望が生まれてきたのです。
治療者：何が希望をもたらしたのですか？
リ ー　：私が感じたことやしてほしいことを夫に話したからです。
治療者：あなたがご主人に対して思いのたけを話したことで，あなたが希望を持てるようになってきたということですか。
リ ー　：そんなふうに考えてみたこともありませんでした。夫に自分の考えていることやしてほしいことを伝えたから私は希望を持てるようになったのです。
治療者：大事なことはあなたの行動で，それがあなたの結婚についての考え方とご主人のあなたへの反応とに変化をもたらした，と言いたいのですか。
リ ー　：その通りです！
治療者：もう1つ質問させてください。あなたがこれに答えられるかどうか非常に大切です。あなたは今までとは違ったことをしましたね。あなたの行動があなたの結婚への絶望感を変化させ，希望を生み出したのですか。
リ ー　：はい！

　感情的な苦痛の軽減に先行した行動に着目することは，新しい適応的行動を強化する。この患者が再び結婚について苦痛を感じた時も，それを軽減するための新しい道具を人生経験という道具箱に持つことになる。
　リーのケースでは正の強化と負の強化のどちらも見られている。夫が提供しているのは正の強化であり，それは妻の話を聞くというものである。負の強化も見られており，リーの苦痛の減少が著明に見られている。ここでは負の強化に焦点を当てたい。苦悩や抑うつがこうした患者たちに圧倒的な影響を及ぼしているからだ。慢性うつ病の患者において，負の強化は正の強化の効果よりも常に強い。なぜなら悲

しみや抑うつの軽減がないかぎり，患者は絶望感と苦悩とともに抑うつの中へ引きこもらざるを得ないからだ。

　CBASPでは，患者はより適応的な行動をとるよう促される。ある行動によって苦悩が軽減されないのなら，外部環境からの反応が正の強化の役割を果たしているかどうかは結局どっちでもいいことになる。**これこそがずっと患者の問題点だったのだ！**　すなわち，患者のしたことはどれも抑うつを覆すことができなかったのだ。**抑うつの悪循環を破らないかぎり，いかなる正の強化を用いても効果は現れないであろう。**

　上記のシナリオでは，セッション中に負の強化を実現し，変化への動機付けを強化するために解放の瞬間を利用する方法を明示した。この戦略は治療期間中に何回も試みるべきであり，治療者は解放の瞬間が生じたら見逃さないよう注意深くあらねばならない。加えて，不愉快な対人関係での経験を検証したり，臨床家と患者との関係において否定的な側面に焦点を当てたりすることによって，患者の不快感を故意に高めることで，解放の瞬間に達することもできる。セッション中に解放の瞬間が起こるのは，患者が，適応的な行動をとることによって現在生じている問題の解決を図ろうとするのを援助される時である。こうした場合の負の強化の適用について本章でさらに述べる。

　解放の瞬間をうまく扱えた時は，劇的な効果が見られる。否定的な情動から肯定的な情動へシフトさせるものが何か認識することを教えられれば，正常な気分と慢性の抑うつ，希望と終わりのない絶望感，対人関係において勇気付けられることと孤独のうちに絶望感に浸ること，これらを対比させることで**何が負の感情から正の感情への変化をもたらしたかを患者が理解できるようになれば**，貴重な学習体験となる。私のセッションに参加した患者の中には，生まれて初めて感じるような希望に満ち溢れた感覚を経験し，午後の曇り空に一筋の光が差し込んだような晴れやかな笑みを浮かべた人もいた。

　結果は満足のいくものであっても，変化へのプロセスが穏やかで劇的でない場合もある。より適応的な行動をとることによって苦悩を減らすという力があることがわかると，変化のペースはいろいろであっても，動機付けが低いままということはあまりない。

　対人関係での行動と結果の関係を認識するためには，形式的操作思考が必要になる。患者が自分の苦悩を止めたものの影響力を十分に受け止めるには，まず「こうすれば，ああなる」という考え方で論理的にかつ因果論的に考えなければならない。以下，CBASPにおいて形式操作的思考の訓練がいかになされるかについて議

論する。

前操作的思考のジレンマを修正するための形式操作的思考を教えること

　CBASPプログラムでは，前操作段階の患者に，抑うつ状態の改善のため形式操作的問題解決法を練習することを要求する。この練習の基本的な原則は「ミスマッチな要求」(Cowan, 1978 ; Gordon, 1988 ; Nannis, 1988)である。これは，次のように述べることができる。扱う課題が現在のレベルと合致している場合，教育効果は上がらない。しかし，現在のレベルと「最良に」違う場合――すなわち患者の現実のレベルよりも適度に高いレベルが要求される課題の場合――は，認知操作が十分に変化を受け，成熟した認知へ移行するというものである(Cowan, 1978)。前操作段階の患者に形式操作的思考法によって対人関係上の問題を解決することを教えると，その思考の構造が再編され，認知機能をより成熟したレベルにもっていくことができる。

　形式的操作思考の練習は2つある。いずれも関連性を理解するための思考法に従事することと，感情移入という見地から対人的出会いを記述することを要求される。この2つの課題をマスターする頃には，患者は，考えたり，感情を表出したり，話したり，行動したりする際に，形式操作的思考を用いることになる。これらの訓練は，患者が特定の状況で常々感じている不快感を回避するために必要なことを同定する助けにもなる。

　最初の練習は，状況分析(SA)と呼ばれる反応-帰結を認識させる技法によって，治療セッション中で患者の精神病理を明確にして解決するというものである。

　2番目の練習は，対人弁別練習(IDE)と言われるもので，治療者の行動と重要他者の行動とを比較するものである。患者はこれまで誤った扱われ方をされてきた場合が多いので，治療者の促進的な行動とかつての経験とを比較・対照することは困難ではない。

　この2つの練習を紹介する前に，この訓練に従事する臨床家に警告していることがある。これらは非常に重要である。すなわち，**患者の行動を変化させる責任を引き受けてはいけない。患者の行動の変化はこのセッションの戦略によって起こるのを待て。**

責任を引き受けるという落とし穴を回避する

　慢性うつ病患者の治療の際に，患者がするべき仕事を引き受けて，彼らの代わりに仕事をしてしまう誘惑は，臨床家が直面する最も抗いがたい誘惑の1つである。別の言い方をすれば，精神療法家が，患者の行動を改善させるのは自分の責任だと思ってしまいがちということである。こうしたやり方がどうなるか，結果は見えている。患者は自分の行動の帰結に直面することから保護されてしまうのだ。結果として，患者は何も学べないし，変化しようという動機付けもなされないことになる。

　この落とし穴は，例えば次のような場面で見られる。
- 問題解決のために何をすべきで何をすべきでないかを患者に指示する時
- 治療者が患者の行動を説明するために解釈を加えたり，非機能的な認知を論理的に反論する時
- 治療者が説教したり，甘言でだましたり，励ましたり，辱めたり，行動を変えろとあからさまに要求する時
- 「物事はやがて良くなる」とか「未来には良いことが待っている」などと，善意の予言者のふりをして患者の気持ちを明るくさせようとする時

などである。これらの戦略は変化を促進させる意図の下に行われる。それが効果的な疾患もあるが，慢性うつ病患者にはまったく効果がない。従来の認知療法が慢性うつ病患者には効果的でなかった(Thase, 1992 ; Thase, et al ; 1992, 1994) 1つの理由は，治療者が責任を積極的に引き受け，意図せぬところであったとはいえ，変化をもたらす責任から患者を解放し，その行動のもたらす帰結に直面することから保護してしまったためだ，というのが私の意見である。

　率直に言って，慢性うつ病の治療に際して治療者が責任を引き受けるという戦略に頼ってしまうのは理解できる。こうしたやり方は次の3つのような状況で試みられがちである。第1に，治療の最初に多くの患者が極端な失意，苦悩，絶望，無力感を見せるので，熱心な治療者なら可能なかぎり早くこれらの苦痛に介入し軽減したいと思うような場合。こうした患者に，物事は改善するし気分も良くなると言いたくなるのは無理からぬことと思われる。第2に，状況分析の最中に治療者が患者の負担を軽減しようとして援助しすぎる場合(これについては6章と7章で

さらに触れる)。第3に, セッションが進んでも改善が見られないため治療者自身が欲求不満を覚えて責任を引き受けてしまう場合である。

セッション中のビデオを見て, トレーニングを修了したばかりの治療者が責任を引き受ける誤りを犯しているのを見る時, 私には彼らがまるでこう独りごちているように思える。「わかったよ, 畜生。君に変わろうという気持ちがないのなら, 私が君を変えてみせる。こうするんだ!」

私の彼らに対するアドバイスはいつもこうだ。「患者にしかできない仕事をする責任を背負ってはいけない!」

非適応的な行動による帰結と適応的な行動による帰結とを患者がはっきり識別できるようになれば, 臨床家の仕事は終了であり, 責任を引き受けたいという誘惑からも逃れたことになる。重大な分岐点に到達した患者が, 非適応的な行動を続けるほうを選んだのならば, それは結果を認識して敢えてそう選択したということである。そうした場合における精神療法家の仕事は, 患者に, 自分でそういう嫌な結果を招くことに倦み疲れれば, 何をすべきかがわかるということを思い出させることだけである。

次に状況分析について簡単に説明するが, これは行動を変容させるための, 形式的操作思考の練習の中心となるものである。

状況分析:精神病理を明確化し改善する

状況分析には大きく2つの段階がある:「明確化段階(elicitation phase)」と「修正段階(remediation phase)」である。

明確化段階において, 状況分析は, 臨床家と患者の双方に, 対人関係面や認知行動面の診断手段として用いられる。患者が明確化段階のステップを進み, 社会的出会いの諸側面に彼ら自身がどのように貢献しているかを記述することで, 対人関係, 認知, 行動面での病理のさまざまな形が明らかになってくる。修正段階においては, 病的な行動が変化のための標的とされ, 患者の新しい行動がその状況を期待した結果に変化させる。

以下の例から, 状況分析の方法と施行を垣間見ることができる。第6章と第7章で, 以下に記述された段階を詳述する。明確化と修正という2つの段階がどのように行われるものかを示すために, ポール(遅発性の慢性うつ病の患者)が治療面

接で提示した状況出来事について見てみよう。

> 「ええと，5日前の月曜日に始まったことです。私の上司フレッドから，未履行の不動産の契約リストを作るように頼まれました。それを木曜日に市議会で報告するために使うのだと。上司はこの報告は彼にとって重要な仕事だとも言いました。私はとても忙しくてその契約を調べる時間がないということを，彼に伝えるチャンスがありませんでした―それで情報を集める仕事はしませんでした。私が午前9時頃に仕事にかかった時―あー，今日は金曜ですね―上司は私を彼の部屋に呼びつけ，怒鳴りました。彼は，私が無責任であり，私のせいで昨晩の市議会で恥をかいたと。彼はまた，不動産資料がないまま報告せざるをえなかったと言いました。私は彼にお詫びしましたが，彼はあまりに怒っていて私の話を聞いてくれませんでした。彼のために私がした仕事を，彼が評価してくれているとは思えません。結局，私が悪いことをした子どものような気分で上司の部屋を後にしました」

ポールの行動の帰結は明らかである。彼は不動産調べを完成せず，彼の上司は彼の失敗を叱責した。しかしながら，ポールが彼の上司の反応（帰結）から引き出した結論は，まったく適切でなかった。

> 「彼のために私がした仕事を，彼が評価してくれているとは思えません」

ポールは，彼の行動につながっているある特定の帰結に気づいていないので，彼の行動を修正できずこれからも似たような失敗をしてしまうだろう。

ポールの状況描写を綿密に見ると，未履行の不動産契約をリストにするようにという上司からの要求を，彼がどのようにして処理したかの結果として，2つの問題が持ち上がる。はじめに，ポールはこの仕事が重要だというフレッドの評価の意味を見過ごしている。すなわち必ずやらねばならない仕事であったことに気がついていなかった。2つめは，上司の怒りと自分の仕事の失敗との関連付けができていないことである。認知と行動の不足が，この事件についてのポールの経験内容に表れている。後にはその回想にもそれらが見える。もう1つ，明確化段階において治療者に明らかになったことは，フレッドが自分の仕事を評価していないという事実にポールがいつも心を痛めているということである。

治療者の6つの促し質問への答えが，明確化段階における状況分析の中核を構成する。質問とは次のものである。

① その状況で何が起こったかを述べてください。
② 起こったことについてのあなたの「解釈」を述べてください。
③ その状況下であなたが「何をしたか」を述べてください。
④ その出来事があなたにとってどういう結果をもたらしたか，すなわち「現実の結果」を述べてください。
⑤ あなたはその出来事がどういう結果になってほしかったか，すなわち「期待した結果」は何であるかを述べてください。
⑥ 期待した結果は得られましたか？（なぜ得られたか／なぜ得られなかったか）

　治療者が状況分析を始めるにつれて，ポールの認知解釈と行動方法は明らかになった。そうしてから，治療者はポールに「その出来事はあなたにとってどういう結果になりましたか」と尋ねた。われわれはこれを「現実の結果（AO）」を明確にするステップと呼んでいる。関心は，結果を患者がどう認知しているかに向けられる。ポールは彼の上司が叱責したのは「なぜか」を理解できなかったのだが，現実の結果に関する質問への彼の答えは修正されなかった。すなわち「フレッドは私を怒鳴り散らし，そして私は彼の部屋を去った」というのである（彼は続けて，「フレッドは私が彼のためにしている仕事を評価してくれない」と言った）。

　次にポールは，「その状況がどういう結果になってほしかったか」と質問される。このステップは「期待した結果（DO）」の明確化と呼ばれ，すべての状況分析でその一部分となる。

　ポールの答えは興味深かった。「私は上司に，私が彼のためにした仕事に対して感謝してほしかった」というのである。信じられないだろうか。だが，患者にとっては，自分の行動からは期待できない結果を望むことは少しもおかしくないのである。ポールが上司に望んでいることは達成不可能であることは，われわれにはすぐにわかる。問題は，ポールがこのように見ていないことだ。彼の見て感じることは，雇用者に評価されていないということだけである。

　ポールのような患者は，「あなたはそこで望むものを得られましたか」と質問されるとしばしば，期待した結果が得られなかったための苦悩をあらわにする。理想的には，状況分析の第2段階，すなわち修正で，その苦悩が軽減され，同時に，より適応的な行動を促す負の強化を施行する機会が得られるとよい。

　ポールの治療者はどうすれば，なぜフレッドが怒ったかを教えるような，ポールのなすべきことを肩代わりしてしまう方法をとることなく，彼の行動の帰結を明示できるだろうか。治療者はポールに，彼が巻き起こした帰結の強風すべてを身に受

けてほしいのだ。つまり，彼にもっと不快になってもらいたいのである。そのためには「なぜ望みどおりにならなかったのですか」と尋ねればよい。ポールは治療者に，なぜ期待した結果に至らなかったのか説明しなければならない。彼のこの質問に対する反応は「だって，フレッドは，私が彼のためにやる仕事を評価してくれないんです」である。

このように状況分析はポールの状況的ジレンマを悪化させ，彼の病的な認知，行動手段を明らかにする。この時点で，治療者はポールの行動の病的構成要素に気づいている。ポールは状況分析の次の段階において，自分の問題ある行動に気づく。状況分析の第2段階，すなわち修正は，問題を含む出来事の再検討と，期待した結果への達成可能性の評価とともに始まる。ポールの場合，この段階での目標は，期待した結果に到達できるように自分自身の行動を「修正する」ことで，苦痛を軽減させることである。治療者はポールの認知解釈と行動の適切性を検討しながら一緒にその状況を振り返り，いかにして自身の認知解釈と行動が期待した結果を逃すことにつながったかを示した。

修正段階は，臨床家がポールの状況行動の再検討を援助しながら先導する。ポールは次のような治療者の促し質問に従いながら，1段階ずつ行動を評価するように促される。

① 期待した結果を得るためにそれぞれの解釈がどのように役に立ちましたか。
② 期待した結果を得るためにあなたの行動はどのように役に立ちましたか。
③ この状況分析をやり終えたことであなたは何を学びましたか。
④ この状況で学んだことは，他の似たような状況でどのように当てはまりますか。

治療者と一緒に修正段階を1段1段進めてゆくと，自分自身が仕事をやらなかった以上，期待した結果を得ることが不可能であることをポールはついに理解することになろう。ポールはこのようにしてフレッドの依頼に対する自分の解釈を変えていくように導かれた。治療者に助けられながら彼は，その依頼が最優先のものであり，他の仕事をいったんおいて，上司の感謝を得るためにも時間までに調査を完成すべきであった（期待した結果）ということを，最終的に理解した。

解放の瞬間は，「解決不可能」だと思い込んでいた対人関係上の状況が実は解決しうるということに患者が気づいた時に，しばしば訪れる。そうすると，どのような行動が強化されるのだろうか。それは，問題となっている出来事を解決し，期待した結果に到達するのを援助してくれるような認知と行動である。

練習が完了した時，治療者はポールに何を学んだか質問した。ポールは期待した結果を得るために必要だった「解決要素」を要約した。このように，状況分析は患者に，考え方と行動方法を一部変えれば自分自身で問題を解決できることを示すことで，問題となっている対人関係の出来事を解決する手助けとなり，その苦悩を軽減させる。修正段階の最後のステップは，ポールがこの状況で学んだことを，それまでに経験し記憶にある同様の出来事に一般化できた時に完了した。

否定的情動の扱い方

　目標となる状況の間に現れた否定的情動を，状況分析はしばしば増悪させる。出来事が分析されている時，その状況下にあった情動いっさい——混乱，挫折，怒り，恐れ，拒絶，自責，羞恥——がしばしば再出現する。CBASP 治療者は状況分析の間，否定的情動を際立たせるようになる。それは解決法が明らかになった時に，患者が解決法のない元の状況と，解決法を知って修正を加えた状況とを比較できるようにするためである。
　解放の瞬間が状況分析の間に起こったならば，治療者は，患者がどの認知，行動過程が解放をもたらしたかを明らかに理解するよう手助けする。このようにして，負の強化は適応的パターンを強化する方向で行われ，結果として，変わろうとする動機が増強される。

状況分析は患者にとって実存的な出会いでなければならない

　状況分析において避けなければならないのは，治療者と患者がただ対人関係のようすについて「話し合う」といった形で，ストレスフルな出来事について議論することである。患者はこのような時，実存的参加者となることをやめて，単に観察者になってしまう。患者が彼らの問題について話すだけ，帰結を経験するという目標は妨げられ，変わろうとする動機は低いままで，変化の過程は生じない。状況分析は繊細に，しかし規律正しく行われた時，感動的なドラマを生じさせる。他の例が状況分析の実存的性質をよく表している。
　ジェーンは，24歳のコンピューター会社の重役秘書で，彼女の上司に関わる状況を述べた。われわれは，どのようにして状況分析が行われ，経験されるかを例示できるよう，状況分析を1歩ずつ進めてゆく。ジェーンは早発性の重複うつ病であった。

［促し質問］その状況で何が起こったかを教えてください。
ステップ1　ジェーンの状況記述

> 「先週の水曜日の午後，私の上司（ビル）が近付いてきて，午後5時以降も残って仕事を仕上げるのを手伝って欲しいと頼まれました。彼は3時間ほどかかるだろうと言いました。私はその夜にボーイフレンド（ジョン）と大切なデートの約束がありました。私たちはワシントンのケネディセンターの劇を見に行く予定でした。上司が上手に頼んできたので，私は遅くまで残るのを承知しました。それで私は遅くまで仕事をして，結局デートに行けなかったのでした」

［促し質問］この出来事はあなたにとってどういう意味がありましたか。
ステップ2　ジェーンの認知解釈の明確化

　ジェーンはそれぞれの解釈を，その状況が彼女にとってどんな意味があったのかを表す1文で述べるよう求められた。何回も試みた後，彼女は長い説明を3つの文章にまとめることができた。以下が分析の対象となる解釈である。

> ①「私はビルに嫌とは言えない」
> ②「ジョンと私は劇に行けないだろう」
> ③「ビルは忙しく，私の助けを必要とした」

　次に治療者は，ジェーンがビルに対しどのように振舞ったかに焦点を当てようとした。例えば治療者はジェーンに，上司と話している間どのように立っていて，どのような身振りをしたか話すよう求めた。それから，治療者は彼女に，彼女が言ったことを言ったとおりに繰り返し，またどんなふうに言ったか教えてほしいと求めた。ジェーンの話し方は受身的で泣き出さんばかりになった。

［促し質問］その状況であなたは何をしましたか。
ステップ3　ジェーンの行動方略を明確化する。

> 「私はかなり哀れっぽく，自分の足元を見ながら彼に，私は他にやることがあるので残業をしたくないと言いました。ビルはしつこかったので，私はめそめそしながら『わかりました』と言いました。会話中私はとても怖くて，上司の顔を見ることができませんでした」

［促し質問］その出来事はあなたにとってどのような結果になりましたか。
ステップ4　行動用語で現実の結果（AO）を明確化する。

　　　「私は遅くまで働き，劇を見に行けませんでした。」

［促し質問］その出来事の結果がどうなってほしかったのですか。
ステップ5　行動用語で期待した結果（DO）を明確化する。

　　　「ビルに『嫌です』と言い，劇に行くことです」

［促し質問］あなたはここで期待した結果を得られましたか。
ステップ6a　患者がこの状況で期待した結果に到達できたかを尋ねることにより，（不愉快さを増すように）結果に焦点を当てる。

　　　「いいえ！　私は劇を見に行けませんでした。私はまた失敗し，今でもジョンは計画が台無しになったことで私に怒っています（泣き始める）。私は欲しいものを手に入れることが絶対できないんです。ずっとそう。これ以外のやり方ができないんです」

［促し質問］なぜあなたはここで期待した結果が得られなかったと考えますか。
ステップ6b　なぜ期待した結果を得られなかったかを患者がどの程度気付いているか評価しながら，再び帰結に焦点を当てる。

　　　「なぜなら私は，誰かが私に何かを期待したらけっして嫌だと言えないからです。高校生の時，私は求められたらどの男性とも寝ました。なぜなら『嫌だ』と言う勇気を起こすことがけっしてできなかったからです。私は私自身が嫌いでした。私は弱くて何もいいところがありません。」

　ジェーンは「証人席」に座っている。そして，一身上の失敗を示唆する，嫌悪感を伴う出来事について陳述する。それを受けて治療者は，苦痛を軽減するような認知・行動的解決の修正――ビルに「嫌だ」と言ってデートに行く――を構築するために，現時点での苦痛に焦点を当てて利用しようとする。ジェーンがビルに「嫌だ」と言えると悟った時，もし彼女の情動が前向きに変化すれば，治療者は解放の瞬間を強調し，何が苦痛を軽減させたか，それとわかるように彼女を支援する。

ジェーンが報告した悲惨な対人関係の生活史は，この状況分析で彼女が記述した行動と似た行動の繰り返しに由来する。ジェーンが自分の欲しいものをまじめに考えることができず，それを得ようと強引に行動できないために，対人関係の要求に直面した時，いつも「1歩引いた」位置に来てしまう。ジェーンと上司との状況は，長い間続いてきた病的対処パターンの一例である。このパターンは状況分析で強調され誇張された。理想として，練習はジェーンにとって次の3つの効果をもたらすであろう。

① **自分の行動が「期待しない」現実の結果（AO）をもたらしたことを認識する**
② **自己主張的な行動が期待した結果（DO）を達成可能なものにすることを理解する**
③ **将来，いかにしてストレスフルな結果を避ければよいかを明確に理解して明らかな安堵を示す。それは，自己主張をしないことがいかに対人関係上の苦悩をもたらすかの学習として結実したものである。**

　治療者は修正段階の間，ジェーンの不快レベルが低下するのを観察して，これを負の強化として利用する。ジェーンはこの面接の間に嫌悪感を和らげた方法を指摘することができた。
　治療場面の外にまで学習を般化することは，状況分析の次のステップである。もしジェーンが他人に操られるのにうんざりしているならば（われわれはすでに彼女がそうであることを知っている），般化のステップは，学習したことを他の対人関係的状況で応用するにはどうしたらいいかを理解する援助をしてくれる。状況分析はこの点をジェーンに明らかにする。「もしあなたが嫌なのに『嫌だ』と言わないなら，ずっと惨めな気持ちのままでい続けるだろう」と。

対人関係における転移問題を順向的に取り上げる

　帰結を明らかにし，形式操作的施行を教え，変化への動機付けを強めるための2番目の方法は，下記の対人弁別練習（IDE）によって，治療者-患者関係を治療的に用いることである。対人弁別練習は，治療者-患者関係のある一部分に対して治療者個人の反応を明示することで，患者の行動が対人関係上どのような帰結をもたらしたかに鋭く焦点を当てる。

負の強化は，患者を「証人席」に座らせ，彼らの転移問題を検討することによって行うこともできる。ほとんどの慢性うつ病患者は重度のうつ状態の時に治療関係に入る。彼らは治療者に拒絶されることを恐れ，以前と似たような方法で虐待されるのではと恐れ，または，もし彼らが治療者に頼ったり信頼するようになると，次には捨てられるのではないかと心配するかもしれない（再び，重要他者との過去の経験が再現されるような方法で）。このことは，慢性うつ病患者を扱う臨床家は，大概の場合あまり好ましくない問題関係に入ることを意味する。しかしながら，患者の世界観における否定的な対人関係の特徴や期待は，まさに彼／彼女の行動を変えるために利用できるものなのである。

　患者が予期した時に拒絶が現れないこと，虐待は起こらないこと，面接内または外における失敗に対して，必ずしも罰せられるものではないこと，治療者は情緒的に必要な時に引き下がりはしないことを学んだ時，変化への動機付けは強化される——**しかしそれは，治療者が何が起こったかを明らかにした時のみの場合である。**これがなされなくては，前操作的患者にあっては負の強化の機会が生かされないし，何が起こったかを見落とし軽視するだけになろう。この点を例が示している。

> *治療者：あなたはほっとしているように見えます。何かありましたか。*
> *患　者：私は今あなたに話したことを，今まで誰にも打ち明けたことがありませんでした。それを話せてほっとしたのです。*
> *治療者：あなたがこれらのことを私に話すことができたということは，あなたにとってどんな意味がありますか。*
> *患　者：ええと，私は話を聞いてもらうためにお金を払っているということですよね。*

　この反応には，いかに善意に満ちた臨床家でも気をくじかれてしまうことであろう。患者は関係性の重要な側面を見失っているということを白日の下にさらしている。しかしながら，もし治療者がこの機会を効果的に利用できたなら，解放の瞬間は，対人関係において予想された拒絶や非難が起こらなかったという事実を強調する，またとない機会を提供する。

　治療者は，治療者個人の患者に対する反応が，患者の苦痛を軽減するのに重要な役割を演じているという事実に留意する。治療者と一緒のこの学習経験は，人間関係における否定的な予想を信頼感に置き換える助けとなる——典型的には，自分の考えや気持ちを共有することから親密な人間関係が生じたというかつてない経験が続き，そして，自己主張してもよいのだという自由の新発見がある。

治療者が対人弁別練習を用いると，すなわち，面接における治療者自身の行動と，患者の過去における重要他者の行動とを比較対照することによって，こうした変化は促進されうる。それらはしばしば対人弁別練習の最中に目にも明らかとなる。それは通常，患者が治療者の肯定的な行動と過去の重要他者の否定的なパターンを区別し始めてきたことの徴候となる。

重要他者リストの作成

　第2回セッションは，重要他者に関する情報を明確にするためにしっかりと構造化されたものである。重要他者とは，患者の人生において決定的に強い影響力を持った人物である。前操作期にある患者に，重要他者がどのように影響したのかについて，これまでの生活史の中での因果関係的な情報を示すよう求めると，患者は形式操作的思考で抽象的推論をしなければならなくなる。この練習は，CBASP治療の中で患者が最初に出くわす「ミスマッチ練習」（Cowan, 1978；Gordon, 1988）である。第2回セッションの冒頭で治療者は次のように言う。

> 「あなたの人生を振り返り，あなたの生き方に最も影響を与えたと思う人が誰かを考えてください。そうした人々のことを『重要他者』と呼びます。誰にでも友人や知り合いはいますが，ここで言う重要他者とは，単なる友人や知り合い以上の人です。あなたに大きな影響を与えてきた，いわばあなたに刻印を残してきたような，文字通りあなたの人生を方向付けるような影響を与えてきた人です。その影響は，肯定的なものでも否定的なものでも，いいものでも悪いものでも，助けになったものでも害を及ぼしたものでもいいのです。では，名前を教えてください。私がここに書き留めます。完成したらリストに戻って，それぞれの人についていくつか質問させていただきます」

　リストに挙がった人について，患者が述べた順に検討していく。例えば，次のように言って，リストの一番初めに挙げられた人について検討を始めるのもよい。

> 「あなたの生き方にお母さんがどのように影響してきたのか話してください。私がお聞きしたいのは，お母さんのそばで成長することが，どのようにあなたの生き方が方向付けられたのか，つまり，あなたが今のあなたのようになることにどのように影響したかということです」

ある患者はためらいがちに次のように答えた。

「母は私のすることがすべて気に入らなかったのです。(*先行する原因を示す文章*)それで，私はこれまで自分自身と自分のすることにまったく自信が持てずにいます——いつも自分に疑問を持っているのです。(*帰結を示す文章*)」

ほとんどの患者は，帰結を示す文章，つまり他者が及ぼした特定の効果に関する結論を言えるようになるまで，励まし促し続けなければならない。しかし，この結論は，転移仮説を引き出すために必要不可欠な材料である。患者の話をさえぎって，帰結を示す文章を言わせるようにしなければならないこともしばしばあろう。例として，次のように尋ねるのもよい。「では，お母さんの行動はあなたの生き方にどんな効果を及ぼしましたか」「お母さんにあなたの人生はどのように影響されましたか」「お母さんの影響であなたは今現在どのような人間になりましたか」など。

患者に重要他者の行動とそれが自分に及ぼした効果の間の因果関係を明らかにするよう求めることで，興味深い反応が見られる。患者の中には，自分の対人関係履歴を関連付けることで焦点が当たることになった自分の行動パターンに率直に驚く者もいる。例えば，1人または複数の重要他者からの虐待を思い出し，虐待した人たちが自分にそのような破壊的な効果を及ぼしていたことを自分は今までまったくわからなかったと，ショックを受ける人もいる。重要他者を一貫して回避したり，関わりを持たないようにしていること，あるいは，初期の重要他者との関係が決定付けた自分の生き方の方向性に，患者が驚いたり怒ったり怯えたり悲しんだりすることもよくある。

前操作期の患者が，このよく構造化された練習において因果的に考えることを求められると，患者は発達段階のより高いレベルで問題解決に取り組むことを求められることになる(Cowan がこれを「ミスマッチ練習」と呼ぶ所以である)。おそらくは，患者にとってこれが，自分史の中に現在の行動を予兆させるものを同定する初めての経験となるだろう。

重要他者歴を作成する際の落とし穴

重要他者歴を聞いていく際に，治療者は次の2つの行動を避けなければならない。

- 患者が重要他者について話した後で，治療者が患者に代わって因果関係を口にする（つまり帰結を示す文章を言う）のは避けるべきである．
- 重要他者との間に起こった出来事について，重要他者の行動と自分自身の行動との間の因果関係を推測させることなしに，患者に話させたり自由連想させたりするのは避けるべきである．

　最初の誤りは，治療者が患者の代わりに課題を進めてしまって，進み具合が速すぎて患者が先行刺激と帰結の間のつながりを見ることができない場合に起こる．患者が次の探り質問に一所懸命努力して答えるように配慮しなければならない．「この人（親，兄弟，配偶者，友人）はあなたの人生の方向付けにどのように影響したのですか」
　治療者は，重要他者リストを通して課題を進める中で，患者の行動パターンにおける先行刺激と帰結の間のつながりを見つけるようにしなければならない．しかし，同時に，患者に代わって因果関係を推測してしまう衝動は抑えなければならない．ここでの治療目標は，患者自身が自分とその重要他者との間の因果関係を推測できるように誘導することなのである．
　2つめの誤りは，重要他者歴を作る最中に，意識の流れにまかせてその人と生活していた時「なにが起こったか」といったことを，患者に取り留めなく話すがままにさせた時に起こる．以下に例を2つ示す．

　　　ジャック：父とキャッチボールをしたことは一度もありません．父は私とどこかに出かけることもありませんでした．私が必要とする時に助けてくれるようなこともありませんでした．飲んだくれてほとんど家にいなかったし，家にいれば無口で，事が自分の思い通りにならないと怒り狂いました．

　　　ポール：叔母は私の家へやってきては縫い物をしたものでした．叔母と母はよく言い争いをしていました．叔母は私の兄のことが嫌いでよく兄の批判をしました．おかしな色の服を着て，中毒のように煙草を吸っていました．他に……．ああ，彼女の話し声のひどく大きなこと．彼女が帰ると，家のやかましさのレベルが断然変わるのに気づきました．

　上述のように，こうした自由記述型の叙述は重要他者歴をとる時よく見られるが，臨床家の重要な職務は，手元の課題，つまり先行刺激と帰結の関連を探ると

いう課題に患者を集中させ続けさせることである。そのために次のように言うとよい。

> 治療者：わかりました。叔母さんがあなたのお宅を訪問した時にどんなご様子だったかをお話しいただいてきました。では，次の質問に答えてみてください。おばさんと一緒にいたことがどのようにあなたの人生に影響しましたか。今に至るも人生の方向に影響していますか。
>
> ポール：女性のそばにいるのは好きじゃありません。彼女は私の母親と一緒でした。やかましくて，他人に配慮がなく，あけすけに意地悪で。女性と一緒にいると，私はたいていの場合，耳の痛い批判をたくさんされそうな気がするのです。

これこそが治療者の求めるもの，つまり「こうすればああなる」形式の転移仮説に必要な因果関係なのである（この症例の場合は「女性のそばにいると，非難されるだろう」）。治療者が特定のつながりを探り出すようにし続ければ，多くの患者は，予備的なものであっても少なくとも因果関係を推定し始めることができる。

対人関係転移仮説の構築

　第2回セッションに続いて，患者の因果論的結論を用いて，患者が重要他者から何を期待し，また彼らに対して習慣的にどのように反応してきたかを，今度はどのように治療関係に転移しているのかについて，具体的な仮説を立てる。こうした仮説を定式化する時には，臨床家はCBASPプログラムで取り扱う4つの転移領域を考慮しなければならない。

- **対人的親密さ**が患者もしくは治療者のどちらかに感じられたり口にされたりする瞬間
- 患者が**特別な情緒的欲求**を治療者に直接的もしくは間接的に示すような状況
- 治療セッションの間に，患者が**何かに失敗したり明らかな間違いを犯した**状況
- 患者から治療者に対して，**否定的な感情**（例えば，恐怖，フラストレーション，怒りなど）が，直接的ないし間接的にはっきりと感じられたり表明される状況

これらの対人関係領域を選んだ理由の1つは，慢性患者が，過去に受けた治療の失敗についてよく口にするからである（3章）。両親や兄弟と親密になること，面倒を見てくれる人に対して情緒的欲求を体験すること，重要他者に関わりのあるところで失敗したり誤りを犯すこと，面倒を見てくれる人に対して否定的な感情を抱くことを，問題のある領域あるいは葛藤のある領域として患者が述べることが多いのである。

　親密さの問題は，長期間拒否されたり虐待されたりした経緯を伴っているのが典型的である。**過ちを犯す**，あるいは失敗することに関する問題は，重要他者から始終批判されたり排斥された結果であることがよくある。**情緒的欲求**に関する問題は，発達初期の一方あるいは両方の親からの放任型の養育パターンが伴っているのかもしれないし，親からの嘲笑や罰を伴っていることすらあるかもしれない。**否定的感情を表現**するのを渋ったり恐れたりするのは，たいていの場合，そうすることが拒否につながるという発達初期の学習を反映している。

　患者がこうした最もつらい状況をセッションの中で治療者との間で体験した時は，深い変化体験へつなげていくことのできる自然の「ホットスポット」となる。治療者は，ホットスポットが突然生じた時適切に反応するために，第3回セッションの前に転移仮説を必ず構築しておくようにしなければならない。

症例：転移仮説の構築

　C. H. は49歳の女性で，「物心ついた時から」ゆううつであった。早発性の患者で二重うつ病である。C. H. の重要他者リストには母親，父親，姉，兄，母方祖母，母方祖父，W（前夫）が挙げられた。

　以下の逐語録で，「因果論的結論」と見出しの付いた文章は，「この人のそばで育つのはどんなふうでしたか」「この人はあなたの人生の方向付けにどのように影響したのですか」という問いに対する C. H. の応答を示している。

> **母親**：「大酒飲みで嘘つきで，母はいつも私が悪かったような感じを私に抱かせました。"飲んでいない"と母が言う時は，母は嘘をついているといつも感じました。私は母親の面倒を見なければならなりませんでした。母は気持ちの面で返してくれることはけっしてありませんでした。してあげるばかりなのです。母は私に母を愛していると言わせました。本当は愛してなんかいませんでした。母に対して本当の気持ちを正直に言うことは一度もできませんでした。母にはいつも嘘をつか

ねばなりませんでした。正直になろうとすると，決まって母は怒り，私は間違っているとか私がバカなのだと言いました」

母親に関する因果論的結論：「今，人と一緒にいても，人は私が実際にどう考えているか絶対にわかりません。私は他の人との間で物事をうまくいくように，ずっとしなくてはならないのです。なぜかわからないけれど，他の人の面倒を見なくてはならないと感じるのです。私はどうやって自分の望むことや私のしたいことを他の人にわからせることができるのかがわからないのです。母は自分を犠牲にして人に奉仕するよう私に教えました」

父親：「彼は私の知る限りずっとアルコール依存でした。卑怯で気質が荒く，母の悪口を言い，時には母を叩くこともありました。私が幼い頃，父は私を愛していると私は感じていました。私は父の"お姫様"だったのです。10歳の時，父はスケートの事故に遭い，重傷を負いました。父の転倒は私のせいだとみんなが言いました。どうしてみんなが私を責めるのかが私には理解できませんでした。それ以上父に迷惑をかけたくなかったので，父に近づかないようにしました。私が大学から帰宅した時，父は唇にキスをして長いこと私を抱きしめました。それ以来，父の近くにいるととても落ち着かない感じがしました。父が何をしようとしていたのか私にはいまだにわかりません。父からの性的虐待は1つも思い出せませんが，はっきりしません。私にわかっているのは，父の近くにいたくないということです」

父親に関する因果論的結論：「男の人は私から何か，つまり性的な何かを得たいのだといつも感じています。同時に，私は彼らに仕え，面倒を見なければならないと感じています。もし，私が何かについて自分の意見を持ったら，みんなはそれをバカにして，おまえはバカだと私に言ってくるだろうとも思っています」

姉：「私に大きな影響力のある人です。することはすべて優秀でした。自分と姉を比べてもいつも姉にはかないませんでした。私は大学で良い成績をとりましたが，姉は最優秀者でした。姉のできなかったことを私は1つだけしています。私には子供がいるのです（自嘲気味に笑う）」

姉に関する因果論的結論：「女の人と自分を比べるといつも自分の至らなさがはっきり

するのです。勝負にもならないように感じます。女性に関して言えば私は敗者なのです」

兄：「兄はいつも私をからかいました。幼い頃，兄は家族の中で私を守ってくれました。私の側に立ってくれました。兄と私はお互いに愛し合っていました。今では兄と私はあまり付き合いがありません」

兄に関する因果論的結論：「いいことは続かないのです。まともな人にあった時に私が普通にとる態度がこれだと思います」

母方祖母：「親切な女性でした。祖母は私を愛してくれていたと思っています。よく抱きしめてくれました。編み物を教えてもくれました。おばあちゃんには大切にしてもらいました。でも祖母と会うことは多くはありませんでした。死んでしまったんです」

母方祖母に関する因果論的結論：「繰り返しになりますが，人に関していいことがあっても続かないのです。私の人生はずっとそんなふうです。私が大切にした良いものはみんななくなってしまうような気がします」

母方祖父：「尊大で自己中心的で支配的な男性でした。私は祖父を恐れていました。父と祖父が本当に喧嘩し始めるのではないかといつも恐れていました。そんなことは一度もありませんでしたけれど」

母方祖父に関する因果論的結論：「近づきたくなかった男性というだけです。男の人とは距離をとり続けなくてはならないと私は早くから学んでいました」

W（前夫）：「21年間結婚していました。息子が1人います。Wはアルコール依存で，けっして私に心を開いてくれませんでした。私は何ひとつちゃんとできないのだということを，彼に思い知らされました。私の決めたことには必ず疑問を差し挟んできました。彼に対抗するために性行為を拒絶しました。最終的に双方が諦めました。事態はさらに悪化しました。彼はますますお酒を飲むようになり，ついには私は息子を連れて彼のもとを去りました。翌年私たちは離婚しました」

W に関する因果論的結論：「私は常に彼の母親でした。彼は怒りっぽい少年のままでした。今もそうです。私の意見と考えはバカげていると私は思っています。何もきちんとできないのだと感じています。私は何かが根本的に間違っているのではないかとずっと思ってきました。治すことができないような欠点や短所が私にはあるに違いないのです。何に関しても自信が持てないのです」

次に，親密さ・情緒的欲求・失敗／誤りを犯す・否定的感情という転移の領域に当てはまる主要な因果テーマを抜き出した。私は C. H. の治療者として，自分の臨床判断に基づいて（因果論的結論を用いて）最終的な仮説構築を行った。仮説構築グリッド（表 5-1）を用いて，C. H. の重要他者リストに挙げたそれぞれの人との関係の中での因果論的テーマをまとめ上げた。グリッドでの要約にしたがって，C. H. と私の間の潜在的「ホットスポット」を表すような 2 つの対人関係転移仮説を構築した。

他の領域に優先してある 1 つの対人関係領域を選択するのに何ら決まったやり方があるわけではない。どの領域が最も際立って問題があるように見えるかを臨床家が自分で臨床判断するしかないのである。しかし，私はいつも倹約を勧めている。つまり，1 つか 2 つの領域を選んで，対人弁別練習（IDE）を通じてそれらをカバーしていくほうが，4 つすべての領域を選んで通り一遍の治療だけをするよりもよいだろうということである。

C. H. の例では，私は親密さと情緒的欲求について仮説を構築した。私と親しく

表 5-1　因果論的結論についての仮説構築グリッド

重要他者	親密さ	失敗	情緒的欲求	否定的感情表現
母	自分の気持ちを隠した召使の役割を演じた	—	気持ちを偽った	役に立たない
父	召使の役割を演じた	—	私の気持ちをなおざりにする	役に立たない
姉	—	勝負にならない	—	役に立たない
兄	良いことは続かない	—	—	—
祖母	良いことは続かない	—	—	—
祖父	男性を遠ざける	—	—	—
W（前夫）	召使の役割を演じた 繰り返し傷つけられた	—	私の気持ちをなおざりにする	役に立たない

なることで，C. H. には世話をするという問題と性的な問題が喚起されるだろうということに私は気づいていた。と言うのも，私が男だからである。否定的な感情を表したり，自分がどうしたいかを他の人に言ったりすることも，これまで C. H. を傷つけてきていた。私の焦点をこれらに限定することにより，綿密なやり方でこれら両方の潜在的「ホットスポット」を対象にしていくことができるであろうと感じていた。

　第1の「こうすればああなる」の形の転移仮説は，患者が言語的に，あるいは非言語的に表現した親密さ，親しさに関わるものであった。仮説は個人名を使って定式化されていることに注意されたい。述べられたとおりに患者との個人的な出会いに私を入れ込んでいくのである。

> 「もし私がマカロウ先生と親しくなったら，先生は私に何かを求めてくるだろう（つまり，私は先生に仕えて先生の世話をしなければならなくなり，最後には傷つけられて終わりになるのだろう）」

　この仮説は，因果関係を問いただした私の質問への答えの中で，C. H. が語った母親，父親，前夫に関するコメントに基づいている。

　母親は未熟な人で，C. H. からの愛情を求める一方で C. H. が自分の気持ちを正直に表現するのを禁じていた。母親のアルコール依存もまた，子供に親の役割を押し付け，自分ではなく母親の問題のほうが大切なのだというメッセージを伝達していた。

　C. H. はまた，幼少期の父との良好な関係にもかかわらず，父親を怒らせないように父親をなだめなければならないということを学習してきていた。簡単に言えば，母親との関係と同様に，彼女の小さい頃の生活は，自分ではなく父親の欲求に注目することに費やされていたのである。さらに，性的ニュアンスを伴い彼女には「理解不可能」であった父親との一件のために，大学以来ずっと父親から気持ちの上で遠ざかってきていた。

　彼女はアルコール依存の夫の「母親」役をすることで，結婚生活でも奴隷の役割を再演していた。男性に対する彼女の恐怖は，過去の多くの機会に男性との間に効果的な境界線を確立することがなかったために，しっかり学習され不動のものとなっていた。私は男性なので，彼女が服従的な，あるいは世話を焼く役割を私との関係の中で演じるであろうと容易に想像できた。

　2つめの仮説は母親，父親，祖父（彼女が過剰に恐れていた人物），前夫に関す

る因果論的結論に基づいている。

> 「もし，私がマカロウ先生に本当に正直に接して，私がどう感じているか，あるいは私が本当はどう考えているかを伝えたならば，先生は私の言うことをバカにするに違いない（つまり私はバカで，間違っていて，大げさで，悪い人間だと私に感じさせる）」

C. H. は自分の気持ちを他者に正直に表現すると苦痛を感じさせられたりあざ笑われたりする，ということを学習してきていた。正直に自己開示した後で，建設的な結果になった場面は1つも思い出せず，こうしたつらい経験をした結果，自分の気持ちや考えを信じられなくなったと彼女は結論付けていた。「おまえはバカで間違っていて大げさだ」とずっと言われ続けてきたために，自分の気持ちを他者に明かすのを控えるようになった（他者から受けた嘲笑を彼女は「バカにされた」という言い方で表現した）。

C. H. と私には，残り14回のセッションでこの2つの転移仮説「ホットスポット」を訪れる機会がたくさんあった。そのいくつかは8章で述べる。そうなった時は必ず対人弁別練習（IDE）に取り組み，彼女の治療者としての私の行動は重要他者の行動と弁別された。やがて，C. H. はこうした状況で否定的な終結は起こらないだろうから，新しいわくわくするようなやり方でリラックスしながら自分の言いたいことを主張することができることを学習した。

症例：「ホットスポット」転移を治療する

別の一例を挙げよう。オーウェル（30歳）は早発性の患者で，ちょっとしたミスをした時でさえ，父親と母親の両方から嘲笑されたという重要他者歴を持っていた。彼は，治療者から因果論を問う質問に答えて，彼の両親の反応がいかに彼の人生に影響を与えたかを描写した。何年も経過するうちに，この嘲笑が彼に無能感を与え，失敗した時に他人がどう反応するかを考えるといつも，強い恐怖感まで覚えるようになってきた。オーウェルは，拒絶，苦痛，嘲笑を避けるためには，すべての点で自分は「完璧」でなければならないと思っていた。また彼は同じ完璧主義的基準を他の人にも課していたことを認めた。失敗／誤りを犯すことに関する領域は，重要他者歴で明らかとなった際だった転移問題であった。第2セッションに続いて，治療者は次のような転移仮説を構築した。

「もし私が治療者に対して，間違いを犯したり，不適切な対応をしたり，失敗をしたら，彼女（治療者）は私を嘲笑し，私はバカで無能であると感じさせるだろう」

次のセッションで，オーウェルは，親友との関係を取り返しがつかないほど壊してしまった状況を以下のように述べた。状況分析は自動的に治療者と患者を「ホットな」転移領域に導いた。

治療開始後 10 週目の状況記述：「数週間前，私は親友のジェリーと話をしていました。彼は私のアパートに来て，ビールを飲みながら野球の試合を見ていました。彼は，食料品店で偶然出くわした私の同僚の女性との会話について私に話してくれました。彼は私がその人に大変関心があり，彼女をいずれデートに誘おうとしていることも知っていました。彼女はジェリーに，私が精神治療を受けているか聞いてきました。彼は彼女に，私が治療を受けており，私のうつ病に関して誰かに治療を受けていることは喜ばしいことだとも言いました。こんな具合に私の秘密を漏らしてしまった彼に私は激怒しました。私はジェリーに言いました。もう友達ではいたくない，もうおまえを信用することもないだろうと。彼は，われわれが親友であることを知っている彼女に嘘をつくのはバカげている——もし彼女と私が付き合うようになれば，いずればれてしまう，と言おうとしました。私はますます怒り狂って，彼に出ていけと口にしてしまいました。ジェリーは，こんなことで駄目になるようなやわな友人関係じゃないだろうと言いましたが，私は，かまわない，もう友人であってほしくないと言ってしまいました。ジェリーは自分のしたことについて再び謝ろうとしたのですが，私は出ていけと繰り返しました。彼は出ていきました。その後 2 週間ジェリーと会うことも話すこともありませんでした。私は大切な友人関係を台無しにし，大きな間違いを犯したと思いました。過去にも数回，ジェリーに対して激怒した時このようなことが起きています。もう今度こそ私たちは修復できないでしょう。ああ！　私は今回本当に滅茶苦茶にしてしまったんだ」

状況分析を完成させた後，治療者は上記のような転移仮説を知っていたので，IDE を施行し，彼がミスを犯すことで対人関係に否定的なことが生じると予期してしまう問題に取り組んだ。治療者は次のような質問をした。
　「今回のジェリーに対する反応がいかに彼との友人関係を壊したかを，もしあなたがお母さんに告げたら，あなたのお母さんはあなたに対してどう反応したでしょうね」
　オーウェルは，過去に自分の失敗を母親が発見した時の，忌まわしくつらい多くの記憶を思い出した（もし治療者が患者の苦悩をもっと増すことが必要だと判断したら，父親の反応はどうであったかという質問もできた）。不快さが有害な状態になったことが見てとれたので，IDE の潮時であった。IDE によって苦痛が軽減され，治療者との間で適応的な行動を強化することになる。患者にしばらく，傷つけられた記憶と痛々しい情動をじっくり考えさせた後，この困難な失敗状況を分析した際に示した治療者の反応に焦点を当てて，それを叙述するように治療者はオーウェルに求めた。
　最初は，オーウェルは治療者の反応を同定することができなかった。これはよくあることである。慢性うつ病の患者は，破壊的な重要他者と治療者の肯定的な反応の明らかな行動の違いを見逃しがちである。そこで治療者は，オーウェルのジェリーへの行動に対する治療者の反応を振り返り，再び彼の母親から受けたであろうと思われる反応と治療者の反応を比較するように求めた。
　オーウェルは，確かにバカにされたこともなかったし，治療者が彼に愚かとか無能であると感じさせなかったことに気がついた。オーウェルがこの練習で学んだことは何であったか。たぶん最も大切なことは，彼の失敗に対して両親がしたようにはみんなが反応しないという知識である。特に，治療者が彼を気にかけているし，彼がミスを犯してもバカにはしないということを彼が学ぶことである。
　IDE の最中とその後，臨床家は重要他者との痛みを伴う体験を思い出すことによって出てきた苦痛の軽減を見落とさないようにする。オーウェルのケースでは，否定的な感情の減少または消去がみられ，臨床家は生じた変化に注意を促し，何が起きたかを要約し，以下のような質問をする機会を得る。

　　治療者　　：あなたがミスを犯した時に両親から得た対人的な帰結は，バカであることと無能であるという感情でした。あなたが私と経験した感情は，バカにされるのではなく，受け入れられることです。つまり，バカであるとか無能であるとかいうのではなく，問題を解決することに焦点を当てることを理

解し，援助するものです。さて，あなたと私にとってここにはどんな示唆がありますか。
オーウェル：あなたと自分のミスについて話せて，ずっと楽になりました。あなたは私を罰したり，バカにしなかった。あなたの反応は私の両親と異なっていました。

　苦痛を終わらせることによってオーウェルの中でどんな行動が負の強化がもたらされたか。ミスを犯しても大丈夫だと学んだため，彼は自分のミスをすっかり白状した。オーウェルと治療者の間にそのような転移状況が現れたのは今回だけではない。オーウェルは徐々に，臨床家は両親がしたようには反応しないと信じるようになり，自分の失敗を明らかにすることに少しずつ大胆になってきた。治療の過程を通じて，オーウェルは，治療者の実際の肯定的な反応と子供時に両親と経験した否定的な反応との区別を学ぶようになった。学習の転移は，彼が間違ったことをしたり，ミスを犯したりした時に友達を認められるようになったことで達成された。
　繰り返すが，もし治療者が自分の反応と重要他者の反応の明確な違いに患者の注意を向けようとしなかったら，患者はいつも肯定的な反応を見逃したであろう。IDEは帰結を強調し，対人行動を修正し，変容への動機付けを高めるための実のある機会を提供している。

■ 方法論的な問題と論理的根拠

暗黙の知識としての転移仮説

　重要他者歴から導き出された「こうすれば，ああなる」という対人仮説は，多くの患者にとっては「暗黙の知識(tacit knowledge)」に相当すると考えられる(Polanyi, 1966, 1968)。Polanyiは，「暗黙の知識」を，われわれが語ることができない，もしくは意識レベルでは知らないものとして定義している。「顕在的な知識(explicit knowledge」は，意識のレベルで知っている知識を示す。一方，転移仮説では，前操作段階の患者は，自分の行動とその結果自ら経験することとの関連に気がついてはいないが，彼らはたいてい自分の成育史については一般的な知識を持ち合わせ

ており，それをかなり包括的に言い表すことはできる。
　例えば，女性の精神療法家が男性患者アーロンに関して作った，親密さについての転移仮説について見てみよう。

> 「もし僕がスミス先生と親しくなったら，彼女は僕を拒絶するようになるだろう。彼女が僕の面倒を見るなんて考えられない」

　この仮説は，アーロンが思い出しうるいかなる特定の出来事にも基づいていないし，ある特定の個人が原因で彼が世界をこのように見るようになったというわけでもなかった。このような原因-結果の観点は，「暗黙の知識」に相当し，転移仮説がこうした「暗黙の知識」を照らし出すのである。別の観点から言うと，この転移仮説は，治療者がアーロンの発育史に加えた因果理論の構築物であった。
　アーロンの両親との関係の記述を検討してみよう。これは親密な出会いの中で拒絶されるという転移領域を表わしている。

> 「僕は助けを求めて母のもとに行きました。そして学校での問題を解決するために何をすべきかを尋ねました。すると母は僕をあざ笑い，お前はバカだと言いました。またある時，僕がフットボールチームの選手選びでいかにびくびくしたかを話そうとしたら，母は，気が触れたのかと言わんばかりの目で見て，おまえは弱虫だ，一人前の男にはなれないよと言いました。ついに僕は母に話しかけるのをやめました。母はいつも意地悪だった。父も同じでした。父は僕を大目に見ることがなかった。彼はいつも何かの失敗についてからかいました。僕たちは一度も親密にはなれませんでした。今もって」

　アーロンの成育史における明らかなテーマは，父親や母親と親しくなろうとすると，決まって言葉による虐待と拒絶を受けたという点である。この女性治療者は，アーロンの成育史の情報を得て，上記のような親密さに関する仮説を構築した。
　治療者の転移仮説構築と好対照なのが，アーロンが最初のセッションで言った前因果的発言である。「誰も僕を好いてくれない。今まで誰一人として僕を好きになれなかった」　当然のことながら，彼の自伝的発言は，このように一般的な形で述べられた対人関係についての陳述に先行する原因的出来事を含んでいない。あくまでも全般的な宣言だけである。これに対し，転移仮説は，特定の相互作用（治療者と患者）を念頭に置いて，特定のカテゴリーの出来事（患者-治療者の親密性）に

焦点を当てて作成される。患者にとって「暗黙の知識」の部分は，前因果的陳述においても転移仮説においても，「親密な行動は対人的な拒絶を導く」ということである。アーロンは前操作的な全般的思考しかできないので，彼が幼い頃に指導や支持を求めても拒絶しか受けられなかったという事実に気がついていない。助けを求めること（親密）と拒絶のもともとの関連に関して彼の心の中に残ったのは，般化された期待「誰も僕の面倒を見てくれないし，見れない」のみであった。彼の世界観の出所は，遠く離れた過去のどこかに埋没しており，明らかな意識の範囲から外れている。

　彼の前操作的信念そのものと同じ程度に悲劇的であるのは，結果として生ずる人間相互間の関係である。その信念は，論理的に反論できるものではなく，すべての人は，アーロンに対していくら肯定的に反応しようとも，「拒絶者」とラベル付けされてしまうという結果になる。その「誰も僕のことが好きではない」という見方は，精神療法家や，アーロンの配偶者，同僚，友達，昔の先輩，小学校や高校の先生，青年期の友達や幼少期の友達にも同様に適用される。患者は，普遍的な拒絶を予測する強力な世界観によって，外部からのすべての肯定的反応を意図せず封じ込めた。他者について，もう少し受け入れてもらえるという見方を育てるために，この石のように固くなった見方を緩和するにはどうしたらいいのだろうか。

　アーロンのような症例では，「こうすれば，ああなる」というような暗黙の世界観が IDE によって明確化されると，破壊的な行動の帰結と促進的な行動の帰結を区別できるようになる。この新しい視点は，すべての人が拒絶者に見えてしまう前操作的なスナップショット的な現実の見方を打ち崩してゆく。

　患者が転移の問題を明瞭に意識できていないという想定には，顕著な例外がある。1つの例外は，性的虐待やレイプの既往があって，男性の治療者に治療を受けている女性の患者である。そのような症例では，対人的親密さと感情的脆弱性に関連する転移の問題に患者がしっかり気がついていることは，まれならず見られる。これは以前の虐待の出来事が際立っており，かつそれに対し患者が極めて否定的に反応したからであろう（Nisbett, Wilson, 1977）。

　これらの患者の多くは，自ら認めるように，男性治療者に治療を受けるのを恐れるか，さらには男性治療者と部屋の中で2人だけになることすら恐がるもので，その理由をにわかに伝えることも難しくない。それにもかかわらず，IDE はこうした女性患者に対して効果的に使用されうる。期待されたようなカタストロフィーがセッション中に起こらないことがたび重なる場合（このような患者には強く"迫らない"），そして治療者が，セッション中の患者との距離の近さにもかかわらず，期待

されたカタストロフィーの欠落に焦点を当てるならば、治療者と近しくなることへ患者の否定的な感情は弱められる。

因果論化する根拠

　重要他者が自分に与えた影響に関して、内省し、因果論的結論を出すように患者に求めると、ある重要な疑問が湧き上がってくる。これらの因果論は正確か(妥当か)？　認知心理学は、この問題を繰り返し扱ってきたが、内省の正確さに関する結論は「いいえ」から「はい」までの範囲にわたるし、正確と言っても、歪みのある正確さであると言う。患者の内省能力についての悲観的な論文の中で、NisbettとWilson(1977)は、人々はより高次の認知的プロセスに内省的に直接アクセスするのは、ほんの少し、もしくはまったくできないと結論付けた。彼らが言いたかったのは、意思決定や、なぜ自分はそれをするかということに関する結論や、なぜ自分は他よりもそれを選ぶかとい理由に関わる心的プロセスは、当人の意識に上らない、ということである。要約すると、NisbettとWilsonによると、人の行動の多くを操る心的プロセスは、「暗黙の知識」であって、顕在的な知識ではない。人々が意識的に気がついていること(例：なぜ私たちがそのように行動するかということに関する帰属、私たちが下す価値判断、私たちが下す意思決定、好みの選択など)は、**思考の結果**であって、思考のプロセス自体ではないと彼らは言う。

　他の研究者は人々の内省の能力の正確さについてそんなに悲観的ではない(例：Ericsson, Simon, 1980 ; Guidano, 1987 ; Guidano, Liotti, 1993 ; Miller, 1981 ; Solso, 1995 ; White, 1980)。彼らによると、内省はけっして暗黙のプロセスに直接開かれた窓ではないが、注意を集中させた条件下では、自分自身と他者への意識を増加させるためと、個人的態度と行動に関する因果関係を決定するためとに使うことができる本質的な情報を提供できる。NisbettとWilson(1977)ですら、**なぜ自分がそうしたか**(つまり自分の認知過程)を同定するように求めた時に言うことは、「アプリオリで潜在的な因果論、即ち特定の刺激がある反応のどの程度もっともらしい原因であるかという判断」であると言う。彼らは、因果論は2つの条件下ではかなり正確かもしれないと言う。それは①当該の刺激が**顕著**である時、②刺激が反応に対するもっともらしい原因を表している時である。重要他者歴をとる手続きは、基本的に、注意力を集中させた練習である。患者の注意は重要他者との対人経験の想起に向

けられ(顕著な刺激)，さらに患者は，自分が受けたもっともらしい効果が何であったかを評価し，注意深く調べるように求められた。この因果関連は，患者が徐々に，自分の行動のある側面と重要他者のずっと昔の行動が関連するというもっともらしい理論に気づき，言語化した時に完成する。

患者も治療者も，昔に戻って，個人の行動のいかなる側面であれ，それを形成した実際の人物や出来事を再び捉えることはできない。しかし次善の策は，臨床家から患者に，注意を集中させながら昔に戻って，後で患者の行動を修正するために使うもっともらしい因果仮説のための材料を提供するように求めることであろう。

転移についての考え方：フロイト派対 CBASP

私はここで止まって，読者がたぶん持っているだろうと思われる重要な質問に答える必要がある。すなわち，なぜ転移という概念が認知行動療法プログラムに導入されたか，精神分析の使用法とどう違うのか。

私の転移問題に対するアプローチは，フロイト派の精神分析(Freud, 1916-1917/1960, 1993)と大きく異なるが，共通点もある。少なくとも両者とも，患者-治療者の関係を変容のための媒体として使用することを強調する。

患者の治療者への転移反応を解釈によってフロイトが明らかにしたのは，治療者に対する患者の行動が初期の養育者との経験と平行していることを意識させるためであった。彼によると，患者の現在の行動は，患者と親(一方または両方)との間に存在した暗黙の情緒的備給によるところが大きい。分析家は，治療者-患者関係において転移を受動的に活性化させる。次に分析家は，臨床家に対する患者の対人行動のある面に焦点を当てるために解釈を施す。解釈の目標は，養育者との間の備給のつながりを断ち，今ここで患者にとって使用可能な心的エネルギーを増すようにすることである。

フロイトと違って，CBASP は「転移」を臨床家と他者において行動化される表象的世界観として定義する(Guidano, Liotti, 1983)。すなわち，われわれは転移備給について議論しない。CBASP はまた受動的ではなく，**順向的**に転移問題に取り組む。さらに，IDE は行動を変容するために解釈を使用しない。その代わりに，患者は重要他者の行動と臨床家の行動との間に明確な区別をつけるように求められる。彼らは，重要他者のそばで暮らしていた頃に経験した結果を特定し，次に臨床家

と一緒の治療中に経験した対人的帰結に気がつくことによって，これを行う。IDEは，患者が古い人間関係と治療者との関係とを比較できるように援助することによって，患者の前操作的世界観を転覆させ，彼らと臨床家の間に存在する新しい対人的現実を知覚できるようにする。

精神分析の転移へのアプローチとCBASPのそれとの類似点の1つは，患者の否定的な世界観が治療者との関係の中で適用できないものであることを暴露する点である。両方の治療のシステムの理想的な結果は，これらの対人的期待が古びたもので破壊的なものであることを示し，新しい対人観に置き換えることである。

転移に対するCBASPのアプローチの源泉

CBASPにおける転移観は，GuidanoとLiotti(1983)の研究から大いに影響を受けているが，彼らは患者の現在の世界観と行動は，子供の頃にその人が受けた誤った扱われ方の妥当な反映であるとしている。GuidanoとLiottiは，Piagetの研究から多大な影響を受け，それゆえ誤った扱われ方が他者との関係の中での自己概念に影響があることをきっちりと理解している。

彼らは，日々他者との間で経験される彼らを打ちのめしてきた「対人的な人生のテーマ」の観点から，抑うつ患者の行動を特徴づける。このテーマこそ，臨床家が彼らの原始的な世界観を垣間見ることができる自伝的な「窓」としての役目を果たす。患者の**現在の前操作的世界観**と，幼い頃のその人にとっての**実際にあったありよう**との間に，表象的関連が仮定される。

GuidanoとLiottiは，対人的な人生のテーマの材料を引き出すために使用できる技法も提案している。その技法は，長年にわたって(就学前，児童期，思春期，青年期，中期・後期成人期)，彼らか経験したさまざまな問題のある出来事に焦点を当てるように求める。次に，彼らは患者に，困難さに対処するに当たっての彼らの「解決法」(例えば，喧嘩する，泣く，問題を無視する，諦める，他者からの引きこもる，絶望するなど)を述べるよう求める。このような方法で，臨床家との間に立ち現れた問題に対して患者がどのように行動するかを予測するものとして利用できる対人的なテーマが現れてくる。

私は，間接的な方法でこの技法を重要他者歴に組み込み，患者に重要他者との関係を述べるように求め(たいていの人は否定的な影響を与えているが)，次いでこれらの人の発達上の影響も述べるように求める。臨床家は初期の関係の陳述における明確な対人テーマを見分けることができよう。転移を表現する文章は，破壊的

な対人テーマが治療中に実践家との間でいかに繰り広げられるかについての仮説を表している。CBASPにおける転移の定式化は本質的に「仮説」であるため，必要な時はいつでも改訂できる。本節を終わるにあたって，私は中心点を再び述べる。**対人弁別練習が転移問題を露にし，解決に向けた効果的なやり方で使用された時，患者の変容への動機付けは増し，患者はより広い対人的適応性を身につけるであろう。**

次に2つの章で，私は状況分析の議論に立ち戻る。状況分析の理論的基盤を提示し，状況分析の施行手続きを詳しく記述する。

◆ 第**6**章 ◆

状況分析の導入

　したがって，精神療法の過程は，治療者側の操作と患者側の行動の変化の両方によって定義される一連の段階を含む。言うならば，操作的な用語による治療の理論を表している。

—— S. Cashdan（1973）

　治療過程は構造化されたものであり，患者が順序立った段階に沿って進んでゆくものである。その1つひとつの過程に治療者の操作的な原則と，患者の実行目標が含まれている。

—— J. P. McCullough（1984b）

　……Piaget学派の観方からすると，個人の考え方を変えるには，個人の現在の認知的機能と，特定の対人問題を解決するために必要な認知的構造との適度なミスマッチが必要である。……形式操作的能力の向上は治療的な文脈の中で直接に取り扱うこともできる。

—— D. E. Gordon（1988）

状況分析

　「希望」の操作的な定義は，無秩序と混沌しか見えていない患者に，人生には秩序があるということを示す具体的な方法を持っている，ということである。希望を失った患者に希望を与えるのが，状況分析の動機の1つである。状況分析は，患者が人間関係の中でどのように決定的な役割を果たしているかを示し，対人関係

の問題をこれまでコントロールしてきたかを白日の下にさらす。ただ，間違ったやり方をしてきただけなのである。第5章で述べたように，状況分析の手法は，行動変化の可能性を高めるべく治療セッション中に患者の精神病理を悪化させるようにも企図されている。

状況分析は，形式操作的な思考レベルで機能できるようにすることによって，慢性うつ病の患者の前操作的な方向性を修正する(Cowan, 1978；Gordon, 1988；Inhelder, Piaget, 1955/1958)。前操作的な思考の修正は，複数の方向から行われる。

① 患者の全般的な考え方のパターン(例えば「結局みんな私を拒絶するんだ」「私がうまくいったためしはない」「私の人生でよくなることなんて1つもない」)を空間時間的に限定された出来事に特定させよ。
② 対人関係における因果性が明らかにある瞬間を強調し，また，患者が環境と機能的につながっていることを示す。
③ 対人的に従属的なスタイルをとることによって，社会的に破壊的帰結を迎えていることに直面化する。
④ いつものような独り言のような話し方をする代わりに，治療者と協力的に対話をするように仕向ける。
⑤ 適応的に振舞えば気分も改善するということを示して，絶望感を和らげる。

対処方法質問票

状況分析で用いる対処方法質問票(The Coping Survey Questionnaire；CSQ)を表6-1に示す。全患者に，第2セッションの終了時に，CSQを何枚かと『CBASP患者マニュアル』(Kasnetz, et al, 1995)を渡す。CSQは状況分析のアウトラインを示すものである。患者には各セッション前に最低1枚，CSQを記入してきてもらう。それをもとに治療者と患者はステップを踏みながら分析する。

この章では，状況分析の各ステップを説明するために，CSQの書式の順番に従う。各ステップの理論的根拠も解説する。「施行に当たっての治療者の原則」と，各ステップの最初に用いる促し質問も示す。最後に，各ステップの「患者の実行目標」を概説する。この章を読み終えれば，どのように状況分析の明確化段階を行うかを理解できるようになることが目的である。

CBASPのトレーニングを受けようとする人は，治療者用に構造化されたCSQの

表6-1 対処方法質問票

患者 _____　　治療者 _____
状況の発生日 _____　　治療セッション日 _____

> ご注意：あなたに先週起こった対人間の問題状況を1つ選び，下記の書式に従って記述してください。できるだけ質問項目のすべてを埋めるようにしてください。治療者が，次回の治療面接時にあなたの状況分析をお手伝いします。

状況の領域　配偶者/パートナー_____　子ども_____　親類_____
　　　　　　職場/学校_____　社会_____

[ステップ1] 何が起こったのか記述してください。

[ステップ2] 起こったことについてあなたはどう解釈したか（その状況をどう「読んだ」のか）記述してください。
1.
2.
3.

[ステップ3] その状況下であなたは何をしたか（何を/どのように言ったか）記述してください。

[ステップ4] その出来事はあなたにとってどのような結果となりましたか（実際の結果）。

[ステップ5] その出来事がどのような結果になるのが望みでしたか（期待した結果）。

[ステップ6] 期待した結果は得られましたか。　　はい_____　いいえ_____

指示（状況分析を施行するための促し質問 Therapist Prompts for Administering Situational Analysis；PASA．付録Aを見よ）を見ながら，状況分析を始める。次の2章を読むに当たってはPASAを手元に置いて読み進めるとよい。

ステップ1：状況記述

　ステップ1での課題は，患者に，自分が他の人とやりとりをした特定の「ひと区

切りの時間」に注目することを教えることである。患者はしばしば，ストレスフルな出来事を1つひとつ取り上げることで，どうやって全般的な抑うつ状態を解消することにつながるのかと尋ねてくる。次のやりとりは治療者の対応がいかに重要かを示すものである。

> 治療者：恋人に対して言いたいことを言えなかった，具体的な出来事を1つだけ思い出してください。
> 患　者：そんなことをして何の意味があるのですか。いま困っていることがたくさんあるんです！　これだけ困ることがあるのに，放っておけません。もう限界です。
> 治療者：お話しされたいことがたくさんあるのは承知してますよ。それをすべて伺いたいと思ってますし，これから伺っていくつもりです。でも一度には無理です。一度に処理できるのは1つの問題だけですから，あなたが困っているとおっしゃったことのうち，具体的に1つの例について話してください。一番最近の例について話していただけますか。（こうすることによって，患者の問題の時間と場所を限定するようにする）
> 患　者：これが私のうつを治すのに役に立つのですか？
> 治療者：そのご質問に対する答えを知る方法は1つしかありません。ビリーに言いたいことを言えなかった一番最近のことを話してください。話し合う問題は1回に1つ。それがこのセッションでできることです。
> 患　者：わかりました。でも，どうしてこんなことが役に立つのか，私にはまだわかりません。

　初期のセッションでは，こういった対話はよくある。患者は当初，1回に1つの出来事について話すことが対人問題や，究極的にはうつ病を治す，という上で役に立つということを信じられない。

　慢性うつ病の患者を焦点付けすることの重要性は，患者に「なんでもいいから話してください」という精神療法家には理解できないだろう。自由に話してもらったり，焦点付けをしないと，行動上の変化は起こらない。「なんでもいいから話してください」という精神療法家は，しばしば，一般的な開かれた質問をする。例えば「ご気分はいかがですか」「どうしてそんな気持ちになるのだと思いますか」「そんなふうにして役に立つと思うのですか」「今週なにか困ったことはありましたか」「奥様のことでいつから困っていらっしゃるのですか」「どうして同僚とうまくいかないのですか」などなど。こういう質問をしていると患者に変化をもたらすことはできない。なぜなら，**患者が問題について話している限りは，自分の行動の結果ど**

のようになったかを直視することを避けるからである。

　患者が問題について話す時には，そこに必ず何かを付け加えるべきである。これは極めて重要なポイントである。そこに付け加える何か，とは，「ひと区切りの時間」に焦点を絞ることである。特定の具体的な時間に焦点を絞ることによって，患者は自分の行動の帰結を特定することができる。そのために，ステップ1では，患者の協力を得て，1回に1つの出来事に絞ることが目標になるのである。

　患者の焦点を「時間ひと切れ」に絞るべきもう1つの理由として，そのようなやりとりが患者の**中核的な対人問題**を「小宇宙的」に表しているからである。これはいくつかの縦断研究を根拠としている。われわれ(McCullough, et al, 1988, 1994a)は未治療の慢性うつ病患者の対人パターンは時間が経っても変わらないことを実証している。また，精神病理と対人関係における「固さ」は，相関していることが知られている(Conway, 1987 ; Kiesler, 1996 ; Mischel, 1973 ; Wachtel, 1973)。Wachtel (1977 ; p.43)によれば，対人関係の固さは，「患者自身の行動と同時に，患者が他の人に引き起こす行動によって，現在見られることになる」。Wachtelはこのパターンを「対人的出来事の循環的再生」と呼んでいる。この対人関係のあり方は，「時が止まってしまっている」ような，慢性うつ病の患者のいわば人生の縮図である。そのため，1回に問題になるできごとを1つずつ取り上げることによって，治療者は患者の同じような対人関係面と認識面の問題全部を取り上げることができるのである。

　出来事には**開始点**があるということをはっきりさせることがステップ1では重要である。出来事を時間内に特定するためには，その開始点を明らかにする必要がある。物事を全般的に話す患者にはこれは難しい。出来事の**終了点**をはっきりさせることはもっと難しいことである。治療者は，患者の認知的・行動的反応とその結果(すなわち，終了点または現実の結果)を分析する前に，開始点と終了点をきっちりとさせなくてはならない(「○○に始まって……××になった」)。**ステップ1で明確にされた「ひと区切りの時間」は，まさに患者の病理的機能状態を顕微鏡で見るための培地となるのである。**

　出来事の終了点を定義することは，開始点を定義すると同様に極めて重要である。終了点を決めておかないことは，随伴性を組み込まずにオペラント実験をするようなものである。終了点が確定していないと，患者は状況を，永遠に終わらない意識の流れ的な独り言で語るようになりがちである。治療者はこの流れをきちんと切り分けて，状況の終わりを確定させなくてはならない。また，終了点は客観的または行動的な用語で記述しなくてはならない。そのためには，患者はちょっと離れた視点から，自分と他者との間に何が起こったかを客観的に見るようになる必要が

ある。

　状況記述のステップでは，治療者は患者に，それを「論評」したり，周囲の気持ちを推測することをやめさせなくてはならない。現に起こったことのみを患者に説明してもらうように強調する必要がある。例を挙げよう。

> 治療者：何が起こったか，話してください。
> 患　者：ホールで彼女に話しかけたのですけど，こんなふうに思ってしまったんです。「なんで今こんなことをやってるんだろう。彼女は休憩時間にこんな話をしたくないはずだ」。そうしたらとても不安になってきて……。
> 治療者：ただ，何が起きたかだけを話してください。あなたが何をして，それに対して彼女がどうしたか，それからあなたが何をしたか，というふうにです。その他のことは，後で話し合いますからね。このステップでは，自分で論評したりせず，ただ起きたことだけを客観的に話しましょう。あなたと相手の間で，誰が何をしたかだけを話してください。そして客観的に，出来事が終わった時に何が起こったかを教えてください。

ステップ1を施行する上での治療者のルール

1）初期のセッションでは，治療者のほうから患者に，課題の理論的根拠を説明する

次に例を挙げる。

> 「具体的な出来事に即して人生を考えることは，人生をうまくやっていくヒントをくれます。"問題一般"について考えても，個々の問題が解決できないように，問題に取り組むときは1回に1つです。その問題の解決策が見つかって行動が始められるまではね。1つの問題の解決策が，他の問題にも使えることはめずらしくないのですよ」

2）開始点と終了点がはっきりしていて，開始点と終了点の合間に一貫したストーリーがあるような，1つの対人的な出来事を話すよう指導する

3）状況分析で取り上げる出来事は，問題となっていることでもいいし，うまくいったものでもよい

4) 治療者は，患者に「オブザーバー」の視点で語るよう指導する。すなわち，状況の展開に沿って，「私が○○して，彼が××して，それから私が△△した……そして，彼が●●と言って，おしまいです」などと行動を説明する言葉を使って言い表してもらう

5) 治療者は積極的に，状況の記述に際しては論評させないようにする（すなわち「自分がどう感じたか」とか「相手がこう感じていると思った」とか「相手はこう考えていると私は思った」など）

6) 黒板や白板や紙を使って，「時間の流れ」で主な出来事を書いていくようにする。聴覚だけでなく視覚的にも出来事を捉えられるようにするためである

　患者がステップ1をしている間に，治療者は患者の観点から見た時間の流れを書いていく。ここでは，左から右に，患者と他者との間での主なやりとりを書いていく（図6-1）。開始点と終了点を明記し，どの行動が出来事を始め，どの行動が出来事を終わらせたかを明示する。このように視覚的に提示すると，しばしば患者は状況の流れをよりよく理解できる。状況というものが，いくつもの小さな出来事が積み重なって，最後に1つの大団円になるのだということがよく見える。次のある患者の陳述を，図6-1の時間線に示した。

> 「34歳の私の娘が，ある晩電話してきて，車をぶつけてしまって，彼女の月収1ヶ月分を使ってしまったって言ったんですよ。4月分の家賃が払えないので，小切手を送ってくれないか，と言うので，私は，ウェイトレスよりももっといい仕事につくといいんだよ，と言ったのです。私は口ごもってしまったのですが，結局最後は小切手を書くよ，と言ってしまったんです。それで家主の名前を聞きました——娘宛てに小切手を切りたくなかったんで。そしたら今度は，所得税も払えないからお金を貸してくれないかと言い出したんです。私はしばらく何も言えませんでした。しばらくしてから大きなため息をついて，わかった，と言いました。私は電話を切って，娘はダメ人間だって妻に言いました」

7) ステップ1の最後に，治療者は患者の話を要約して，治療者が話を正確に理解できているか確かめる

　治療者の理解が違っていたり，出来事の重要な部分を省略していたりした場合は，患者に訂正してもらわなくてはならない。

〈状況の時間の流れ〉

[ステップ1] 父（患者）による状況分析の記述

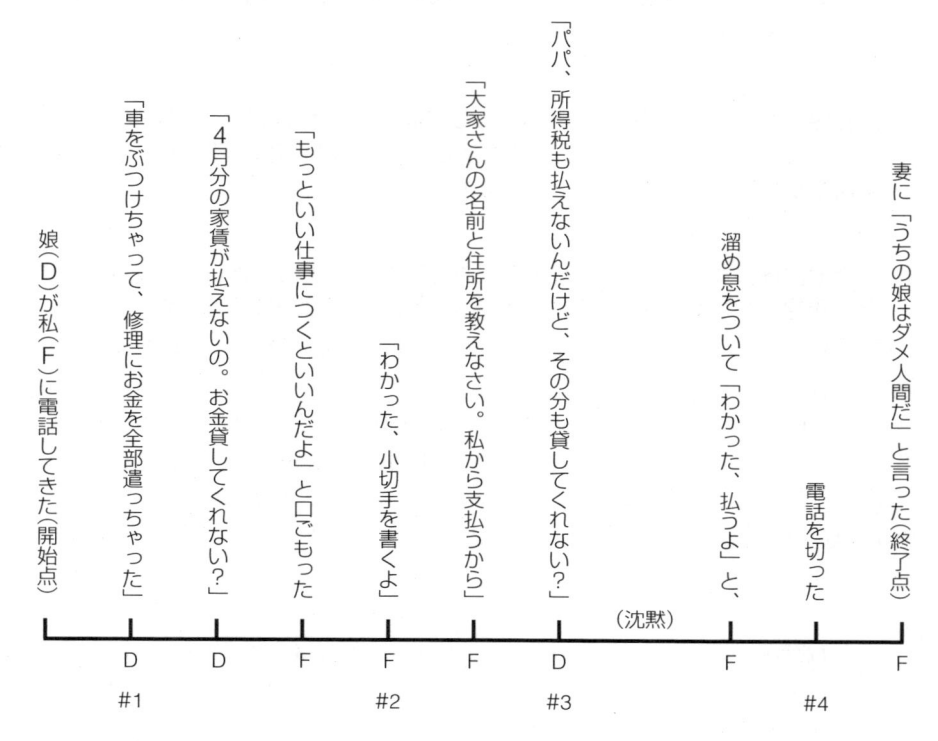

娘（D）が私（F）に電話してきた（開始点）	「車をぶつけちゃって、修理にお金を全部遣っちゃった」	「4月分の家賃が払えないの。お金貸してくれない？」	「もっといい仕事につくといいんだよ」と口ごもった	「わかった、小切手を書くよ」	「大家さんの名前と住所を教えなさい。私から支払うから」	「パパ、所得税も払えないんだけど、その分も貸してくれない？」（沈黙）	溜め息をついて「わかった、払うよ」と、電話を切った	妻に「うちの娘はダメ人間だ」と言った（終了点）
D	D	F	F	F	D		F	F
#1			#2		#3		#4	

[ステップ2] 時間線の「どこで」状況が生じたかについての患者（父）による状況分析解釈を書く。

　　　　　　#1「ああ、またたかられるのか」
　　　　　　#2「私には"嫌だ"と言えない」
　　　　　　#3「娘はダメ人間だ」
　　　　　　#4「何も思い通りにいかない」

図6-1　状況の時間線を図示し，状況分析がどのように記述されうるか（ステップ1）と「どこで」患者の解釈が行われたか（ステップ2）を示したもの

8）患者が，治療者の手助け/促しなしにステップ1ができるようになるよう指導する

　状況分析の際には，治療者は思いやりのある教師のように振舞う。陳述を指導して，課題からそれないようにする。治療が進むにつれて，徐々に治療者の手助けを借りなくても患者が自分でできるようにならなくてはならない。「その時何が起こったかを話してください」と言って，椅子に背をもたせかけて，患者が全般的なことを話すままに聞いても，何も生み出さない。状況の描写に3〜4分以上かかる場合は，課題に取り組み続けるよう患者を指導できていない目安となる。6〜7セッション終了した頃には，患者は治療者の助けなしにステップ1をできるようになっている必要がある。

　患者の話を聞いていて，治療者が無声映画を見ているような感じになれたら，ステップ1の達成である。患者の口から語られたことが，その出来事において患者がとった行動とそれに対する他者の行動として観察できることである。患者によって，言葉数はまちまちである。雄弁に仔細を語る人もいれば，寡黙にすぎる人もいる。治療者は患者がこれら両極端に走らないようバランスをとるよう努める。寡黙な人は，重要な対人的情報を見落としているかもしれない。このような人には細かいことに注意を払うよう指導すべきであるが，そのためにはしばしば，治療者から積極的に働きかけて話を整える必要がある。また，饒舌な人は事細かに語りすぎて要点を見失っているかもしれない。このような人には，結果に至ったやりとりの順に沿った叙述だけが必要であることを，折に触れて思い出させる必要がある。

ステップ1の患者の実行目標

1）出来事を客観的に，そして簡潔に説明できるようになる

　これはつまり，①1つの状況に焦点を絞って離れないこと，②開始点と終了点を明確にすること，③私見を交えようとしないこと，である。1度に1つの出来事に焦点を絞るよう指導することによって，前操作的段階にある人の大づかみな考え方を修正する手助けになる。患者が問題をある時間と場所に特定し焦点化できるようになれば，現実の結果をもたらした自分の認知的・行動的な反応を検証する準備が整う。

ステップ２：状況解釈

　次に患者は，状況の叙述について思いをめぐらし，**何が起こったかを解釈し**，「その出来事はあなたにとってどういう意味があったか」という問いに3つから4つの簡潔な文を作成して答えるよう求められる。ここに，ある患者の第3セッションにおいて施行された，最初の状況分析（SA）の練習の例を挙げてみよう。

> 治療者：その出来事は，あなたにとってどういう意味を持っていたのでしょうか。
> 患　者：［解釈1］それは，私のことを本当に好きな人は誰もいないということを意味しています。
> （治療者は，すでにこれが不適切な解釈とわかっているが，明確化段階ではそのままにしておく）
> 治療者：あなたが今語った出来事について考えてみましょう。そこには，始まりの部分，始まりと終わりの間の出来事，それから，終わりの部分があったでしょう。では，あなたの叙述を振り返ってみましょう。解釈によって，あなたとシャーリーとの間に**何が**起こっていたのかわかるはずです。解釈は，状況の「舵」のようなもので，他人がしていること，あなたがしていること，どんな方向にやりとりが向かおうとしているのかを示すことによって，状況の始まりから終わりまであなたを導いてくれるでしょう。もう1度やってみましょう。そして，その出来事が，あなたにとってどんなことを意味していたのか見つめてみましょう。
> （治療者は，患者にステップ2の根拠を与えている）
> 患　者：［解釈2］それは，シャーリーの予定が重なっていて，土曜の夜に私と外出できないということを意味しているのです。
> 治療者：その出来事は，あなたにとって何か他の意味がありましたか。
> 患　者：［解釈3］彼女にすでに予定が入っていたことを知り，私は本当にがっかりしました。
> 治療者：今，あなたは，徐々にコツをつかみ始めていますよ。あなたの最初の解釈は「私のことを本当に好きな人は誰もいない」でした。状況記述の中で，あなたは彼女がすでに予定を入れてしまったとあなたに言ったこと，それで，あなたがどれほど失望したかを話しました。あなたは，実際に彼女に自分がどれだけ失望したかを伝えました。あなたはまた，次回は週のもっと早めに電話するよ

うに彼女から頼まれたと言った。あなたにもっと早くに電話してほしいと頼んだのです。この最後の発言に注目しましょう。この発言があなたにとってどんなことを意味すると思いますか？
患　者：[解釈4] シャーリーとデートをするためには，私は月曜か火曜に電話しなければいけません。
治療者：今，あなたは，その状況を，正確で適切に解釈しつつありますよ。4つの解釈をもとに治療を進めてゆきましょう。

　患者に，対人関係の出会いにおける現在進行形の流れについて正確な「読み」ができるように指導することで，その人の認知の「足」を着実にその場に根ざすようにさせることができる。私は，ステップ2を「その状況で何が起きたかの決定」と呼んでいる。
　やりとりの中で実際に起こった出来事を言い表した認知解釈のみが有用である。他は，すべて修正されなければいけない。状況分析が進むと，治療者は患者の認知解釈の1つひとつに焦点を当て，期待した結果(DO)を生み出すことができるかどうかの可能性を調べる。この点は，ステップ5で期待した結果(DO)の組み立てについて検討する際に，より明らかになるだろう。

ステップ2を施行する上での治療者のルール

1) 初期のセッションでは，治療者は状況分析で解釈が果たす機能についての説明をする

　上述の例からわかるように，治療者は患者に，解釈や「読み」は自動車のハンドルのように機能することを説明しなくてはならない。すなわち，患者の解釈が，ある出来事における患者の反応や行動を支配し，そのため，その状況の結果にも直接関係してくる。正しく解釈が行われて，参加者は一刻一刻のやりとりに根ざし，そこに集中することが可能になる。加えて，解釈は，患者と他者との間に**何が**起こっているかを示す。
　私はここで，解釈が，**なぜ**誰かがそのようなやり方で患者に対して振舞ったのかという答えを与えるものだと言っているわけではない。むしろ，解釈は，他人が患者とのやりとりの中で，何をしているのかを患者に教えてくれるものである。

2）治療者は患者に，個々の解釈の表現に，簡潔な平叙文を1つ用いるように指導する

　患者は，解釈したことを1文にすることは難しいとよく訴える。その状況が何を意味しているのかを説明してから，その出来事の他の面について念入りに述べるほうが，むしろ容易である。

　ここで，患者が意識の流れという材料すべてを「ばらして」1つの文に詰めこめるようにするのは，治療者の仕事である。「その状況は何を意味するのか」と促して患者を励ますことが有用であることがわかっている。練習と積極的なフィードバックは，ステップ2の達成の鍵なのである。

3）患者が作業を行うようにしなければならない。つまり，臨床家は共同作業的なやりとりをするべきだが，最後の文は患者本人に作らせるようにする

　慢性うつ病患者の治療をしていると，患者のためにいつも作業をしてあげたいという強い誘惑がある。このような場合における私からのアドバイスは簡単だ。「こちらがやってはいけない！」

　ステップ2において患者の作業を行うとは，治療者が「その状況は何を意味しているのか」と尋ねて，患者がいくつかの平叙文を出した後，治療者がそれらの材料を1つの文に要約したり，わかりやすく言い換えたりすることを意味する。繰り返すが，私のアドバイスは「やってはいけない」である。こうした患者の大半は，認知面において限界があり，こういった作業を繰り返し練習してもらう必要があるものである。治療者の側も忍耐が必要となる。

　このルールを逆に言うと次のようになる。臨床家が患者に代わってやることは何もかも，患者は自分でやれるようにはならない。

4）治療者は，患者の解釈を言い換えることなく，患者自身の言葉を使って，繰り返すこと

5）治療者は，次の読みを尋ねる前に，自分が患者の叙述に出てきたすべての言葉を理解していることを確認しなくてはならない

　この5番目の原則は，4番目のものの言い換えである。CBASPを始めたばかりの治療者は，患者特有の言い回しを解釈する際に，曖昧な点を患者に有利なように解釈する傾向がある。しかし，これは勧められない。治療者は，文の中におけるすべての言葉の意味を，次に進む前に理解すべきである。例を示して，この点を示

そう。

> 患　者：マイクに対する反応と言ったら，私は「復讐の天使」のようでした。
> 治療者：あなたにとって「復讐の天使」とは，何を意味するのでしょう。あなたの解釈におけるこの言い回しの意味を理解させてもらえませんか。
> 患　者：私は，虐待されたすべての子供たちの怒れる保護者のように行動したのです。マイクは，虐待児やその子たちの抱える問題を軽んじていたのです。
> 治療者：だから，あなたは，マイクの言葉にもかかわらず，虐待児の世話をしたいかのように振舞ったのですね。これが，あなたが「復讐の天使」という言い回しを使った時に意味したかったことなのですか。
> 患　者：はい
> 治療者：なるほど，わかりました。その状況というのは，あなたにとって他に何か意味することはありましたか。

6） 解釈のリストが完成したら，患者に，患者自身の言葉を使って，手短に要約する

7） 正確かつ適切に解釈するように患者を指導する

　7番目のルールで触れたテーマは，次章でさらに詳しく説明する。そこでは，不正確かつ不適切な解釈の修正手順について扱う。ここでは，正確で適切な解釈の基準について触れ，何が適応的な解釈を形作るかについてしっかり説明しておく。明確化段階で得られた患者の解釈は，不正確あるいは不適切であったとしても，このステップの前6つのルールで書き出された条件を満たす限りは，ひとまずそのままにしておいてよい。非適応的な解釈の積極的な修正は，第7章で述べる状況分析の第2段階で行われる。

　正確で適切な解釈は，患者と他人との間において何が起こっているのか（正確性）を正しく反映し，その状況下で生じている特定のやりとりに由来し，かつ，これに根ざしている（適切性）。正確な解釈は，常に適切である。しかし，適切であっても正確ではない解釈もある。読みの中には，出来事の文脈に根ざしてはいても（適切性），起こっていることを正確に（正確性）解釈していないものもあろう。例としては，私が「読心術」（これは**必ず**不正確な「読み」である）と呼ぶタイプの解釈が挙げられる。読心術というのは，そのことについて尋ねてもいないし，そのことについての情報を与えられてもいないのに，他の人が何を考え，感じ，どんなことをしようとしているのかについて推測することを言う。この点を例示するために，

読心術の一例を示す。

> 患　者：夕べのデートの時，モーリーは，本当に私のことを拒絶しました。彼女は，私のシャツの色が，ネクタイに全然合っていないと言ったのですよ。
> 治療者：あなたは，モーリーが個人的にあなたを拒絶したという自分の解釈が間違いないか，モーリーに確認しましたか？
> 患　者：いいえ。けれど，私にはわかっているのです。私のシャツとネクタイの色が合っていないと言ったのですから。

「たぶん」「けっして」「いつも」「また同じように」「かもね」「おそらく」といった表現が解釈の文で使われる時には，通常，解釈は，なんらかの未来像や将来の状況への推測に変わってしまっている。こういう表現を用いると，解釈が目下の出来事から遊離してしまうので不適切な読みを生じることになる。表6-2に，適応的解釈と非適応的解釈の例を挙げた。

　まとめるならば，適応的な解釈とは，患者をその出来事に時間・空間的に根づかせ，実際に起きていることを表現し，その人がその状況ですべきことやしたいことを特定するものなのである。適応的な解釈とはまた，抱えている対人関係の問題に直接的に取り組むよう作用するものでもある。簡単に言えば，正確で適切な解釈によって，人は，その瞬間に「全身全霊で存在」することができる。

　慢性うつ病患者で，状況解釈の練習の早期段階に正確で適切な解釈ができる人は，ほとんどいない。患者は問題に対して前操作的な，スナップショットのような見方しかできず，知覚的に環境から切り離されているので，1つひとつの出来事に焦点を当てることができない。たいていの患者にはステップ2は難しいが，治療者からの繊細で粘り強いフィードバックがあれば，劇的な学習経験が可能となる。

8）治療者は，解釈の数を3〜4つに限定する

　CBASP初心者の臨床家は，「その状況は，あなたにとって，他にどんな意味があるのでしょう」と尋ねながら，5つとか6つ，もしくはそれ以上の解釈のための文を引き出しがちである。これでは，1つの状況分析で扱うには解釈が多すぎる。読みが3つや4つより多いと，一度に扱うには情報過多の危険性が高くなってしまう。情報過多は，状況分析における学習を阻害する。

　臨床家は，1つの状況分析で，すべてのことを解決しようとする必要はない。私が，いつもCBASPの訓練者に言っていることがある。「シンプルにしましょう。自

表6-2　適応的解釈と非適応的解釈

適応的解釈	非適応的解釈
私は彼になぜ私が選ばれなかったのか聞いたところ，彼は他の人がグループを率いるべきだと答えました。[正確かつ適切：仮定を実際に確認した]	私は拒絶されるといつも怒りを感じます。[不適切：読みがその状況に根ざしていない。「いつも」という副詞が読みを推測にしてしまう]
私は彼女にもう私と付き合わないと言われた時，本当に怒りを感じました。[正確かつ適切：時間的に固定されている内省]	私がディスカッション・グループを率いるべきではないと彼が考えているのを知っています。[不正確：確認されていない「読心術」的な想定]
夫は私をいじめるのが好きで，今回彼はそれを認めました。[正確かつ適切：時間的に固定されている]	ほら，また始まった。夫は私が何を言っても私を困らせようとして拒絶する。[不正確：拒絶の部分が妥当な観察だとしても，人の動機を「読心術」している]
私のボスは私にこの職務を全うするスキルがないことを知っており，また彼はそう言いました。[正確かつ適切：時間的に固定されている]	私はボスに与えられた任務を完遂することができません。[不適切：解釈が推測的]
私たち（配偶者と患者の両方）は今，喧嘩することなくこの問題に対処しています。[正確かつ適切：時間的に固定されている]	私は絶対結婚できません。[不適切：解釈が時間的に固定されておらず，推測的]
私は夫に，私たちはこれについて口論することなく議論するべきだと言わなければならない。[正確かつ適切：行動の解釈になっており，それは通常，自己表現的な行動の前兆である。行動解釈は，特定の行動につながる]	私と夫が喧嘩することなく話し合えればいいのですが。[不適切：患者は現在の意見の不一致に焦点を当てていないので，時間的に固定された解釈でない]
彼女は本当に私を気遣ってくれる。[正確かつ適切：他者による愛情豊かな行動に引き続いており，解釈は時間的に固定されている]	私はきっと彼にとどまるよう説得することはできないでしょう。[不適切：状況における時間的に固定された解釈でない]
私は彼の言ったことに混乱している。[正確かつ適切：時間的に固定されている内省]	きっといつかこれは私たちにとって良い結果となるでしょう。[不適切：解釈は時間的に固定されておらず，推測的]
私はこのチームに入るのに十分な実力がない。[正確かつ適切：予選を通過できなかった後に時間的に固定されている]	多分私は彼女がそれを言った時に起こるべきではなかったのでしょう。[不適切：副詞が解釈を目の前の状況から遊離させている]
私は妻が今のように太り過ぎているのは好きではない。[正確かつ適切：時間的に固定されている]	きっと夫はこのような時に私を尊敬すべきなのでしょう。でも彼はそうしないのです。[不適切：副詞が解釈をその出来事から遊離させて，解釈を推測にしている]
私は自分のルックスが好きではない。[正確かつ適切：時間的に固定されている内省]	私が彼女を愛せるといいのですが。[不正確かつ不適切：解釈が特定の時点に固定されていない。願望的な考え]
私は今病床につきたくない。[正確かつ適切：時間的に固定されている内省]	私がもっとうまい野球選手だったらいいのですが。[不適切：解釈が特定の時点に固定されていない。願望的な考え]
主治医は私にその時私はもう二度と歩けないと言いました。[正確かつ適切：時間的に固定されている]	この世は不公平です。私は身体障害者で車いすに制限されるということはあるべきことではない。[不適切：解釈が特定の時点に固定されていない]
今主張しないと動議できなくなります。[正確かつ適切：行動解釈で，自己表現的な行動へ導かれる]	多分私は二度と歩けないでしょう。[不適切：解釈が特定の時点に固定されておらず，推測になっている]
	誰も私のことを絶対に愛してくれないでしょう。[不適切：解釈が特定の時点に固定されておらず，副詞が推測的にしている]

分の患者にとって，状況分析が難しくなりすぎないようにしてください」

9）ステップ1で視覚的に時間の流れを図示していれば，おのおのの解釈がその時間の流れ上のどこでなされたかを記入する

　この視覚的な手助けによって，患者は個々の解釈が状況の流れの中のどこに埋めこまれているのかを，よりよく理解できるであろう。図6-1には，その状況の流れの中の，どこでそれぞれの読みが起こっているのかを示すように，解釈の記録も記入してある。

10）認知の病理を評価し，また，その患者がどのように対人関係の問題を解決しようと試みているかを決定するために，それらの解釈を利用する

　第3章の前のほうで触れているように，対人関係面における進歩の目標は，他人と相手の気持ちをわかり合えるような出会いを作り，理解し合うための道具として言葉を使えるようになることである。対人関係面における進歩の目標を達成するためには，環境と認識的につながっていくことが必須である。患者の読みは，その人がどこまでその目標からほど遠いかを示す。

　正確で適切な解釈ができなければ，他人と共感的な関係になることは不可能である。非適応的な読みは，患者を他者から遊離させ，目の前の状況にそぐわないような行動を引き起こす。

ステップ2で起こる病的なパターン

　ステップ2で起こる可能性のある2つの病的なパターンが，治療者にとって問題となる。

　1つは，状況分析に利用できるような解釈ができない患者がいるということである。これは，そういった人たちの読みが曖昧で，組み立てがばらばらだという意味である。そうしたケースではしばしば，極端な情緒的苦悩が示される。次の例のように，こういった人々は，自分が何をやったとしても，そのことで何かためになることがあるだろうか，と疑問を口にすることもめずらしくない。

> *治療者：サリー，あなたにご主人との間にあった困難なやりとりを述べてもらいました。ご主人は，居間の家具を移動しようというあなたの提案に反応して，お前の考えはバカげていると言ったのですね。あなたは，ご主人に同意して，バカな考*

えだったと言いました。では，状況分析の次のステップを行いましょう。その状況があなたにとってどんな意味があったのかについて考えてください。その意味するところを，1つの文で私に言ってみてください。
患　者：(泣きながら)私には，それが何を意味するのかなんてわかりません。私は何ひとつうまくいかないんです。[解釈1]
治療者：その状況は，あなたにとって他に何か意味があったのでしょうか。
患　者：わからないわ，私はただのバカということかしら。[解釈2]
治療者：その状況は，他には，あなたにとってどんな意味があったのでしょうか。
患　者：まったくわからない。私がバカなせいで，この治療も失敗しそう。[解釈3]
治療者：出来事を振り返って，部分部分に小さく分けて考えることができるかどうかやってみましょう。例えば，あなたは家具を移動しようという意見を言ったわけですよね。その時，フレッドはあなたの提案に否定的に反応しましたね。そして，最後にはあなたは，自分の考えについての彼の意見に賛同しました。まず最初の場面を見てみましょう。あなたが，最初にフレッドに自分の考えを言った時，どんな意味がありましたか。出来事のこの部分だけに焦点を当ててください。

サリーがその出来事であまりに悲嘆に暮れているため，評価できるだけの解釈は得られなかった。彼女は狼狽のあまり，その状況をどう解釈すればいいかわからないと言い続けるだけだった。そこで臨床家は，状況をいくつかの場面に分割して，サリーにある一時における1つの場面に焦点を当てさせなくてはならなかった。サリーに，自分が抱えている状況に焦点を当て続けさせ，状況分析で使える解釈を構築させるには，さらなる治療的働きかけが必要であった。

2つめの病的なパターンは，対人関係について破壊的モチーフを伴った解釈をする患者である。そういう患者は，他者は罰せられ，虐待されるのが正しいという見方をする。そしてしばしば，復讐心に燃えて憎悪に満ちた解釈をする。

治療者：(状況記述をまとめて) あなたの状況記述は店員とあなたと間の会話についてでした。彼は，店に50ドルの損害を与える売り上げの間違いをした。あなたは，彼とその間違いについて話したわけですね。あなたは彼に，これはその階での3回目の失敗，彼はあなたに損害を与えていると言って，そのことで怒ったわけですね。あなたが彼の週給から50ドルを引くと言って，その会話は終わったわけです。その状況を振り返ってみてください。そのことは，あなたにとってどういう意味を持っているのでしょうか。

患　者：奴は俺に損をさせた，バカなクズ野郎っていうことでしょう。[解釈1]
治療者：その出来事は，他にはどういう意味があるのでしょう。
患　者：ああ，もうロクな労働者を雇えないということです。[解釈2]
治療者：他には？
患　者：従業員なんて，俺のことを嫌っていて，あいつらのだらしなさのせいでどれだけ俺が損をしているかなんてことは，気にも留めてないように思う。[解釈3] あいつら全員，クビにしてやる。

　この引用には，患者の怒りだけでなく，その前操作的思考が明らかに示されている。修正段階では，患者に「それぞれの解釈を行ったおかげで，どのように自分の望んだ結果が得られるようになったのか」と聞いて形式操作的な答えを求めることで，状況分析における論理のミスマッチを一部露にすることができる。上述のシナリオでは，この店主は，レジでの金銭のやりとりに関して，従業員にもっと注意を払ってほしかった。しかし，彼の読みは，期待した結果（DO）にはつながらなかった。それどころか，従業員やスタッフの処罰と拒絶の方向に向いてしまっていた。すべての解釈を修正しなくてはならなかった。

　店主の解釈は，特定の売り上げの間違いに向けられたと言うよりも，一般的な怒りの反応を表していた。この解釈に欠けていたのは，従業員にレジではどのように行動を改めて振舞うかを教える必要があるという認識であった。すなわち**行動解釈**が必要だったのである。非適応的な解釈を8つのカテゴリーに分けて**表6-3**に示す。これらは，初期の状況分析の練習の中でしばしば見受けられる。

ステップ2における患者の実行目標

1）患者が，臨床家の助けなしで，正確で適切な解釈ができるようになる

　このステップでの実行目標は，患者が正確で適切な解釈をできるようになることであり，その結果，犯した間違いを自己修正できるようになることである。

ステップ3：状況行動

　ステップ3の課題は，状況下で患者が行った行動の言語的記述を得ることである。

表6-3 非適応的解釈の8つのカテゴリー

1 葛藤状況の全体的解釈
- 特定の問題を直接的に評価することが不可能になる。
（例：「私が人生で成功することは絶対にない」）[不適切]

2 回避性解釈
- 患者を目の前の問題から引き離し，過去もしくは将来に時間的な焦点を維持する。もしくは患者を皮肉の網に引き込んでしまう。
（例：「私は機会があった時に他の仕事についておくべきだった」）[不適切]

3 自己非難的な解釈
- 反射的に自身に非難を加え，自分および他人の欠点・限界を考慮しない。
（例：「いつも私が悪いんです。私が入り込むと，どんな関係も台無しになります」）[不適切]

4 読心術的な解釈
- 未確認の動機や考え，感情を他人に当てはめる。
（例：「私が仕事を辞めようとしていると彼女が考えていたのはわかっているんです」）[不正確]

5 自己否定的な解釈
- 自分の能力および目標を看過する。
（例：「そんな提案をするなんてバカなことはわかってるんです」）[不正確]

6 完璧主義的な解釈
- 患者自身および患者と関わる人を実現不可能な理想水準に保持し，目下の状況に直接対処することを妨げる。
（例：「夫は掃除という点ではからきし駄目です」）[不適切]

7 憶測的な解釈
- 家で，職場で，または対人関係において，自分の近い将来または先の状況を予言する。
（例：「私は誰とも仲良くなれない」）[不適切]

8 願望的・回避的な解釈
- 空想へ逃避し，手近な問題を回避する。
（例：「私はこれが私の身に降りかかっていなかったらなと思う」）[不適切]

治療者は患者に「その状況で何をしたか教えてください」と言うことで促すことができる。

　個人の行動様式の一般的な情報は，その人が状況分析の初めの2段階を完了する時にどのように振舞うかを観察することで，すでに明らかになっている。例えば臨床家は患者が，困難な状況で容易に諦めやすいとか，うまくいかなくなると泣きやすいとか，他者への上手な自己主張ができにくいとか，ストレスに対処する時に取り乱したり，いらいらしやすい，状況を説明する時に怒ったり，短気になりやすい，そんなに莫迦げた行動をしてはならないと抗議する，課題に集中することが困

難，状況分析の指示に応じるものの嫌々ながらである，課題に集中するという要求を無視して新しい事項に移ろうとしやすい，その練習がどうしてその人を助けるか疑問を口にする，などといったパターンに気づくであろう。これらの一般的行動は，必ずしも分析の対象となる状況と関連しているわけではないが，しばしば当人が状況分析で述べるパターンに似ている。

　患者の対人関係問題に関する治療者の仮説によっては，この分野の行動をより詳しく知るための追加情報を質問する。例えば，状況分析の初めの2段階をやっている間に，1人の患者がすでに何をやっても失敗すると何度も述べているとしよう。彼の状況分析では，上司が彼に仕事を振ったが，上司が彼と話し合った結果，その仕事を別の人に振ることに決めたというやりとりがあった。この患者の初めの2段階に見られた行動から，治療者は患者の「失敗のため息」が，仕事が振り改められるに当たり非常に重要な要因になったことと推測した。ステップ3を行う際に治療者は患者に，仕事が上司から振られた際に，患者の上司に対する言語的（何を言ったか），および非言語的（どう言ったか）な行動を注意深く再現させた。

　この段階は治療者にとって（作業を必要とする行動領域を明らかにするための）評価道具であると同時に，その人の行動がどのような状況結果をもたらしたかを例証するための手段である。

ステップ3を施行する上での治療者のルール

1）初期のセッションで，治療者から患者にこのステップの理論的根拠を説明する

　患者が，自分の行動が状況結果に直接通じる過程の1段階であると考えるようにならねばならない。新しく出てきた解釈をもとに，患者がどう行動したかに焦点を当てると，どうしてその状況でそういう結果になったかについて大切な情報が与えられる。

2）患者に，他者と関わる時は自分の行動を自己モニターすることを教える

　患者は状況分析によって急速に，自分がどのように行動するかに注意を払うようになる。次第に望まない結果に通じる破壊的なパターンに気づくようにもなる。他者への気短で衝動的な反応がしばしば見られるが，これが望まれた結果を達成するのを妨げている。特に大切な状況においては反応する前に一息入れ，見て，聞くことは重要な技術で，患者が後のセッションでどの行動戦略が最も有用であるかを述

べる時，しばしば自分で指摘することである。

3) 行動技能訓練プログラムを定式化するために，得られた行動情報を利用する

ステップ3で獲得された行動情報は，対人機能を改善する治療戦略を定式化するのに使われる。CBASPの行動訓練プログラムは以下の目標を持つ。
① 自己表現の技能(簡潔な言い切りの文章で他者と明瞭にコミュニケートするように訓練)
② 就職面接技能と社交技能(ロールプレイ技法を利用)
③ 自己開示技能(自分の感情を他者と共有することを学ぶ)
④ 傾聴技能(会話の情緒的な中身を追うことができるようになる)

③と④のような技能は，CBASPプログラムの中心的な行動目標である，共感的行動を生じることを含む(ただし，修復のための行動プログラムを遂行するのは，状況分析訓練が終了してからのみであることに注意)。

4) 患者に作業をさせる。すなわち，臨床家は参加して共同作業を行うべきであるが，患者に代わって作業してはならない

再度であるが，これらの点は重要である。患者は一般に服従的な行動スタイルなので，治療者のほうが支配的に行動を肩代わりしてしまいがちになる。私が先に強調した原則はここでも当てはまる。**治療者が患者に代わって行うことは何であれ，患者が自分自身で学ぶことはない。**

ステップ3における患者の実行目標

1) 期待した結果(DO)を達成するために対人行動の適切な側面に焦点を当てることを患者が学ぶ

状況分析訓練においては，行動と結果はいつも関連付けられる。したがって，患者はどの反応がどの状況結果をもたらしたかを認識できるように，反復して練習するように指導される。加えて，特定の行動が好ましい結果をもたらしたか，好ましくない結果をもたらしたかを，評価するよう求められる。時間が経つにつれて患者は，自分が行うどの行動が良い結果に結びつき，どの行動が良くない結果に結びつくかを区別することに習熟する。

＃ ステップ4：状況における現実の結果

　ステップ4の促し質問は「その出来事はあなたにとってどういう結果になりましたか」というものである。ここでは，現実の結果（AO）が特定され記述される。

　慢性うつ病患者は，自分の行動の結果に気づくことが難しい。たとえ彼らが何かの結果を思い出すことができたとしても，それは通常，反射的に，一般化した表現で述べられることが多い（例えば，「私は何をやってもうまくいかない」「私はみんなから嫌われている」など）。

　自分が引き起こした他者の反応に気づかない場合，その人は周囲環境から本質的な点で知覚的に遊離していると言える。ステップ4では，現実の結果（AO）を行動として記述する作業を通して，患者に他者との関係の本質に気づかせる。状況分析のこのステップは，行動の帰結に気づくことを学ぶ最初の段階である。

ステップ4を施行する上での治療者のルール

1）初期のセッションで，現実の結果を表す文章を導き出す前に，このステップの理論的根拠を説明する。

　例えば，治療者は以下のように言うことができよう。

> 「ステップ4はその状況がどうなったか——つまり状況の結果の説明です。状況分析ではこれを『現実の結果』と呼びます。結果を明確に理解することは，あなたが他者に対してどのような影響を及ぼしているのかを評価する際に，とても重要なスキルとなります。あなたがうつを克服するには，状況の結果を正確に認識することを学ぶことが重要な役割を果たすでしょう」

2）治療者は，行動として記述され，時間的に固定された文で現実の結果（AO）を表現できるよう患者を指導する。

　ステップ4は，状況分析というアーチの「要石」である。その時点までに生じたすべてのこと（認知的に，そして行動的に）が，結果を叙述する1文に収束するからである。残りの状況分析の進行は，現実の結果（AO）を行動用語を用いて定式化で

きるかどうかにかかっている。患者の状況における行動が成功したか失敗したかは，後にその現実の結果（AO）に基づき評価される。

3) 治療者は現実の結果（AO）作成の作業を患者に委ねる。
　前のステップとの関連で述べたように，治療者はわかりやすく言い換えたり，まとめたり，論評したりするなど，患者に代わって作業してはいけない。患者は出来事の終了点を行動として記述できるようにならなければならない。治療者には常に作業過程を促し，患者に代わって現実の結果（AO）の作成をしようという誘惑が生じるが，これも前回と同様私の助言は「してはいけない」である。患者は1人でそれを行うことを学ぶ必要がある。

ステップ4でみられる一般的なミスを防ぐために

　初心者はここで，しばしば状況分析の効果を損ねたり危うくするような過ちを犯す。ステップ4を進める上で治療者が陥りやすい一般的な誤りは，次の5つである。
① 現実の結果（AO）が時間的に固定されていない。
② 現実の結果（AO）が感情として記述されている。
③ 現実の結果（AO）が曖昧な言葉で述べられている。
④ 状況分析の後続のステップにおいて，患者に現実の結果（AO）を修正することを許してしまう。
⑤ 複数の現実の結果（AO）を扱ってしまう。

1) 現実の結果（AO）が時間的に固定されていない
　出来事の終了点が時間的にきちんと固定されていなければ，結果も時間的に曖昧なものとなってしまい，結果についての練習の効力が減じてしまう。次の例で考えてみよう。

　　治療者：その出来事はあなたにとってどういう結果になったのですか。
　　患　者：そうですね，私たちは結局合意には至らず，次の日再び話し合い，そしてその後もいくつかの話し合いを持ちました。しかし何も決まりませんでした。［状況の終了点が時間的に固定されていない］

　おそらくこの治療者は，患者の状況における行動の結果を明らかにできないだろ

う。なぜなら，出来事の終了点がきちんと設定されていないからである。この場合の最適な終了点は，最初の話し合いを終えた時点であろう。

2) 現実の結果(AO)が感情を表す言葉で記述されている

現実の結果(AO)を感情として記述する――「ほっとした」「気分を害した」「私はそのセールスマンに本当にイライラした」――のを治療者が許してしまうと，患者の内的な感情状態を強調してしまい，外界のおける帰結に集中することができなくなってしまう。

私は現実の結果(AO)には感情は伴わないと言っているのでも，現実の結果(AO)を作成している際に感情的な反応を表わすことを禁止しているのでもない。**むしろ現実の結果(AO)はまず，状況の終わりに何が起こったかについて，客観的に記録する形で作成されなければならないと言っているのである。**基本的に現実の結果(AO)は明確に行動として記述された，第三者が確認できるようなものでなければならない。

3) 現実の結果(AO)が曖昧な言葉で述べられている

現実の結果(AO)がうまく定義できていない場合，結果は治療者患者双方にとって明確なものではなくなってしまう。患者が自分の行動の帰結の影響を十分に理解するためには，現実の結果(AO)は精密に述べなければならない。別の例が私の言いたいことを明らかにしてくれるであろう。

> *治療者*：その出来事はあなたにとってどういう結果になったのですか。
> *患　者*：そうですね，前よりは良くなりました。私たちはその問題についていくらかの進展を得られたようにはっきりと私は感じました。

治療者はどのように答えるべきか？

> *治療者*：あなたにとってどういう結果になったか，私はまだ十分に理解できていないように思います。もう少し詳しく説明していただけませんか。また「良くなった」「いくらかの進展を得た」とおっしゃいましたが，それがどういう意味か教えていただけますか。1文で表現するようにしてみてください。
> *患　者*：(考えながら)私たちは火曜日に誰がお皿を洗うかについての言い争いをおさめ，またそれを怒鳴り合ったりせずに行うことができました。

治療者：結構です。これで私もどうなったかがわかりました。

4）状況分析の後続のステップにおいて，患者に現実の結果（AO）を修正することを許してしまう

　一度表現された現実の結果（AO）は変更しないようにしなければならない。すなわち，現実の結果（AO）が「動く目標」であっては，行動の帰結を明確に示すことができなくなってしまう。例を示す。

　　　治療者：その出来事はあなたにとってどういう結果になったのですか。
　　　患　者：そうですね……。言葉で言うのは難しいです。月曜日にはうまくいっていないように見えました。でも火曜日は違いました。木曜日，私はその契約はうまくいくだろうと思いました。金曜日，取引は駄目になりました。
　　　治療者：そうですね，その出来事があなたにとってどうなったかを振り返った上で，どの曜日の結果をAOに用いたいか選んでください。
　　　患　者：金曜の結果がいいです。何がうまくいかなかったのか知りたいです。

　金曜日を用いるのはかまわない。しかし，いったんその選択をしたらその後は変えてはならない。患者が決断を下し，治療者は患者がその決定を変更しないよう支えなければならない。もし患者が立ち戻って月曜や火曜の見地から，さらにはまったく別の見地から話したいと望んでも，状況分析を効果的なものにするためには，治療者は制限を強いなければならない。
　ここで1つ興味深い事柄が持ち上がる。現実の結果（AO）の選択は人為的で，患者がいつの「時間の一コマ」を分析の対象として選ぶかに依存するように見える。進行中のどのような関係においても，ある特定の会話が数時間，数日，あるいは数週間に及ぶことがある。どこで区切ることが人間関係をよりよく反映しているか，どうやって知ることができるだろうか。
　しかしながら，こうした問いを挙げるのは，形式的操作によって思考する人だけである。彼らはどんな人間関係のやりとりにおいても，多数の現実の結果（AO）を考えつくことができる。慢性うつ病に悩む人は，出来事を硬直した，全体的な見方で考える。ゆえに，彼らに行動の帰結について教えるには，開始点と終了点の明確な，問題のあるひと区切りの時間から始めることが求められる。

5）複数の現実の結果（AO）を扱ってしまう

　複数の現実の結果（AO）を扱うことは失敗を招く。患者が複数の現実の結果（AO）を報告する場合は重要度による現実の結果（AO）のランク付けを行い，その最も高位のもの1つのみを扱うようにしなければならない。

　ステップ4で結果を1つだけ選ぶことに困難を覚える患者もいる。これらの患者は「選択肢を残して」おきたいかのように振舞う。第1位の現実の結果（AO）を取り扱うことを強調することは，患者の決断力を養い，また自身の行動の結果に挑戦する可能性が高くなる。

ステップ4における患者の実行目標

1）患者が行動用語を用いて，現実の結果（AO）を1文で表現することを学ぶ

　ステップ4が成功裡に終了すると，患者は区切られた時間の1コマに集中し，その状況における結果を精密に記述できるようになる。熟慮された問題解決（Folkman, Lazarus, 1988）は，問題となっている状況を変えようと集中して努力することからなる。認知分析的なアプローチとあいまって，このアプローチは効果的な解決をもたらす。そしてこのアプローチは患者が，**ある一時点における**自分の行動の結果に集中できるかどうかに左右される（D'Zurilla, Goldfried, 1971）。ステップ4は，患者が自分の認知・行動の方法を現実の状況における結果につなげるよう要求して，その前操作的な世界観の修正を促し続ける。ステップ4は「こうすればああなる」のミスマッチに気づく練習のまた別の側面である。この練習は前操作的な段階の患者に，形式的操作段階の言葉で考えることを求めるものである。

ステップ5：状況における期待した結果

　慢性うつ病患者はここで，かつて経験したことがないだろうことをするように求められる。すなわちそれは，ある特定の出来事の詳細な可能性を考え，**期待した結果（desired outcome；DO）** を形作ることである。臨床家が「この状況がどうなったらいいと思いましたか」と尋ねた時，患者は注意を終了点に向け，自身がどんな結果を望んでいたのかを詳述しなくてはいけないのだ。

　ステップ5は次のようないくつかの目的がある。

- 患者が変化する動機付けを与える
- 状況の病理を評価する
- 状況における自分の行動の適切さを患者自身が評価できるための指標を確立する
- 患者が目標指向性の考え方ができるよう支援する
- 成功した生活の恩恵を十分享受できるように患者を準備させる

　初期のセッションでは，患者は自分が期待した結果（DO）を得られることはほとんどない。そのため，臨床家の前で，現実の結果（AO）と期待した結果（DO）を比べたり対比することを求められると，しばしば居心地の悪さを募らせる。しかし，状況分析のこの段階で意図しているのは，居心地の悪さを増強することなのだ。それはより適応的な行動をなしえた後に苦悩の減少が生じるようにするためである。前に論じたように，セッション内で苦悩を引き起こすことが，負の強化を施行する前段階につながる。負の強化こそが，変化を引き起こす動機付けとなるのだ。

　期待した結果（DO）を設定することはまた，その状況における患者の行動の適切度を治療者・患者双方が評価できるような比較基準を確立することでもある。もし実際にしたこと（「現実の結果（AO）」）と望んでいたこと（「期待した結果（DO）」）に不一致がある場合，決定的な質問は「**なぜ，望んだようにならなかったのだろう**」である。

　期待した結果（DO）を同定することは，目的指向に考える役に立つ（Platt, Spivack, 1972, 1974, 1975 ; Platt, Siegel, Spivack, 1975）。実際，患者が人との出会いの始まりに自分自身で期待した結果（DO）を考えていると，自発的に報告してきたような時には，治療上有為な変化が生じているものだ。この種の行動をとるということは，生きる上で目的指向アプローチができるようになりつつあることを意味する。そして，この指標は変化の先触れでもあるのだ

　患者に期待した結果（DO）を設定してもらう最後の理由は，患者が対人関係で実際に成功した時にその成果を享受できるようにしておくためである。治療セッション場面で現実の結果（AO）と期待した結果（DO）が同じになった状況を患者が報告してきた時，その時こそが祝福の時である。状況分析のプロセスは，このような機会に，その患者が成功し達成しえたという事実から目をそらすことがほとんどできないように働く。状況分析は，「現実の結果（AO）＝期待した結果（DO）」となった時は常に，成功をもたらした促進的な戦略を強化したり，これに照明を当てたりするための媒体となるのだ。

治療者はまた，現実の結果（AO）対期待した結果（DO）の比較を正の強化を行う戦術として利用する立場にもある。患者が成功した際に治療者が喜びや満足をあからさまに示すことは，正の強化の強力な源となる。称賛の瞬間の例を実際に見てみよう。

> *治療者：その状況はあなたにとってどういう結果になりましたか。[AO]*
> *患　者：バカ呼ばわりされた時に私がどれほど傷ついていたかを，夫に話しました。*
> *（さらに患者は，夫はひどく驚いたこと，夫は自分の言ったことが傷つけるようなものだと思っていなかったこと，さらに夫は，そういった類のことはもう言わないようにすると言ったことを報告した）*
> *治療者：その状況がどうなってほしかったのですか。[DO]*
> *患　者：バカ呼ばわりされた時に私がどれだけ傷ついていたかを，夫に話したかったのです。*
> *治療者：この状況であなたがやりたかったことができたということですね。[AO 対 DO 比較]*
> *患　者：そうです！　ついにやったわ！　言いたかったことを彼に言ったの。初めて彼と対等になったわ！　今まではできなかったのに。うそみたい。*
> *治療者：あなたがやりたかったことができたのはなぜだと考えていますか？*
> *患　者：やっと自分を主張できたからです！　なんて長い時間がかかったのでしょう。そう思いません？*

ステップ5を施行する上での治療者のルール

1) 初期のセッションでは，患者に，ステップ5の理論的根拠を説明する

例えば，臨床家は次のように切り出すのもよい。

> 「状況分析では，現実の結果の適切さを評価をする手助けとして，『期待した結果』をはっきりさせるためにいくつかの質問をします。まず，自分自身に目標を提示してください。それから，あなたがそれを達成できたかどうかを2人で注意深く検討しましょう。もしできていなかったなら，それはなぜかを考えてみましょう。ここではっきりさせる，期待した結果のことを，状況分析では『期待した結果（DO）』と呼んでいます。これは，あなたが人生で欲しいものを手に入れられないようにしているものを変えていくために，大切な役割を果たすでしょう。」

2）患者に，1つの状況あたりで提示する期待した結果（DO）は1つだけにするよう，さらに，行動を示す言葉でずばりと表現するよう指導する

　1つの出来事に対して，現実の結果（AO）の場合にもあったことだが，いくつもの期待した結果（DO）を提示する患者がいる。このような患者には，結果を望ましさの順に並べるよう促す。そして1番目にランクされた期待した結果（DO）のみを取り扱う。いくつもの期待した結果（DO）を俎上に乗せることを許すと，状況分析の作業はうまくいかず，混乱したものになる。

　もう1つ心に留めておいて欲しい注意点は，行動ではない期待した結果（DO）の設定は認められないということである。誤りは，次に挙げる例のような問題を常にはらんでいる。

　　治療者：あなたは状況がどういう結果になってほしかったのですか。
　　患　者：準備がこれ以上進む前に，芸術展の計画を中止したかったのです。あと，自信を持って自分の意見をメアリーに言いたかった。
　　治療者：あなたはここで，期待した結果（DO）を2つ提示しました。計画をストップさせることと，メアリーに自信を持って自分の意見を言うこと，の2つです。われわれは一度に1つの期待した結果（DO）しか扱えません。どちらがいいですか。話題にしたいほうを1つ選んでください。
　　患　者：メアリーに，自信を持って意見を言えるようになりたいと思います。
　　治療者：では，自信を持ってメアリーに意見を言うことを，今回の期待した結果（DO）にしましょう。

　治療者は，患者が2つの期待した結果（DO）を示した際に第1の選択のみを扱うという正しい対応をした。残る問題点は，期待した結果（DO）がまだ感情を示す表現で語られていることである。「自信を持って」という期待した結果（DO）を，行動を言い表す言葉で表現するように患者に求めていれば，そのような期待した結果（DO）でもよい。「自信を持って」を「正しいアイコンタクトを維持しながら」「自分の主張を明確で簡潔に述べる」などのような形で行動用語で述べることが可能だったのではないか。しかしながらこの例では，期待した結果（DO）がそのように変換されていないため，臨床家は患者を暗黙裡に失敗に導いてしまったのである。

　なぜか。それは，この患者もまた，他の慢性うつ病患者と同様，他者に自己を表現するスキルがないので，自信を持ってメアリーに対して話すことはできないと思われるからである。今回第1の選択だった期待した結果（DO）は自己表現のスキ

ルを患者が持っていることを前提とするが，この患者はそうではなかった。言いたいことを単にメアリーに伝える，としたほうが，より現実的な期待した結果(DO)だったかもしれない。理想的には，自信などの情緒的な感情は自己表現技能が獲得された後に来ることが望ましい。

　情緒的な期待した結果(DO)を扱うことが推奨されないもう1つの理由は，難しい対人関係の中で，ある特定の感情反応を誘発させることは不可能だからである。セッションで扱われる出来事のほとんどはやっかいで解決しがたいものである。自信に満ちあふれて，勇敢で，幸せで，満足して，穏やかで感じていたい，あるいは，優雅に冷静に振舞いたい，また，寛容の態度で出来事に接したい，などの感情的な用語を期待した結果(DO)として設定することは，容易かつ魅力的ではある。しかし現実には，陽性の感情は，困難な仕事や状況をマスターすることによってしか通常は生まれてこない。熟達したという経験に裏打ちされずに自信，勇気，などが生じることはほとんどない。慢性的に抑うつを感じているような場合は特にそうである。期待した結果(DO)が達成できていない状況なら，まず初めに必要な行動技能を同定し，次にそれを学び，熟達するまで練習されなくてはいけない。技能の欠如は，実際に接してからでないと矯正されないのだ。

3）達成可能で現実的な期待した結果(DO)を作るように指導する

　非適応的な期待した結果(DO)を再調整する手順は第7章で後述する。しかし，話を分かりやすくするために，適応的DOの基準を簡単に以下に示す。
＜達成可能な期待した結果＞
　患者に期待した結果(DO)を設定してもらう時，2つの基準を心に留めておかなくてはいけない。まず，要求は環境が許すものかどうか。つまり，期待した結果(DO)が「達成可能」であるとは，環境が本人の要求することを提供できるという意味である。対人関係の分野では，患者が望むところを，どの程度他者が提供することができるか，または提供したいと考えているかを見極めることを意味する。
　多くの慢性うつ病の患者にとって，達成可能性の判断基準を考えることは難しい。多くは，人間関係において何ができ，何ができないかの判断はほとんどない状態で治療を始める。他の人が義務の範囲を超えて尊敬や優しさを示してくれた出会いを，患者が経験したことがないという事実によるところが大きい。それゆえ，達成可能な対人関係上のゴールを設定することが困難であるということは，驚くには当たらない。多くの患者が，初めは，一番良くても他人に今までとは変わってほしいと望むことしかできないのは，彼らが不当に扱われてきたことに由来する。

アンの例を見てみよう。

> 治療者：アン，この状況はどういう結果になってほしい？
> ア　ン：ボーイフレンドに私の言うことを聞いてほしいわ
> 治療者：この状況であなたの望みはかなった？
> ア　ン：とんでもない！　彼は私を殴って壁に押しつけたわ。私は彼が変わってくれることを願い続けているのに。全然無駄。彼はグズのままよ。

　アンはジョンと5年間暮らしており，彼の行動はずっと変わらなかった。そして彼が変わりそうにないことは臨床家もわかっている。つまり，彼女の期待した結果（DO）は明らかに達成不可能なのだ。周囲の環境はアンの望みを許さないだろう。にもかかわらず，アンはジョンと暮らし続けながら，いつか彼が変わってくれることを望んでいる。ジョンは慢性的にアンに対して虐待を加えているが，しかしまだ彼女の行動を変えるには至っていない。現在までのところ，彼から離れることを本気では考えられないでいるのだ。

　状況分析の仕事は，修正段階でDOが達成できないことを明らかにし，その破壊的な影響にアンが立ち向かうのを助けることである。彼女もそれが達成されないことをわかっている状況の中で，修正段階を通して治療者は彼女に，どうしたらDOが達成されるのだろうかと問い続けることになるだろう。ジョンはけっして彼女が望むような人間にはならないという事実を彼女が受け入れられるようになるまで，おそらく何度もこのシナリオは繰り返されるだろう。この点で，患者は大きな選択に直面することになるだろう。つまり，「もし私が，私の言うことに耳を傾けて，私を傷つけないような男性を望むなら，私は別の男を探さなくてはいけないのだ」。

＜現実的な期待した結果（DO）＞

　「現実的な」期待した結果（DO）とは，その人がみずから行うことができるような目標である。これらの目標は行動技能，学業成績，感情反応，身体能力などを含む。

　非現実的な期待した結果（DO）の例としては，それほど運動能力がないのに大学のフットボールチームでレギュラーになることを望んでみたり，適切な自己表現の方法なしに他人に自己主張することを望んでみたり，そのような気がないのに誰かを愛することを熱望したりすることを挙げることができよう。最初と，最後の例では，ゴールは究極の意味で非現実的である。2番目の例は，技能の欠如があるが，修正可能である。

慢性うつ病の患者は，しばしば非現実的なDOを自らに求める。彼らは，対人的な硬直と社会技能の乏しさのために，社会活動において失敗を繰り返す。非現実的なDOが認識されて改善されない限り，この失敗のパターンは継続する。

臨床をやっていると，非現実的なDOに数限りなく出会う。以下は，不可能なことを自分に期待する人の例である。

① 「仕事に就きたかった(その患者に必要な技能がないのが明らかなのに)」
② 「家族の人種に関する態度が私の友人に影響を与えていることを，客観的な態度で家族に話す(すでに，話し合うたびに，頑迷な家族がコントロールできないぐらいの怒りを患者に示していたにもかかわらず)」
③ 「極端に失礼なお客さんに何の感情的な反応もなく接することができるようになりたい(顧客サービスの仕事はしばしば顧客からの攻撃の矛先になるにもかかわらず)」
④ 「テストに通りたい(勉強していないのに)」
⑤ 「私の中学の数学の生徒から悪口を言われても，動揺しないようにしたい(中学の数学教師には避けられないことであろうに)」
⑥ 「心理学を学ぶために大学院に入りたい(平均以下の知能しか持ち合わせていないにもかかわらず)」

これらのすべての例は，明らかに非現実的な目標である。これらそれぞれにおいて，治療者は彼らのDOの修正を手助けしなければならない。いくつかの例は，彼らが十分に準備できないために実現を困難にしている事柄(仕事や試験)を望んでいるケースであり，その他のケースでは，(頑迷な家族や中学生や怒った顧客に対する冷静な反応)感情的能力を超えているケースである。最後の例(大学院への入学)は，DOを達成するだけの知能を持っていないケースである。

私が治療したほとんどのケースでは，達成不可能なもしくは非現実的な期待した結果(DO)が暗黙裏に繰り返される人生の領域を1つ2つ持っている。こうした問題のDOを1つか2つ修正すると，他の人生の領域にも良い影響を及ぼすことができる。

あるケースは，いつも男性に依存する犠牲者を演じる女性患者であった。その患者は，男性に彼女が何を欲して何を欲してないかを伝えることで，どのようにして自己表現すべきかを学習した。その関係はすぐに破綻したが，そうしたら，患者はすぐに違ったタイプの男性が寄ってくることに気づいた。彼女に魅了された男性は

突然パートナーがいなくなったことに気づくことになった。

　獲得できない目標の代わりに獲得できる目標を持つこと，非現実的なものでなく現実的な期待を持つことを学ぶことは，患者にとって非常に重要なステップ5の目標である。

4）患者が期待した結果（DO）を表す文章の中で使うすべての言葉を理解しなければならない

　治療者は患者お気に入りのフレーズや独特の言い回し，比喩的な表現で患者が何を意味しているのかを，推測してはいけない。1つひとつの期待した結果（DO）に含まれるすべての言葉の意味が明確になるように，説明を求めなくてはならない。それはちょうど次の例のようにである。

> *治療者*：その状況はどのようになって欲しかったですか。［期待した結果（DO）］
> *患　者*：私は彼に"彼のジャックを出してほしい"と思いました。
> *治療者*：すみませんが，その意味がよくわかりません。違う言い方で表現してもらえませんか。
> *患　者*：ロバートに何が欲しいのかを私に言ってほしかったのです。
> *治療者*：なるほど，あなたの期待した結果（DO）が理解できました。

5）期待した結果（DO）を作成する作業を患者に代わってしてはいけない

　自明のことだが，もう一度述べる。治療者は患者にステップ5を治療者の援助なく完了するように指導しなければならない。上記の通り，期待した結果（DO）の作成は時として難しく，時間がかかり，うんざりするものである。それに耐えられなくなり，その作業を代わりにやってしまいたくなる誘惑が常につきまとう。しかし，そうする代わりに，治療者は患者が最後の分を完成させるまで待つべきである。たとえ，2番目の治療者のルール（患者に行動用語で述べられた1つのDOを作成するように教えること）として述べられた基準に合わせるために，何度も改善してもらうことが必要だとしても。

6）もし期待した結果（DO）が達成されたのに，言語的あるいは非言語的な苦悩がまだ患者に認められる場合，期待した結果（DO）は修正されなければならない

　これらのタイプの期待した結果（DO）は3つのケースで起きる。

1つは，他人にNOと言ったり，他人に制限を加えることがなかなかできない患者で起こる。彼らの期待した結果(DO)はしばしば彼らの従順さを反映し，そのため，彼らは満足できなかったり，不快な感情が残ったままになる。こういう場合，ステップ5でどうなるかと言うと，彼らは他人の希望に妥協し（彼らは素敵で，人の役に立つ人だと思われたいから），その従順さゆえに，自身を不快にさせるような期待した結果(DO)を提案してしまう。彼らが期待した結果(DO)を達成したにもかかわらず，満足できていないことが明らかな時，治療者はこの問題によく気をつけておかなければならない。期待した結果(DO)を達成するということは普通肯定的なことである。しかし，そうでない場合，治療者は患者が望んでいたことが本当に望ましいことであったのかを疑わなければならない。次に例を挙げる。

患　者：自分が欲していたものを達成しました。［期待した結果(DO)：私は義理の姉の言うことに耳を傾けたかった］　彼女が私に，私の兄との結婚がうまくいっていないことを話し始めた時，私は彼女の助けになろうとしました。本当は，そんなことを私に言ってほしくなかったのです。でも，聞くべきだと思いました。
(患者が言語上も非言語上も動揺しているのが見てとれた)
治療者：どうも何かがおかしいですね。どちらの目標をあなたは求めていたのでしょう？　お兄さんとのことについてそんなことを打ち明けてほしくないと言いたかったのですか。それとも，彼女の打ち明け話に耳を傾けることを望んでいたのでしょうか。
患　者：私は今まで誰にも，あなたが言いたいことは本当は聞きたくないんだと相手に言うことができませんでした。つまり，彼女に「そんなことは私に言わないで」と言って，彼女を無視しろってことですか。

　この状況では，自己主張ができないことが，他の人の助けになりたいと欲求することとあいまって，望ましくない「期待した結果(DO)」を生み出したのである。治療者はいったん状況分析の進行を中断し，行動の欠陥を指摘し，義理の姉に対して限度を設ける練習をする手助けをしなければならない。そうして初めて，患者は本当の意味の「期待する」結果を作成することができるのである。
　2番目のケースは，他人から仕掛けられたひどい行動に対して，反撃するための攻撃的な「期待した結果(DO)」を呈示してきた時である。ある治療者はこの問題を次のように対処した。明確化段階において，姉が台所にやってきて，皿を洗っていないとか他の家事をしていないとかと大声で文句を言い出したという状況を記述した女性患者がいた。お互いに大声で罵りあい，2人同時に部屋を出ていった。患

者は現実の結果（AO）を次のようにした。「私は姉に"このメス犬！"と言って台所を出ていった。（反撃的行動）」。どのような状況になってほしかったのかと彼女に尋ねたところ，彼女は「私が彼女に言った通りのことを言いたかったのよ！」と言った。

　しかし，この患者の次のコメントは，この期待した結果（DO）に「問題」があったことを暗示していた。「私はカンカンになって部屋を去りました。言われた通りのことを言い返せたことが嬉しくもあったけど，罪悪感も感じました」治療者は状況分析からいったん「横道にそれて」，なぜ患者がこのように反応したのかを探ることにした。患者に姉の行動がどのように患者に影響したのかについて聞いたり，そのほかのいくつかの似たような出来事について話し合っていく中で，患者は反撃の理由を次のようなものであることにようやく気づいた。「彼女に怒鳴りつけられて，私は傷ついた。彼女はいつもそうなの。彼女を同じように傷つけて仕返ししたかった」ひとたび傷ついた感情が認識されると，治療者は状況分析の過程に戻って，患者にもう一度状況を記述させた。今回は，傷つけられたという視点から，状況を記述するようにさせた。すると，別の期待した結果（DO）が提案された。「私は彼女がいかに私の気持ちを傷つけたかを彼女に言いたかった」

　3番目に問題となる期待した結果（DO）は，患者が他人を故意に傷つけようとしている場合である。治療者は普通この目標に不快感を持つ。それは当然のことである。「とんでもないあばずれ女呼ばわりして，妻を痛めつけてやりたい」このような場合もまた，最も効果的な方法は「復讐の期待した結果（DO）」の背景にある傷が明らかになるまで，状況分析の過程をいったん中断することである。配偶者の行動によって傷つけられたという認知情動的な解釈（例：「お前は俺を嫌っている」「わざわざ俺を落胆させるようにしている」「俺を嫌な気分にして喜んでいる」など）に患者の注意を集中させることは有効な手段である。上に述べたように，痛みや傷が認識されて状況分析に組み入れられるまでは，いかなる期待した結果（DO）も対人的な葛藤を解決することはできない。ひとたび，いかに傷ついていたかを認識できると，彼は次のような現実的な期待した結果（DO）を提示することができた。「彼女がそう言ったことで私がいかに傷ついたかを彼女に知ってもらいたかった」

　当人が不満足を覚えるほど人の言いなりだったり，反撃的だったり，復讐を求めたりする期待した結果（DO）では駄目な理由は，その状況における対人問題を解決できないからである。すでに存在する対人摩擦を悪化させるような期待した結果（DO）は，隠れている問題を明らかにすべく綿密に吟味される必要がある。

ステップ5における患者の実行目標

1）患者が行動用語を使って1文の期待した結果(DO)を作ることができるようになる

　この基準に合う期待した結果(DO)を構築することを患者に教える努力は，報われる作業である。こうすることにより，彼らは彼らの状況における行動の質を評価する基準を持つことができる。治療の終了までに患者は，すべての対人的な出来事に順向的で目標指向的な見地からアプローチするようになっているべきである。

2）患者が現実的で達成可能な期待した結果(DO)を作成できるようになる

ステップ6：現実の結果と期待した結果とを比較する

　臨床家がステップ6の最初で患者に尋ねる促し質問は，「ここで，あなたが求めていたものが得られましたか」である。この質問によって明確化段階のクライマックスに達する。

　患者はこれで期待した結果(DO)を得られたかどうかを判断するために，自分の状況的な行動が適切であったかどうかを評価しなくてはならない。この促し質問に対する答えと，答えている時の態度は，しばしば個人の苦痛（またはその欠如）の度合いを表している。

　治療者は，このステップにおいて，患者を急かしてはならない。むしろ，患者自身が，自分の行動の帰結，すなわち現実の結果(AO)を，期待した結果(DO)と比較して直接考察する必要がある。このAOとDOの比較は，おそらく，患者が自分の行動の帰結と直面する初めての経験になるであろう。治療の初期の段階では，しばしば，そのAOは満足のいくものでなかったり，否定的な結果だったり，DOが得られなかったことが明らかであろう。この段階で，DOとAOを比較することを患者に求めることで，臨床家は，患者に自分の行動の不適切さをあからさまにするよう求めていることになる。これはけっして楽な体験ではない。この時点で自分を評価させることは，前操作的な患者の注意を，自分が引き起こした因果的な現実に向けることになる。

　患者が促し質問に対して何らかの答えを出せた時点で，ステップ6は完了である。

治療者は，その原因の調査には多くの時間を費やさない。治療者は，患者が失敗の原因として挙げる論理を理解することだけに興味をおく。患者が期待した結果（DO）を得ることができないことについて挙げる理由は，この治療の過程で著しく変化するであろう。患者が行動的に熟達するにつれて，その返答は対人関係機能における改善と，自らの行動の帰結についての自覚を反映するようになる。状況分析のステップ6は，修正段階へ直接つながる移行のステップである。

ステップ6を実施するに当たっての治療者のルール

1）治療者は，現実の結果（AO）と期待した結果（DO）を比較する促し質問をわかりやすく述べ，このステップを通じて患者を急かしてはならない

　訓練中の治療者は，患者が明らかに求めていたものを得られていないのに，それを得られたかどうかを尋ねるのは，見え透いていて，時に愚かしくさえ感じる。このような場合，治療者が自分でその比較をしてしまったり，現実の結果と期待した結果の比較を急ぎすぎたりしてしまう。それは治療者が，治療者自身の不安を和らげていることであって，患者の不快感に焦点を当てていないことになろう。このような状況において，未熟な治療者によってなされる共通の対応は，「あなたがここで求めていたものが得られなかったのは明らかですね。なぜそれは得られなかったのでしょうか」のようなところであろう。

　患者は治療者から出された質問を根本的に異なった視点から見ている。治療者の不安を緩和するのが治療の目標ではない。質問を手短にしてしまったのでは，患者が自分の行動の帰結と向き合う機会を失わせてしまう。

2）治療者は，現実の結果（AO）と期待した結果（DO）を比較するための十分な時間を患者に与えた後にだけ，なぜ患者が期待した結果を得ることができなかったか理由を尋ねるようにする

　また，訓練中の治療者は，しばしば期待した結果（DO）を得られなかった原因を聞くのに多くの時間をかけすぎたり，それどころか，別の原因をほのめかすことさえしてしまう。前述したように，「なぜ」という質問は，評価を目的としてのみ行うものである。言い換えれば，臨床家は期待した結果（DO）を得られなかったことについて，患者がどう意味付けするのかを理解したいのである。

　患者が1つ2つ理由を述べたら，治療者は，すぐに修正段階のステップ1に移らなければならない。患者が理由を述べた後には，治療者はほとんどコメントしな

いほうがよい。新米の治療者は，しばしばここで，その患者が期待した結果(DO)を得られなかった理由について，長時間を費やして話してしまう。そんな人には，こうアドバイスしたい。「そんなことはしないで，さっさと修正段階に行きなさい」

ステップ6における患者の実行目標：

1) 患者が，現実の結果(AO)と期待した結果(DO)を比較することによって，状況的な行動を評価するようになる

　対人的行動を自己評価できるようになることは，CBASPプログラムの一番重要な目的の1つである。状況へ注目すること，自分で評価すること，そして目標指向的な行動は，すべて状況分析の重要な教育上の目標である。「なぜ」という質問に対してどのような因果論的説明をするかに表されるように，患者は次第に洗練された自己評価の技能を身につけてゆく。以下の2つの引用は，自己評価の技能の成長を示している。最初のものは，セッションの初期段階での患者の返答で，2番目のものは，最終セッションのものである。

> *治療者*：ここであなたの求めていたものが得られましたか。
> *患　者*：いいえ。
> *治療者*：なぜそれが得られなかったのでしょうか。
> *患　者*：そんなの毎度のお話だよ。彼女が僕に「No」と言ったのは，それが僕の人生の決まりだからだよ。僕は彼女が二度と僕とデートするつもりはなかったということに気づくべきだった。どの女性も，1回デートしたら，その後は僕と出かけてくれない。

　最後のセッションで，治療者は患者に彼がなぜ期待した結果(DO)を得られなかったかを尋ねた。その結果は前述した状況分析と同様で，患者が別の女性と何回かデートをした後，彼女を土曜日のデートに誘った時のことである。

> *治療者*：求めていたものは得られましたか？
> *患　者*：いいえ。でも，その理由は言える。3週間付き合ったけど，シャロンと僕には解決できない意見の相違があったんだ。関係を終わらせようと僕のほうから言おうと考えたけど，それを言う勇気がなかった。せっかくの自分の判断に逆らって，僕は彼女に土曜日にデートしようと誘ったんだ。彼女は僕が本当に考えていたことが2人にとって一番いいことだと言ったんだ。つまり，私たちは付

き合いを続けるべきではないと。僕のほうからそれを言うことができたのならよかったのに。

　さて，次に状況分析の修正段階の説明に入る。そこでは，患者が明確化段階で行なった認知面および行動面での誤りを修正することを学ぶ。

第7章

状況分析の修正段階

> 形式的操作構造は，治療介入によって強化されうるものである……形式操作的指向は仮想の世界を切り開き，そこでは可能性のほうが現実よりも重要になる。
> ——D. E. Gordon (1988, p.67, 56)

修正段階の導入

　状況分析の明確化段階のステップ6では，なぜ期待した結果（DO）を達成できなかったかを患者に尋ねた。この問いは，状況分析の修正段階につながるものである。この問いに対して，初めのうち患者は有意義な答えを出せないものである。なぜなら，まだ患者は因果関係について考えることに慣れていないからである。この「なぜ」という問いに対しては，「みんなに嫌われているから」「何ひとつうまくいかないんです」「何をやっても失敗するんです」「私はバカでどうしようもないんです」などといった答えが典型的である。患者の世界が前操作的であることが明白である。患者が自分の状況行動を正確に評価できるようになると，この「なぜ」の問いに対する答えは，より洗練された，因果関係を意識した知覚を反映するようになる。答えはもっと時間的に固定したものになるし，状況の中で起こった実際の出来事により関連したものになっていく。
　修正段階を始めたら，治療者と患者は状況に関する難題について，その答えを出さなくてはならない。問題は，期待した結果（DO）を達成するためにどのように患者が行動を変えなくてはならないかである。状況分析によって，患者が時間をさかのぼって，うまくいかなかった対人的出来事を「修理する」ことできる。前に述

べたように，この作業は情緒的に中立的なものではない。患者が治療者の眼前で，極めて個人的な出来事を検証しなくてはならないから，というだけではなく，失敗の要素を含んでいるだけに，この出来事はおそらく不愉快なものになっているからである。しかし，この段階では不快感はむしろ必要なものである。不快は変化を呼ぶものだからである。

不快感を伴わなかったり，あるいは，感情的に超然とした状態で修正段階を行っても，患者の変化は起こりにくい。慢性うつ病の患者は，感情的に不快な状況を特定できなかったり，状況分析の際にほとんど，ないしまったく感情を表出しないことがある。このような場合，治療予後は悪い。シゾイドパーソナリティ障害を併存している患者ではしばしばこのようなことが起こるが，これは，彼らが対人領域において感情の隔絶を起こしたり，情緒表現の幅が狭いためである。

これから，修正段階の4つのステップを解説する。各ステップで，導入のためのコメントを示し，それに引き続いて管理のための原則と患者の実行目標を説明する。

ステップ1：不適切な解釈，不正確な解釈を修正する

現実の結果（AO）と期待した結果（DO）を行動的な言葉で明確に操作化することの重要性は，状況分析の修正段階のステップ1で明白になる。現実の結果（AO）と期待した結果（DO）との比較は，患者の行動の非効率性を繰り返し認識させる。期待した結果（DO）はいわば状況の「標的」であり，患者がどうなりたいかに患者の注意を集中させる。一方，現実の結果（AO）は当初，標的からどのくらい的を外していたかを表している。いずれの領域においても行動を明確に定義することによって，比較が容易になる。

修正段階のステップ1では，治療者は1つずつの解釈に着目し，それぞれに同じ質問を投げかける。

「この解釈はあなたの望む結果にどのように役立ちましたか」

この質問に対しては，患者はそれぞれの解釈が期待した結果（DO）を達成するためにどのくらい役にたったかを評価することによって，「こうすればああなる」という形で考える必要がある。第6章で述べたように，解釈の妥当性は，正確さ（現実

を反映しているか）と適切さ（現実に根ざしているか）の観点から評価する必要がある。適切な解釈ができると，患者は確固とした「ひと区切りの時間」に根ざすことができ，現前の問題に努力を集中することができるようになる。正確に解釈できると，他者とのやりとりのなかで何が起きているかを正しく評価することができ，それによって期待した結果（DO）を達成する確率を高めることができる。まとめると，適切で正確な解釈ができると，しばしば計画性のある問題処理行動を起こすことができ（Folkman, Lazarus, 1988），期待した結果（DO）の達成につながる。

慢性うつ病の患者の解釈構造の多くは修正を要する。不適切で不正確な解釈を修正段階でどのように修正するか，例を挙げて示すことにする。次の例では，患者は，意見が食い違った事項に関して同僚のビルと話したかった（期待した結果（DO））例である。現実の結果（AO）は，「意見の相違ついて全然話を持てず，私のほうがあきらめた」で，患者にとっては無念なことであった。

治療者：最初のあなたの解釈を見て，期待した結果（DO）を手に入れるためにそれがどう役立ったかを考えましょう。あなたの最初の「読み」は「また，失敗してしまった」でした。あなたの望んでいた結果（DO）というのは，ビルとの意見の相違を話し合いたいというものでしたよね。その解釈はビルとの話し合いにどう役立ったでしょうか。この解釈と，あなたが望んでいたものとのつながりを教えてくれませんか。

患　者：わからないです。全然役立たなかったんじゃないかな。困難な状況に直面する時にはいつも，頭の中に浮かんでくるのです。

治療者：その解釈は，状況に根ざしているでしょうか。つまり，それが状況に**関係ある**ことなのかどうか，あなたとビルとの間に**本当に起こった**ことを反映しているのか，ということなのですが。

患　者：いえ。それは……私が誰かと衝突した時にいつも出てくる考えにすぎません。

治療者：私たちのここでの目的は，出来事にしっかりと根ざした解釈をあなたが見つけられるようにすることなのです。今の読みは，明らかに違いますよね。あなたとビルの間に実際に起こっていることを反映させるように，その読みを修正できるかどうか見てみましょう。

患　者：やってみます。ビルは，とても忙しく，行き違いについては後で話そうと言いました。

治療者：いいですね，感じがつかめてきましたね。この読みは，その状況で実際に起こったことに根ざしているでしょうか。

患　者：はい。

治療者：それは，あなたとビルとの間に起こったことを正確に反映していますか。

患　者：はい。
治療者：もし，これがあなた方2人の間に進行していることならば，あなたが期待した結果（DO）を得ることはどうなりますか。慎重に考えてみましょう。
患　者：それは彼が，今すぐにはできないが，後でなら私と話をしてくれるということを意味しているのだと思います。［解釈を修正することで，元々の期待した結果（DO）は達成不可能になった］
治療者：それなら，ここであなたにとってより達成可能な結果は何でしょうか？
患　者：ビルと私が話をできる時間の約束をすることです。［期待した結果（DO）はこうして新しい解釈の観点から達成可能となる］
治療者：その通り！

　最初の解釈を修正したことにより，「今ビルとの行き違いの話し合いをしたい」という元々の期待した結果（DO）に問題点が明らかになった。今，ビルがそれについては話したくないと言うならば，患者はどうして意見の相違についてビルと話し合えようか。環境（ここではビル）は患者が望むことを提供しない。したがって，その期待した結果（DO）は現在，達成不可能なわけである。
　達成可能性だけでなく，期待した結果（DO）は他の観点からの評価もなされる。患者は，望むものを実施できなくてはならない［現実的な，期待した結果（DO）］。期待した結果（DO）を実行できない時があり，そういう場合は，期待した結果（DO）は非現実的になってしまう。他の例でその点を示す。

治療者：あなたは，その状況がどのようになってほしかったのですか。
患　者：私は，この女性に対して，本当の愛情を感じたかった。［期待した結果（DO）］彼女は，私が今までに欲しいと思ったすべてを持っています。なぜ，その感覚が出てこないのかわからない。私は彼女を愛することができるはずです。

　この期待した結果（DO）には，2つの間違ったところがある。1つめは，行動的な用語で作られていない。2つめは，もっと重要なことだが，現実的な目標ではないことだ。彼はその女性を愛していないのだ。感情を作り出すことはできない。このような患者は，非現実的な目標を立てる頻度が高いから，結果として，自分で失望する頻度も増えてしまうのである。

［期待した結果（DO）を修復する時のルール］
　　修正段階のステップ1で，期待した結果（DO）が不適当（達成不可能であったり非現実的）であることが判明した時はいつでも，さらなる修正段階に進む前に，期待した結果（DO）は直ちに，達成可能で現実的なものに直されなくてはならない。

　最初の例に戻ろう。不適当な期待した結果（DO）が見直されたやりかたに注意して，臨床家が，「こうすればああなる」と教えることを，見直しの過程でどのようにやっているかを見てほしい。

治療者：あなたの解釈を修正し，「ビルはいつか別の機会に，意見の相違に関してあなたと話したいと思っている」にしました。この適切で正確な解釈は，あなたの希望を叶えることに，どのように貢献できるでしょうか。
患　者：駄目です。ビルは今はその意見の相違に関してわたしと話したいとは思っていません。
治療者：この状況はあなたにとって，いろいろと学ぶきっかけを与えてくれそうですね。あなたが何を望んでいるのかを見てみましょう。あなたが望んでいる結果はこの状況では達成可能ですか。
患　者：いいえ。彼はそのことに関して今話したいとは思っていません。
治療者：環境，つまりビルが，今はあなたの望んでいることを提供しない，ということですね。この点は確かです。さあ，それでは，今，この状況で，期待した結果（DO）を達成可能なものにするためには，何をしなくてはならないでしょうか。
患　者：（長く静かに考え込んで）私は別の目標を立てなくてはなりません。ビルに，私たちが話し合いを持てる時間を作ってくれるよう頼んでみることができるかもしれません。
治療者：素晴らしい！　さあ，1文で新しい期待した結果（DO）を表現してください。
患　者：意見の相違に関して話し合う時間を設定する。［達成可能な期待した結果（DO）］
治療者：ビルはあなたの希望を叶えてくれるでしょうか。［治療者は達成可能かを再確認している。治療者はビルを知らないので，もしかしたら彼は，やるといっても当てにできない人かもしれない］
患　者：ええ，彼は本当はいいやつですよ。
治療者：それでは，われわれは，今後の治療に使える，きちんとした期待した結果（DO）を手に入れたことになります。あなたが解釈を修正したことで，ビルがそのように反応したという条件下で達成可能な，期待した結果（DO）にたどり

　　　　着いたのだということがわかりますか。状況を適切に正確に解釈することを学
　　　　ぶことがとても重要な理由はこれなのです。
　患　者：ええ，でも，こんなにすばやくは考えられません。
　治療者：練習を続けましょう。練習，練習，練習，あなたがそれをできるようになるま
　　　　で。さあ，次は，あなたの2番目の解釈が，どのようにしてビルと話す時間を
　　　　設定することに役に立つかを見てみましょう。

　これらの例から明らかなように，慢性うつ病の患者は，対人関係に熟達するため
には，一般的に状況分析を何度も何度も練習しなくてはならない。また同時に，
行動のレベルでのフィードバックを大量にすることも必要である(Bandura, 1977b)。
他の人とやりとりをするのと平行して，期待した結果(DO)を得るために解釈と行
動を修正できるようになるためには，患者は出来事に際して注意を集中し続け，形
式操作的用語で考えなくてはならない。患者はまた，もともとの目的が達成できそ
うもない時，素早く目標を再調整できるようにならなくてはならない。期待した結
果(DO)という標的に照準を合わせ続けるよう患者に教えることが，最初の一歩で
ある。

　前操作的患者が，社交上で惨めな失敗をする理由は明らかであろう。上述の例
でも，これらの患者に特徴的な，自己中心的で，未発達な思考（「わたしはまた失
敗した」）が示されている。初め，患者はどのようにして結果を修正すればよいのか
がわからなかった。「こうすればああなる」という思考ができなかったからである。
例では，また，なぜ外的な帰結(現実の結果(AO)「意見の相違に関して話し合わ
なかった」)が，他の時間に話し合いを持つ，という行動につながらなかったかがわ
かる。つまり，彼は自分のことで手一杯になっており，現実に起こっている出来事
に集中できていなかったのだ。彼は望ましい目標，つまりもっと意見の相違につい
て話し合うこと，をあきらめた。なぜなら彼は，このケースを，彼の愚かさの1例
だ，と誤って結論付けていたからである。そして実際，個人的な目的をあきらめ，
長期間自分を非難し続けることが，患者の年来のパターンであった。

現実の結果(AO)＝期待した結果(DO)となった場合の適切な状況対処

　修正段階はまた，治療者は患者が彼らの望む結果を達成した時，つまり，現実
の結果(AO)＝期待した結果(DO)になった時，を浮き彫りにする。第6章で述べ
たように，このような場面はすべて，祝福すべき場面である。適応的な行動に正の

第2部　CBASPの方法と手順

強化を与え，紛れ込んだかもしれない失敗に焦点を当てようという衝動を阻止する時である。

　治療者の反応がここではとても重要である。興味深いことに，自分の成功に困惑する人もいれば，成功を軽視する人もいる。成功の理由を，雨が降らず，晴れていた（「天気が良いとみんな機嫌が良いでしょう」）ということに帰する人もいる。しかし，そういう時，多くの患者は，素直に自分のことを誇りに思うだろう。状況分析で時間的に焦点を当てることは，患者の成功体験を中心に持ってくるとても良い機会になる。患者がなぜ失敗したか，その理由を特定することを避けようとするのを状況分析が阻止するように，成功したことを認めることから逃れることも，状況分析は阻止するのである。祝福の瞬間は見逃されてもいけないし，急いでもいけない。

　以下の引用は，現実の結果（AO）＝期待した結果（DO）となる最初の成功がいかに重要かを示すものである。

>　患　者：先生に何があったかをご報告しないといけません！　彼が私に言ったことが，どれだけ私を傷つけ，どれだけそれをやめてほしかったのかをボーイフレンドに伝えることができなかったことについてやった先週の状況分析を覚えてらっしゃいますよね。彼が私にやっていることについて彼はほとんど意識してないことがわかったんです。先生と私で何をどういうべきか練習しましたよね。でも前回のセッションが終わった時，そんなこと実際には絶対できないと思っていたんですよ。しかし，できたんですよ！　昨日の晩できたんですよ。そして，望んでいたものを手に入れました！　彼は，私に嫌味を言うのをやめたんですよ。うまくいったんです。彼は私に耳を傾けたんです。多分付き合ってから初めてのことです。
>　治療者：それではそれについて，状況分析をやってみましょう。1つももらさずに。私はそのことについて1つもらさず，全部聞きたいですね。もしシャンパンがあったらいますぐ開けたのに！　しかし，その前に何が起きたか聞かせてください。順にステップを追っていきましょう。

　このようなブレークスルーはとても大事で，多くの場合，変化へのモチベーションをさらに向上させることになる。彼女は**自分の行動が帰結に結びつく**ということを，見紛うことなく自分で証明した（そして，このケースでは望んだ結果を得た）。状況分析の方法論は，人と環境との関係性に気づくことを強化する。Skinner（1953）は，結果が行動に影響を与えていくようになるといったが，これはまさに正しかっ

たのだ。ただしそれは，われわれが，われわれ自身と，他者に対して与える影響との間の関係性について認識している場合のみである。

ステップ1を実施するに当たっての治療者のルール

1) 繰り返して言うが，治療者は患者のするべきことを肩代わりしてはいけない

2) 治療者は，患者が明確化段階で語った順に1つずつ解釈を検討する

　治療者の中には，明確化の第2段階でなされた解釈を，患者にとって重要な順に並べ替えて修正していくべきだと考える者がいるが，それは間違っている。そのような治療者には「違う！ 語られた順番で取り上げなさい」と助言したい。解釈は，相互作用が展開した過程にそって正確に描かれるべきであり，そうすることで患者の注意をその状況に集中させ続けることができる。もし解釈が時間経過に沿った文脈から離されてしまうと（順番を並べ替えるとそうなる），患者とその出来事との結びつきは緩んでしまうだろう。

3) 治療者は解釈の1つひとつについて適切さや正確さを評価し，解釈が期待した結果（DO）を獲得するのにどのような妨げとなったのか，もしくは貢献をしたのかを患者が判断する手助けをする

　前操作的思考をする人には辛抱強くお付き合いして，彼らが自己中心的な解釈から他者との間で得られる期待した結果（DO）に，どのようにすれば論理的に到達できるかを彼ら自身に考えさせるのがよい。

　前述の状況分析（ビルとの意見の不一致について話し合いたいと望んでいた患者の例）を思い出してほしい。患者の最初の解釈は，「私はまた失敗してしまった」だった。期待した結果（DO）（ビルと意見の不一致について話し合う）から見ると，この最初の解釈は不適切で，かつ実際にビルが言ったこと（「後で話そう」）を反映していなかった。その前操作的な構造に対して，何か新たな解釈を付け加える必要があった。患者の焦点をビルの行動に当てて最初の解釈を修正することによって，変革が起こった。

　ステップ1の修正作業は進みが遅く，骨の折れる仕事で，臨床家は辛抱することが必要である。修正作業は何度も繰り返され，その中で臨床家は患者が期待した結果（DO）を得られるようになるために，解釈1つひとつの不適切さを順序立てて説明する。そしてついに患者は，自分たちと他人の間で実際に何が起こっていた

のかに焦点を当て，解釈をしっかりと状況に根ざしたものにする能力を得る。

4）治療者は認知的解釈を状況から，または，現実の結果（AO）や期待した結果（DO）から遊離させてはいけない

患者は認知的解釈が常に状況の帰結と関係しているということを学ばなければならない。

Beckの技法（Beck et al, 1979）で訓練されている治療者は，時にこのステップ1に難しさを感じる。なぜなら，彼らは当然，解釈の非機能的な内容そのものに集中してしまうからである。以下は，ちょうど状況分析を学習し始めた，Beck派の治療者が行ったセッションから抜粋した。

> 治療者：あなたの最初の解釈「私は母に面と向かって，自分が考えていることを知らせることはできない」は，彼女に，あなたの妻に対して無礼であると言うことを伝えるという期待した結果（DO）に対してどのように貢献しましたか。
> 患　者：私が望むものは与えてくれませんでした。
> 治療者：他にもこのように考えたことはありませんか。それはむしろあなたの，お母さんに対する自動的な反応のように思えます。この考えはあなたをどのような気分にしますか。
> 患　者：無力で未熟で。
> 治療者：他の考えはどうでしょう——たとえばB案としましょう。今ここで，自分自身に言えて，しかも，母親に対して別の対応をするのを助けてくれるような考えはないですか。
> 患　者：よくわかりません。
> 治療者：代わりになる考え，あなたが母親にもっと柔軟に対応できるのを助けてくれて，無力感を感じさせないようなB案を見つけ出してみましょう。
> 患　者：「私は彼女に何を考えているか話すことができる」と自分に言い聞かせられるでしょう。
> 治療者：その考えはあなたをどう感じさせますか？
> 患　者：ずいぶんましです。選択の余地があるように思います。
> 治療者：その通り。あなたはもう選ぶことができる。あなたはこれまでのやり方ですることもできるし，B案を試すこともできる。選択権は完全にあなたのものなのです。それではあなたの2つめの解釈を見て，あなたが期待した結果（DO）を得るのにどう貢献したかを見ていきましょう。

この方法では，焦点が環境から患者の認知‐感情的な反応に移ったために，認知

的な行動と状況的な文脈が微妙に解離してしまう。このようにして状況的な文脈からかけ離れた解釈の内容に焦点を当てることで，2つの問題が起こってくる。
① 治療者は不注意にも変化への責任を患者の手から取り上げ，自分たちの側に置いてしまう。
② 個人（患者）を従うか，抵抗するか，どちらかの立場に押し込んでしまう。つまり，そのような状況では，患者の考えの間違いを指摘するのは治療者の責任になり，患者は治療者の論理に同意するか否かを選ぶしかなくなる。

　反論を加えるという方法では，行動的な結果［つまり，現実の結果（AO）］が曖昧になるだけでなく，期待した結果（DO）もその動機付けの力を失ってしまう。特に，行動が環境的な文脈から切り離されると，変化への動機が損なわれやすい。患者に自分の行動の帰結に焦点を当てるのをやめることを許してしまうと，変化をもたらすには治療者のカリスマ的で説得力のある影響が必要になってしまう。臨床家による反論にはっきりと抵抗する慢性うつ患者はほとんどおらず，代わりに彼らはその結論に同意し，そして抑うつは持続するだろう。

　何年もかけて試行錯誤を繰り返し，苦しみながら次の事実を私は学んだ。慢性の患者には，自分自身でその考えの不合理な帰結と格闘させ，期待した結果（DO）を得るために自分の状況解釈を苦心して「修理」させることが，前操作的な認知構造を修正する最良の方法なのである。ステップ1は，患者が不合理な「証人席」から逃げられなくなるよう作られている。また，患者は適応的な解釈を構築することで，苦痛を軽減する機会を与えられる。

5）患者の問題となる状況が配偶者，恋人，上司，友達などに関係する時はいつでも，治療者は期待した結果（DO）が達成不可能であるという結論を下す前に，注意して治療を進める必要がある

　修正段階のステップ1において，治療者は期待した結果（DO）が達成可能かどうかを決定する。以下の例で，シャロンの期待した結果（DO）は，夫のトムに掃除を手伝ってもらうことだった。これまでの状況分析で，トムはシャロンに協力するのを拒んでおり，治療者はどんな状況でも彼は妻に手を貸す気がないと結論していた［つまりシャロンの期待した結果（DO）を達成不可能とした］。期待した結果（DO）が達成可能かどうかは，この状況分析においては大きな関心事だった。

> 治療者：望んだものを得るために，あなたの最初の解釈が適切かどうか評価しましょう。ご主人の行動を「トムは怠け者だ」と解釈することは，彼に掃除の手伝

いをしてもらうことにどのように貢献したでしょう？
シャロン ：わかりませんが，私の解釈が正しいことはわかります。
治療者 ：それは，あなたとご主人の間のやりとりのどの部分が示していますか。
シャロン ：はい，私が彼に「手伝って」と言った時，彼はただ私を見て，口をへの字に曲げました。そして彼は私を「面白くない女だ」と言いました。

[コメント] 何かが足りないので，腑に落ちないところがある。治療者は患者がぶっきらぼうでイライラさせるような話し方をするのを知っている。そしてそれは時に，嫌味で無神経に聞こえる。治療者はまた，患者がこれまでも似たような状況でトムからの協力を得られていないことを知っている。シャロンの話し方が，トムが協力を拒むことに関与しているかどうかを明らかにするため，「いらだたせる言葉遣い」についてもう少し問いただしてみた。

治療者 ：その朝トムに言ったように私に言ってみてください。トムに話しかけたのとまったく同じ調子で言ってみてください。
シャロン ：「手を止めて，このむさくるしい家を掃除するのを手伝って！ あなたの靴を磨くよりも大事なことなのよ」
（シャロンの話し方はぶっきらぼうで無神経であり，いらいらさせるものだった）
治療者 ：それではあなたがトムになり，靴を磨いているところを想像してください。私があなたの役で，あなたはトムの役です。私はこれからあなたに，あなたがトムにしたように助けを求めます。（治療者はシャロンの話し方や身振りを真似て要求する） どんな印象でしょうか。
シャロン ：ひどく横柄に聞こえますね。
治療者 ：私があなたに頼み事をするのにこのように言ったら，あなたは私を助けてくれますか。
シャロン ：たぶん断るでしょう。トムが私を手伝ってくれないのはこのせいだと思いますか。
治療者 ：わかりません。でも確かめてみる価値はあると思いますよ。トムにこのことを話してみたらどうですか。さて，あなたは今日自分の話し方について習いました。それがあなたの結婚生活にどのくらい広く影響しているのかはまだわかりませんが。その自分の話し方を考えて，この状況でトムから援助を得るために，どんな解釈を付け加えますか。
シャロン ：もっと優しい言い方でトムに助けを求めなくちゃいけない。
治療者 ：わたしたちはこれを「行動解釈」と呼んでいます。このように解釈を修正して状況に加えることで，期待した結果（DO）に直接結びつきます。行動解釈を加えなければ，あなたの行動は変わらないし，彼の助けを得る可能性も少なそうですね。

この場合，治療者がロールプレイを通じてシャロンの話し方を指摘することができたので，シャロンは徐々にこのような状況での自分の刺激価に敏感になっていった。後にシャロンは，助けを求める言い方を和らげることで，トムからより多くの協力が得られたことを報告した。このように，シャロンの期待した結果（DO）は達成可能であったが，それは彼女が話し方という行動を変えて初めて得ることができた。この例は，期待した結果（DO）が他者の行動のせいで達成不可能だと結論することの危険性を示している。期待した結果（DO）が達成不可能だと判断する前に，治療者は患者の適切な方法で振舞う能力を吟味するべきである。

　患者が自ら意図せず努力を怠っているかもしれない場合，治療者にとって経験則は，保守的になって，その人が患者が望む物を与えることができないことをその人物との状況を何回か分析することによって明らかにすることであろう。もし患者が適応的に振舞っているにもかかわらず，配偶者や友達，同僚，上司，両親などから期待した結果（DO）を得るのが達成不可能であることが明らかになった場合，その時は，期待した結果（DO）は達成不可能であると認められ，修正される必要がある。

6）治療者は患者にストレスの多い状況に置かれている場合も「行動解釈」を作成することを教える

　患者は，他者と何かをしようとしている状況において，現在の行動が役に立たず，やりとりを何らかの目標に導くにはより特異的な戦略が必要だろうと気づき始めた時には，行動解釈を作成することを学ばなければならない。これらの解釈は自己を表現する行動の前兆であり，それ自体，修正段階のステップ1において重要な役割を演じているのである。対人関係の領域において成功を経験し始めると，患者はたいていこの技術を率直に学ぶようになる。実際の患者による以下の行動解釈は，自己表現的な行動の前兆としての重要な役割を表現している。

>「私ははっきり言う必要がある。そうしなければ予定が崩れてしまうだろう」
>「私はレイチェルに，彼女が私にとってどんなに大切かを話さなければならない。彼女は，私が彼女のことを大切にしているとは考えていない」
>「この仕事にさっさと取りかかって，すぐにやってしまうことは重要だ。金曜日までは待てない」
>「私たちは十分長い時間議論してきた。もう一度フィリップに私が何を望んでいるか思い出してもらう必要がある」

「会議の内容があちらこちらに脱線している。私は，課題からそれてしまっているという懸念を表明しなくてはならない」

「私の治療者は要求過大だ。治療者が彼女のやり方で行うよう私に強要することが，私にどんな影響を与えているのかを話さなければならない」

「私は前の列に座っているカップルに，彼らのおしゃべりがコンサートを聴く邪魔になっていることを言わなければならない」

　これらの行動解釈はすべて，目標指向的な順向的な行動を準備する。もしうまくいけば，期待した結果（DO）の達成が直接可能にするような，ができる。しかしながら，これは期待した結果（DO）がいつも得られるだろうということを意味するのではない。行動解釈を用いることで，その状況において目標を達成する可能性が非常に大きくなることを意味する。もしそれが実際に達成可能ならばであるが。

7）治療者は，解釈が期待した結果（DO）の達成に直接貢献していない時でも，それが適切で正確なものであれば，けっして放棄，もしくは修正してはいけない

　良い状況解釈は，個人を現実の時間に「釘付け」にし，気力や注意をやりとりの過程に集中させる。またこれらの解釈は，最終的には何らかの結果に至るが，時点時点で変わってゆくやりとりを患者が処理する手助けとなる。適応的解釈がすべて，期待した結果（DO）に直接つながるわけではない。やりとりの道のりは時に曲がり道で，紆余曲折を経なければならない。状況が何らかの結末を迎えるまでには，いくつもの同意と食い違いがあるだろう。適切で正確な解釈によって，患者は刻々と展開する状況に対して焦点を当て，そうすることで共感的に応える行動の育成につながる。

　例を挙げると，ある患者が，会社の販売上の問題について，同僚の同意を得たいと望んでいた［期待した結果（DO）］。患者と同僚の議論は，何回かの活発な論争と意見の相違を経ながら進行した。結局同意は得られたが，そこに至るまでのやりとりはかなりの回り道だった。患者の解釈は正確にその道程をたどって行われた。これらの解釈は最終的に以下のようにまとめられた。

　　① 「この点で重大な不一致がある」
　　② 「妥協の見込みがありそうだ」
　　③ 「今日のやりとりで，別の不一致が強まりそうだ」

④「私は彼女に，私が望むことを説明し続けねばならない（行動解釈）」
⑤「問題をどのように解決すればいいかについて合意した。やれやれ」

　最初の3つの解釈は適切で正確だったが，直接同意に導くものではなかった。決定的な解釈は④の行動解釈であり，そのなかで患者は自分自身に「自分が望むことを彼女に説明し続ける必要がある」と語りかけている。解釈④は直接的に期待した結果（DO）を導き，一方で，他の解釈は患者が同僚と共感的にかかわり続け，同時に合意に持ち込むことに役立った。
　患者は，期待した結果（DO）が達成不可能であることが明らかになるまでは，あきらめずに粘るようになるのが望ましい。照準を目標に定めつつ，同時に進行している過程を正確に監視することが，そのための唯一の方法なのである。

8) 治療者は，以下の場合には患者の状況分析の妥当性を問わなければならない：①それらが既知の問題領域のいずれとも関連のない時，②それらが常に完璧に作成されている時，③期待した結果（DO）が常に達成されている時

　これらのケースは例外的でめったにないが，もし起こった時には状況分析の内容を問題にしなければならない。
　慢性うつ病の患者の中には，問題と関係ないことについて報告して，重大な問題を避ける傾向がある者もいる。例えば，ある男性患者が状況分析に持ってきたのは，芝刈り機の部品を買いにシアーズに行くことと，店に行って買い物リストにあるすべての商品を見つけることだった。臨床家は，患者の夫婦関係が主要な心配の源であることを知っていたので，妻とのやりとりを含んだ状況分析を組み立てるよう患者に促した。
　完全主義を隠れ蓑として使う患者はたいてい，確実にすべての段階が完璧に組み立てられるよう，シナリオを書き上げるのに膨大な時間を費やす。文法，句読法，文章構成，スペルに至るまですべて正確だろう。そこに抜け落ちていることは，明確化や修正段階で通常見られる疾風怒濤である。それを尋ねられると，患者はたいていこのように言うだろう。「私のくだらない問題で先生を悩ませたくなかったのです」と。敏感な治療者は，患者の状況分析に対する態度を問題にし，最初に患者が「汚れた洗濯物を取り出す」のを励まさなければいけない。
　3番目のタイプは，成功した状況分析だけを持ってくる人間である。この場合もまた，生活するのに問題となる領域は隠されているために，現実の結果（AO）と期待した結果（DO）のシナリオは見かけ上一致しているだろう。生活がうまくいって

いるから患者が治療にやってきたわけではないわけだ。しかしながら，治療者が投げかけなければいけない質問は「なぜあなたは隠そうとするのですか」である。これらの「うまくいった」シナリオにおいては，隠されている問題とするべき対人関係上の課題が明るみに出されるべきであり，そうなって初めて状況分析が本当の問題を扱うことができる。

9) 患者に変化が起こらず，抑うつのレベルも変わらない場合，治療者は状況分析の焦点を，セッションの外での相互作用から，セッション内で治療者と患者の間に起こる相互作用に変えなければならない

時に患者は，状況分析の焦点が治療の外で起こる対人関係上の問題に集中している間は変化しない場合がある。しばしば臨床家は，治療の外での出来事として報告されるのと類似した対人関係上の問題が，セッション内で自分と患者の間に起こっていることに気づくだろう。

そのような問題に対しては，患者に治療者との二者関係の中で起こる相互作用に焦点を当てて状況分析をさせることで取り組むことができる。ひとたび対人関係の問題が患者と臨床家の間で解決できて，行動の変化が起これば，その時は焦点を外界の対人関係の状況に戻すことができる。ある治療者がこのやり方で患者の変化の欠如に対処した。

> 治療者：あなたのBDI（Beck Depression Inventory）はこの4週間ずっと同じ値ですね。いくつか状況分析をしてきましたが，そこであなたは友達との間である程度のところまで行くのですが，その先に行けないようですね。あなたと私で見出したように，問題はいつも，相手がやったことであなたにとってつらかったことを相手に伝えることであるように思います。このような理解でよろしいでしょうか。
>
> 患　者：ええ。私は必要な時に自分の思いを話すことがけっしてできないような気がします。
>
> 治療者：これから数週間，状況分析の宿題の焦点を少し変えましょう。焦点を次の状況分析の宿題へ移しましょう。前回のセッションで私とあなたの間にあったやりとりについて考えてみてください。あなたが私に言いたかったけれど言わなかったようなことについて。これはできると思いますか。
>
> 患　者：すでに先週私たちの間に起こったセッションに関係する状況が思い浮かびました。
>
> 治療者：それではその「ひと区切りの時間」を使って，今日のセッション中に状況分析

を1つ行いましょう。それはあなたが友達との間に感じている困難の一部分と関連があるように思います。

　それから患者は，治療者が彼女に今週は1時間早く会えるかどうかをどのように尋ねたかについて話した。この時間に会うことは彼女にとっては都合が悪かったが，彼女はただ「わかりました」とだけ言った。彼女の状況分析における解釈の1つは次の通りであった。「もし私が治療者にその時間には会えないと言ったら，彼女は私を拒絶するし，腹を立てるだろう」。予想通り，状況分析で語られた行動は従順な性質のものだった。現実の結果（AO）は今日都合の悪い時間に会うことであり，期待した結果（DO）はもっと都合の良い時間に約束することだった。治療者が患者になぜ望むことが得られなかったかを聞いたところ，答えは予想通りのものであった。「なぜなら私が言わなかったから」

　次に治療者は，患者が誤った解釈を修正し，行動解釈「私はスミス先生に，その時間の面接は都合が悪いと言う必要がある」へと変換するのを手伝った。練習が終わって主張的な行動が期待した結果（DO）を得るのに役立つことが明らかになった後で，治療者は賢明にも患者に，治療者が怒ったり拒絶したりしただろうかどうかを聞いてみるよう促した。患者がそう聞いたら，すぐに治療者との関係には怒りも拒絶も含まれていないという事実に直面した。

　このような戦略は「行き詰まっている」患者にはしばしば有効である。上記の通り，いったん変化への障壁がセッションの中で解かれれば，状況分析の内容はセッションの外で起こる出来事に戻ることができる。

10）治療者は患者に，治療者の援助なしで解釈の間違いを自己修正することを教える

　治療は永遠に続くわけではない。フィードバックする役割を徐々に減らしていくことは，ここでは重要なことである。患者が自分の解釈を修正するのに必要な段階を理解したら，すぐに治療者はどっしりと座って，患者が修正作業をできるだけ自分で完成できるよう促すことが必要である。

ステップ1における患者の実行目標

1）患者が適切かつ正確な解釈を作成し，その間違いを自分で修正するようになる

ステップ2：不適切な行動の修正

　ステップ2を終了した時点では，患者は誤って対処した状況を「修理」することになるだろう。患者は，実際の状況の出来事と修正されたものを比較対照することができる。ステップ2で新しい行動戦略を話し合っていると，「自分が本当に考えていることを，夫にはけっして言えない」や，「上司と対決することは絶対にできないだろう」といった言葉をよく耳にする。これらの言葉は真剣に受け止められるべきであり，とがめられてはいけない。臨床家は迅速な行動を要求するべきではない。もっとよい方法がある。もし患者が期待した結果（DO）を得たいと望むならば，行動の変化は必須である。状況分析はこの点を明らかにするだろう。治療者はそのような状況で個人にそれを思い出させるには，例えばこのように言えばよい。

　　「もしあなたがご主人の傷つけるようなひどい言葉にうんざりになったら，その時は何をすべきかをあなたはもうおわかりですね」
あるいは
　　「もしあなたが，上司の理不尽な要求のために職場で不利な立場に置かれることに疲れたら，その時は何をすべきかあなたはご存じでしょう」
まとめて言えば
　　「もしあなたが治療の中で述べられたような不快な状況を終わらせたいのならば，その時は，あなたは自分の行動を変えなければならない！」

　慢性うつ病の患者が行動を変える機会が初めて訪れたのに飛びつかない時に見られる，もう1つの問題は，変化への恐怖である。とりわけ，状況分析によって成功が手の届く範囲にあることが明らかになっている時はそうであろう。患者は突如としてこれまでの苦痛をどのようにして終わらせるかに直面し，それを知ることで感情的に抗しがたい状態になるだろう。長い間抑うつにさいなまれていたこれらの人々にとって，突然人生を変えることができると気づくのは，時に受け入れがたいことであるということを，臨床家は忘れないようにする必要がある。
　治療者を訓練する時，私は自分の従事した慢性うつ病についての全国共同研究のことを話し，慢性患者に辛抱強く付き合うことの重要性を強調する。この研究

では，635人の患者が12の外来で治療された(Keller, Harrison, et al, 1995)。うつ病の持続期間の平均は17.8年だった(標準偏差＝11.2年)。言い換えれば，これらの患者におけるうつ病罹患期間の平均は，私たちをカーター大統領時代の後半まで遡らせるのだ！　慢性患者はしばしば，正常な感情がどのようなものかを忘れている。正常化の機会が訪れた時——つまり変化への扉が開かれた時(Sartre, 1961)——彼らが敷居をまたいで歩き出すのにためらい，時間がかかることはめずらしいことではない。悲しいことに，「開かれたドア」を通って歩き出すのを選ばない人もいるだろう。

　自分の行動を変えるのは不可能だというような趣旨のことを述べられた時には，治療者は以下のように言って，変化の必要性を強調すると同時に彼ら患者たちの恐怖を減らすことができるだろう。

> 「家に帰って，ここで話したことをそのまま実行する必要はありません。私たちはこの診察室の中で安全に解決策を相談し，またあなたの問題を解決する練習をすることができます。他の誰も知り得ません。ただ私たちは，あなたが苦痛を止める気になった時には，それができることだとわかればいいのです。好きなだけ時間をかけてください」

　このような助言は，強い認知的不協和をもたらす(Festinger, 1957)。これらの患者は苦痛をどのようにして止めたらいいかすでに知っている。また彼らは，自分が行動しないことで自分が惨めな状態を引き延ばしていることも知っている。何かが変わらなくてはならない！　治療者がまるで世界にいくらでも時間があるように振舞えば，患者は次のセッションに来た時に新しい行動を試してみたことを報告することがしばしば見られる。この戦略は，変化への責任を患者に与えている。治療者は注意深く随伴性を明らかにしたので，その結果患者は何が原因で何が起こっているかを知っている(Skinner, 1969)。

ステップ2を実施するに当たっての治療者のルール

1) 治療者は患者に，彼らの認知的解釈が，状況においてどのように行動するかに機能的に関係していることを教える

　患者が解釈と行動との機能的な関係を理解するのに長い時間はかからない。これらの例を見てみよう。

① 「もし私が他者の行動を拒絶と解釈したら，その時は，私は引き下がるか攻撃する」
② 「もし私が他者を私に関心がないと判断したら，その時は，私はすねる」
③ 「もし私が自分の考えや感情，行動を無価値で愚かと解釈すれば，その時は，私は自己破壊的に振舞う」

　患者はまた，不適切で不正確な解釈の帰結は，期待した結果（DO）を得ることを妨げる行動になることも学習する。
　解釈の誤りが訂正されたら，治療者は次のように述べてステップ2へ導入する。

> 「これであなたは自分の解釈を修正し終えました。次はこの問いに答えてください。もしあなたがこのように状況を解釈したら，欲しいものを得るためにはどのように振舞えばよいでしょうか」

　この質問は認知的解釈と行動が機能的に関係しているという示唆を含んでいる。いまや，患者は自分の行動を評価し，また，期待した結果（DO）を得るのに必要な行動的反応を目標とする段階である。

2）治療者と患者は，期待した結果（DO）の達成に直接に貢献する行動をはっきり正確に指摘する

　患者はまた，自分の行動が期待した結果（DO）を達成するのに直接結びついていることを理解しなければならない。ここに状況分析が成功に終わった後に当惑を示した，治療初期の患者の例を挙げる。

> 患　者：私はなぜ事態が良くなったのかよくわかりません。違う場所にいるような気がしますが，何が違うのかよくわかりません。
> 治療者：あなたが，望むものを得るのに何が役立っているのかを学習することは重要です。あなたが期待した結果（DO）を導くものが何かを特定することができるようになるまで，私たちはそれを指摘し練習を続けます。

　初めのうち，患者の前操作的な世界観は，対人関係における因果関係を理解するのを困難にする。治療者は，患者が自分の行動の帰結に気づくようになるまで繰り返し練習させる。

3) 治療者と患者は，期待した結果(DO)を得るために，修正されなければならない行動や，追加されなければならない行動を目標とする

　ステップ2はどの領域の行動が欠損しているかを明らかにする。最初の仕事は，期待した結果(DO)を得るために患者が今ある行動のレパートリーの中で，何を変える必要があるのか話し合うことである。例えば，シャロンが家事においてトムの助けを必要とする時にしたように，頼む時の言葉がけをやわらかくすることを学ばねばならないかもしれない。さらに，期待した結果(DO)を得るためには，ある行動を状況に付け加える必要があるかもしれない。他者の要求に対して「嫌だ」と言うことができない従順な患者は，自己主張的な行動をレパートリーに付け加えなければならない。

4) 治療者が新しい行動技能を教えるのは，そのセッションの状況分析の練習が終わった後に限るべきである

　自己表現やリラクセーション，対談や共感などの訓練を通じて学習されるべき新たな行動は，状況分析が終わった後に取りかかられるべきである。ステップ2の間は，修正された解釈と必要な状況行動との間の明らかな関連を比較することが主たる焦点となるべきである。

　ひとたび状況分析が終われば，技能訓練を始めることができる。行動には帰結が伴うこと(これこそが状況分析の主たるモチーフである)を学習することにより，患者は行動訓練を受ける準備ができる。患者が自分は何をしても関係ないという空想を持ち続ける限り，訓練や演習という戦略が顧みられることはない(第1章のケンの例を思い出してほしい)。ひとたび患者が自分のすることに意味があると学べば，その時は，そしてまさにその時のみ，行動を変えることを真剣に話し合う準備ができる。

5) 治療者は患者に期待した結果(DO)と比較しながら状況行動を評価し，問題となる行動を自分で修正することを教える

　上述の通り，患者は期待した結果(DO)に常に焦点を当てながら，他者に対する自分の行動をモニターすることを学ばなければならない。ステップ2は患者に，問題となる行動を正確に指摘し，いつ新しい行動技能が必要になるかに気づくようにさせる。治療の終了までには，患者はこの段階を独力で成し遂げられるようになるべきである。

ステップ2における患者の実行目標

1）患者が自分の状況行動を評価し，誤りを自分で修正するようになる

　有効な行動をとることや，不適切な行動を自己修正することを学ぶよう患者に求めることは，治療を成功に導くのに必要な要素の1つである。ひとたび問題となる行動が標的となり，早期のセッションで修正されれば，患者はさらに自分で修正作業を進んで行うように励まさなくてはならない。治療者がこのポイントを伝えるのに使う言葉は，例えば次のようになろう。

> 「私はあなたに行動の誤りをどのように自分で修正するかを学んでほしいと思います。最初のうちは私が補助しますが，あなたが状況分析を通じて同じ誤りが繰り返して起こるのが見えるようになれば，その時は私を待たないでください。自ら進んで，ステップ2の問題をあなた自身で解決してください」

2）患者は期待した結果（DO）の達成へと導くのに必要な行動技能を実施するようになる

　このポイントは前述している通りである。可能な解決を話し合うだけでなく，新しい行動を行うことは，ステップ2の最終的な行動目標である。

ステップ3：状況分析のまとめと要約

　ステップ2を終了したところで，治療者は患者に状況分析の練習を通して学習したことを要約するように求める。初めての患者には，この課題は難しいかもしれない。複数の状況分析の中に，同じような認知的・行動的テーマがあると認識できるようになるまでには，何回かの練習が必要であろう。このステップ3における要約は，患者が期待した結果（DO）に到達するために，日常生活の中でどのような変化が必要なのかを強調することを目的として行う。

ステップ3を実施するにあたっての治療者のルール

1) 患者に状況分析を通してどんなことを学習したのかを答えてもらう。その時に治療者は口出しせず,傍観しておく

　訓練中の治療者に対して私はこうアドバイスする。「急がずに,たった今行った状況分析について要約させ,よく振り返るようにさせなさい。患者の出方に従って,患者がどんなことを学習したのかを理解しなさい」

2) 治療者は,まず患者に状況分析を要約させる

　この段階では,患者に,このステップを通してどんなことを学習したかを治療者の側から言ってはならない。しかし実際,治療者の中には,自分が話をして要約したいという衝動を抑えられず,反射的に,患者が記憶しておくべき重要なポイントを強調するように指摘する者もいる。ある熱心な訓練中の治療者は,次のようなコメントをつけて,ステップ3を始めた。

> 「私たちは,この状況分析を通して多くのことを学びました。例えば,あなたは,どのような全般的な解釈をしているのか,またそれがあなたの期待する結果に結びついてはいないということを学んだでしょう。解釈を修正することと,あなたが望んでいることはどんなことかに焦点を当てていくことが,重要なのです。あなたは自分から友達に行きたくないということを伝えなくてはならない,という行動解釈を追加しました。行動面では,あなたは友達に,映画は行きたくないと告げることを避けていました。ここでは自分を表現することによりどのようになるだろうかということを理解しなくてはなりません」

　ステップ3は,もし慎重に進めてゆけば,患者がたった今完成させた状況分析で重要だと考えることをかいま見る「窓」を提供してくれる。ここでは,「止まる,見る,聞く」ということが治療者の原則である。治療を追うごとに,このような要約の作業は上達していく。ここにおけるのと同様の進歩が,明確化段階のステップ6での質問(「どうしてあなたが望むような結果が得られなかったのでしょう」)に対する答えにも見られる。患者は,たった今完成させた状況分析で最も重要な行動に焦点を当てることに上達すれば,それとまったく同様に,その状況における自分の行動を評価したり,期待した結果(DO)を達成すること(もしくは達成できなかったこと)に関与する要因を評価することができるようになる。

3）もし，患者が，状況分析の中で治療者の重要だと思う部分を言わなかったら，その時だけは，その部分の行動に注意を向けさせるようにする

たとえば，治療者はこのように言うとよいだろう。

> 「この部分についてはどうですか。上司の要求を不快に感じた時，あなたは自分の意見を主張してみたように見えました。このことからどんなことを学ぶことができますか」

　治療者は，状況分析で「正確」もしくは「重要」なポイントは何かという「事実」を述べてしまうのではなく，患者に質問することで，その部分の手がかりを与え，患者に気づかせる。「この部分についてはどうですか」のような効果的な質問は，患者を重要なポイントに注目させると同時に，まだ「試合続行中」の状態を保つ。このような質問に対する答えから，患者が状況分析の重要なポイントに気づいているどうかの情報を得ることができる。もし，患者が重要なポイントを見逃していたら，治療者はそのポイントを強調することができる。

　患者に何か言う前に，再度，治療者は「止まる，見る，聞く」の姿勢でなければいけない。服従的な慢性患者が自分でできることを治療者が代わりにやってあげてはならない。

ステップ3における患者の実行目標

1）患者が，期待した結果（DO）の達成に貢献した，状況分析の中の重要な構成要素に注意を集中できるようになる

　ステップ3は，患者にとって，状況から一歩下がって自分の出来を評価し，失敗の中から新しく学び，新しく学んだことを整理して，現実の結果（AO）が期待する結果（DO）と同じになった時にお祝いするという段階である。そして，もちろん，このようなやり方で状況を評価するには，形式操作的な思考が必要である。

ステップ4：学習したことの般化と転移

　ここで学習したことをどのように活用していくのか，生活の中で同じような出来事に遭遇した時にどのように使っていくのかを，患者に教えていくことも，状況分

析の重要な部分である。同様の出来事というのは，過去，現在，また将来のものかもしれない。しかしながら，おそらく過去の出来事から始めることがベストだろう。と言うのは，それによって患者は，セッションの中で学習したことを最近起こった同じような場面に応用し，対人関係で問題となっている行動を改めることができるからである。

　過去にあった困難な出来事で何が悪かったのかを同定して「修正」できるようになるということ，将来また同じような出来事に出くわした時にもっと上手に対処するために必要な技能を知っていることは，勇気を与えてくれる。患者は，過去にどうして間違ってしまったのかを認識できるようになり，新しく学んだ技能を使って過去の出来事を再構築できるようになる。このように，ステップ4で新しく学んだことを別の場面にも転移させることによって患者は，適応的な技能や行動を身につけていないために，状況をうまく乗り越えることができず，意味のない自己非難に陥ってしまうような悪循環を断ち切ることができる。

ステップ4を実施するにあたっての治療者のルール

1）治療者は，患者に，状況分析の対象となった状況と関連がありそうな他の類似した対人関係場面を指摘してもらう

　治療者は，例えば次のように聞くとよいだろう。

> 「ここで学んだようなことを，同僚との間で起こった同様の出来事に，どのように応用することができますか。同じよう場面を言ってみてください。今日あなたがここで学んだことに基づいて，どのように振舞うことができたか，考えてみてください」

　学習の転移が確実に起こるように，治療者は細部まで尋ねなくてはならない。患者が「今日学んだことは，私の社交生活や仕事にも当てはまります」と言ったのでは，不十分である。なぜなら，これでは全体的思考と何も変わらないからである。もう1歩進んで，患者に，もう1つ別の問題領域を具体的に述べて，新たに学んだことをその状況へ転移させてほしいと言わなくてはならない。次の患者の応答がいかに具体的であるかに留意されたい。

> 患　者：この状況は，水曜日の夜に，私と私の彼女との間で起こった出来事と似ています。私たちは，また口喧嘩をしてしまい，私が身を引いて，何も言いませんで

> した。結局，私自身は見たくもない劇へ行くことになってしまいました。ここで学んだことを使って，私は彼女に，自分が望んでいることを主張すべきです。私は職場でも同じような問題に出くわします。昨日，事務所の同僚がラジオをつけていたのですが，そのラジオの音で，私は集中することができなかったのです。そのため私は仕事ができませんでした。それなのに，私ときたら，何も言わず，ただムッツリとすねているだけでした。同僚に，ラジオを切ってくれ，または音を小さくしてくれと頼んでいたら，事は違っていたでしょう。私は，自分から身を引いて，何も言わないことで，いかに自分自身を苦しめているのかがわかりました。
>
> 治療者：今あなたは，状況分析で学んだことを，建設的に応用するようになっていますね。

　もう一度繰り返しておくが，1つの状況から学んだことを，他の類似した状況で，効果的に般化させ学習を転移させるためには，形式操作的な思考が必要である。

ステップ4における患者の実行目標

1）患者が，状況分析で学んだ技能を転移して応用できそうな，治療外の類似の出来事を指摘できるようになる

　患者がステップ4の練習に対してより熟達してくれば，日常のストレスにもうまく対処できるようになってくるであろう。治療セッション内に，治療者と話し合いながら，難しい対人場面の解決方法を導き出せるようになることも，1つ重要なことである。セッション中に学んだことを，「生」の対人場面に転移できるようになるということは，治療の効果が患者の生活にまで般化しつつあるということの強い証拠になる。

将来に起こりそうな出来事について状況分析を行う

　近い将来起こりそうな重要な出来事を予想し，その出来事について状況分析を使ってリハーサルすることができる。仕事の面接や，配偶者との重要な話し合い，もしくは新しく興味を持った人とのデートの計画など，これから起こりそうな重要なことすべて，状況分析を使って分析することが可能だ。これから起こりそうな出

来事を状況分析していく方法は，次の4ステップである。

① 患者は，その状況において，期待する(DO)を行動用語で細かく述べる。
② 患者は，その状況においてもっとも起こりそうな結果(AO)を行動用語で細かく述べる。
③ 患者は，期待する結果(DO)を得るために，必要な行動を描写する。
④ 患者は，期待する結果(DO)を導くために必要となる解釈(特に「行動の解釈」)を同定する。

　ラザンというある患者が，部署の上司と予定した面談について予測的状況分析を行った。その上司は，不愉快で，皮肉屋で，無礼で，しばしば部下たちに対して切れてしまうような人であった。ラザンは，来週金曜日，教会の黙想があるので早退させてくれないか，上司に尋ねようと思っていた。彼の期待する結果(DO)は，「次の金曜日に2時間早く退社する許可を得る」，だった。現実に起こりそうな結果(AO)は，「2時間早く退社することを認めてもらえる」だった。しかしながら，ラザンは，その現実の結果にある条件を付け加えた。ラザンは，上司が要求に対して言う皮肉(例えば「あなたたち教会通いの人は，みなそうだ。あなたたちは偽善者だね！」)に，反発しないようにしなければ，許可はもらえないろうと感じたのだ。そこで必要な行動として，次のようなことが話し合われた：①自分の望みをはっきりと言う，②ゆっくりと話す，③視線を合わせるようにする，④最初から終わりまで普通に呼吸する。解釈のほとんどは行動解釈だった。①「期待する結果(DO)だけに焦点を当てよう」，②「上司が教会について皮肉を言っても，ムキにならないようにしよう」，そして，③「来週金曜日の3時のことであることを上司にきちんと理解してもらう」。

　このようにして，近い将来起こりそうな出来事を状況分析した患者は，その時になればうまく出来事に対処する準備ができていることになろう。ラザンは期待した結果(DO)を得ることができ，教会の黙想に行った。

　次章ではCBASPプログラムにおける，対人関係的な側面について述べていく。治療者が患者との間の規律正しい人間関係をどのように活用して，患者の行動を修正していくのかについて詳しく述べる。

◆ 第 *8* 章 ◆

行動を修正するために治療者−患者関係を用いる

> 加えて，患者を把握する唯一の方法，長い目で見て患者を変えることのできる唯一の方法は，患者がそれを行っているのは，この現実の瞬間に現実の人間に対してであるということを，十分にかつ深く体験することである。
> ——R. MAY（1960, p.83）

導　入

　慢性うつ病の人で，特に虐待歴のある人は，**規律正しい個人的関与**（disciplined personal involvement）が行える医師が担当するほうがよい。そのような関係は，潜在的な対人関係の「ホットスポット」を標的としている転移仮説（第 5 章）やインパクトメッセージ調査票（Impact Message Inventory；IMI）（Kiesler, 1987）で測定されるような患者の対人関係のスタイルからの情報を利用する。

　患者と規律正しい方法で個人的に関与するようになることはまた，治療者が，侵入することなく，無作法になることなく，あるいは，患者を治療者の要求を満たすものとして使うことなく，患者への個人的な陽性，陰性両方の感情と反応を表出しなければならないことを意味する。個人的関与は，情緒的に成熟し，自己アイデンティティを確立した医師によって賢く用いられるならば，健康的な治療手段である。

　規律正しい個人的関与は治療プロセスにいくつかの要素を付け加える。

① **はっきり定義された治療者の役割**

② 苦痛な過去の情緒的経験を癒す道筋
③ 患者における変化の可能性を増やす要因：なぜなら，それは，強化要因が患者に直接的に与えられうることを意味するため。
④ 患者が共感することを学ぶことができる対人的文脈

　男性治療者が患者(「ベン」)との個人的関与を上手に利用した例を逐語的に次に示す。
　ベンは思春期早期に発病した43歳の重複うつ病の患者である。重要他者歴(第5章参照)では，ベンは父親を「私には冷たく，よそよそしく，他者の前ではおどおどして受身的な人だった」と述べた。彼は，父親のそばで成長したことで，気が弱いあるいは劣った振舞いをし，特に高校教師やコーチや大学教授や職場の上司といった権威者の前で，自分の力や業績をへりくだるという一生の癖がついたと語った。治療者(スミス医師)は第2セッション後，次の接近／親密の転移仮説を構成した。「もし，私がスミス先生と親しくなれれば，その時は，私は気弱い人間になり，感情を抑え，自分の長所や実力を軽んじなくてはならない」

ベン	：先週の月曜日，重役会議で社長に誉められましたが，あんなに誉められたのは初めてです。本当に驚いたことに，社長は，私がどれだけいい仕事をしたかを重役たちに話し続けたんです。
スミス医師	：素晴らしい！　あなたの経験をお聞きしてとても嬉しいです。［治療者はベンの成功に対して強い喜びを示した］　重役会議でのあなたの成功について私に話してどうでしたか。
ベン	：あなたにそのことについて話して，当惑しています。そして，何か悪いことをしたような感じがします。
スミス医師	：なぜですか。［治療者は彼が転移のホットスポットにいることを知っている］
ベン	：自分の成功や私が仕事でしたことについて，別の男性に話すのが好きじゃないんです。
スミス医師	：もし私に話したようにお父さんに話すことができたら，お父さんはあなたの重役会議での成功にどのように反応したでしょうか。［ベンの父親は数年前に死んでいる］
ベン	：彼は，「それはよかったね」と言い，そして立ち去るでしょう。私は彼に話したことに罪の意識を感じ，自分が何か悪いことをして彼を立ち去らせたと感じるでしょう。
スミス医師	：あなたが私に話してくれた時の私の反応を話してください。

ベン	：あなたはクリスマスツリーのように顔を輝かせました。詳細をすべて話すように求めました。あなたはわたしがとてもうまくやったことや私の働きが認められたことを喜んでくれました。
スミス医師	：その通り。私はそのように反応しましたね。それでは，なぜ私に話すことによって当惑し，何か悪いことをしたように感じるのでしょう？
ベン	：それは私がいつもそう感じてきたからです。おわかりにならないですよね。
スミス医師	：わかりますよ。でも，この私との関係において，私が本当にあなたの成功を喜び，立ち去らないという事実があるわけですから，今，ここにいるあなたにとって私との間でどんな意味がありますか。
ベン	：私はもはや気が弱いかのように行動する必要はありません。私は申し訳なく思うことなく「強い私」になることができます。
スミス医師	：あなたは私との間で，お父さんとの間では経験したことのないような対人関係の可能性をいくつか発見しましたね。私はあなたの成功を恐れていません。反対に喜んでいます。
ベン	：はい，それはよくわかります。
スミス医師	：まだあなたの重役会議での成功について私に話すことに当惑していますか。
ベン	：いえ，以前ほどではありません。

　上記のやりとりの中でのスミス医師のベンとの相互作用は，規律正しい個人的関与をよく示している。ベンの成功に個人的に反応することによって，治療者は自分からベンへの肯定的行動を父親の否定的行動と比較しながら，重要な転移問題を順向的に取り扱った。先に示したリストと同様，治療者の個人的関与によって3つのことが治療者-患者の相互作用に付け加えられた。

① 治療者は（成功状況における）ベンとの関係をベンが父親と持っていた関係とは質的に異なるものであることを明らかにした。
② 治療者は，対人弁別練習の中で個人的な反応を用いることによって，ベンが父親の前で自分が成功した時に経験するネガティブな感情を直接的に修正した。
③ ベンの成功に対する個人的な喜びを強調することによって，治療者はベンが男性に自分の業績について話すことをについて正の強化を行なった。

　規律正しい個人的関与は患者との共感的なやりとりも増やす。次にCBASP治療者が個人的関与反応を，患者の共感的行動を強化するために用いた例を示す。

患　者	：私が妻に腹を立て，なんておまえは愚かなのかと思っていると妻に言ったことで，あなたは私に不満そうですね，

治療者：その通りです。［患者への否定的な感情反応の表明］
患　者：私はあまりにも強く反応しすぎて、喧嘩がもっとひどくなるようなことを言ってしまったんです。
治療者：わかります。でも、あなたは正確にあなたへの私の不満反応に気づきましたね。どのようにして私がどう感じているかわかったのですか。
患　者：それは、私がジェニファーに言ってしまったことを話した時のあなたの態度です。あなたの目つきです。
治療者：あなたが私との間で今まさにしたことは良いことですね。あなたは私のあなたへの反応に敏感でした。あなたが私との間でしたことを、どうしたら、次にあなた方夫婦が喧嘩をする時に使うことができるでしょうか。
患　者：私の言うことに彼女がどう反応するか注意して見ることができます。
治療者：自分がどのように彼女に影響を与えているかということについて、あなたが敏感になればなるほど、あなたが言うことが影響されると思いますよ。今度あなた方2人が言い争いをした時にあなたが観察したことを教えてくださいね。

　つまり、規律正しい方法で慢性うつ病患者と個人的に関与している治療者は、そうでない治療者よりもより治療的効果が高いというのが私の見解である。セッション中に個人的関与が用いられるさまざまな方法は、この章を通して示されている。第12章ではこの問題についてさらに詳しく説明されている。
　第5章では、CBASP治療者が、患者への治療者個人の役割の一側面を明らかにするのに役立つ転移仮説をどのように構成するか述べた。次に、治療者の役割の定義を構成するのに寄与する第2の要素をについて述べていく。医者にとっての患者の「刺激価」（患者の対人的スタイルに対して、医者が自然とどのように応じてしまうかを意味する）は、第2回セッション以降で同定される。

患者の対人的"刺激価"の測定

　Kiesler（1982, 1983, 1986a, 1986b, 1988, 1996 ; Kiesler, Schmidt, 1993）の対人関係研究により、CBASP実践家に、患者が持っている刺激価を測定するにふさわしい方法の原理や構造がもたらされた。治療者は2回目の面接の後、KieslerのIMI（Kiesler, Schmidt, 1993）を実施する。IMIのデータは、患者が臨床家に対してもつ刺激価についての主要な情報源となる。CBASP治療者の役目は、①転移仮説（第5章）と、②

IMIから得られるデータという2つの情報源に基づいて計画される。

IMIは，ある人物が他の人物から「引き出す」隠れた反応(感情的，認知的，行動的)を刺激価として概念的に図式化するための自己報告用紙である。Kiesler (1996)は以下のように説明している。

> IMIは以下のような想定に基づいて作成された。すなわち，人物(A)の対人的スタイルは，(A)と交互作用中の人物(B)または(A)を観察する(B)の隠れた反応または"インパクトメッセージ(impact message)"を評価することで，妥当な定義・測定が可能である。(p.28)

対人的影響力についての多様な観点(例えば，患者，治療者，独立した評定者，重要他者などの観点)を，IMIによってわかりやすく図式化することができる。しかしながら先述したように，CBASPにおける主な関心事は，患者の臨床家に対する対人的影響力を図式化することである。

ある人物の持つ顕著な対人的インパクトを明らかにすることで，その人が他者に対して持ちうる刺激価を示すことができる。刺激価とは，ある人物が他者に対して持つ最も顕著な対人的影響力を表すと同時に，他者がその人に反応する通常の方法を予測する。

IMIは，最大の影響力が発揮されるような対人的領域を明らかにすることにより，破滅的結果になる腱反射的な行動を避けるために治療者がどのように反応すべきかを予測するのに役立つ。例えば治療者が不注意に，もしくは意図的に，慢性うつ病患者に対して，支配的・敵対的な方法で自然かつ自動的な反応傾向を表現したならば，そのような腱反射的な行動は患者の変化を抑制してしまうであろう。IMIは臨床家が，こうした対人的「危険地帯」を避けるのに役立つ。

Kieslerは，特定の対人的インパクトや影響力に対して，特定の方法で振舞い返す自然な傾向を「相補性」と名づけた。例えば服従的な対人態度は，自然と支配的な反応を引き起こす。逆に支配的な対人的影響力により服従的な行動が引き起こされ，敵意は敵対的な反動を引き起こし，友好的な対人態度は友好的な方法で返報される傾向にある。上述したように，慢性うつ病患者の顕著な対人的影響力に出くわした治療者がとる最も自然な反応傾向は，「患者に代わって治療の作業を行う(支配)」ことや，患者の超然とした対人的態度に対して敵対的に反応することである。

Kiesler博士がこの章のために，IMI(Kiesler, Schmidt, 1993)によって測定される対

```
                    「私の言うとおりにすればよいのです」
                              支配的
                                ▲
      敵対的-支配的               │               友交的-支配的
  「君の努力にはがっかりさせ       │            「私は頭が良くて，その才能に
   られたよ。                    │             は君も目がくらむだろうさ」
   私が自分でやる必要がある」    │
      敵対的                     │                    友交的
  「いらいらさせるな，近づかないでくれ」       「あなたが好きだから助けになりたい」
                                │
      敵対的-服従的              │               友交的-服従的
  「あなたは有名なんだから，    │            「あなたは素晴らしい。
   私を治してよ(できるものなら)」│             すべて信用しよう」
                                ▼
                              服従的
                    「おっしゃることは何でもします。
                     ただ私を大事にしてください」
```

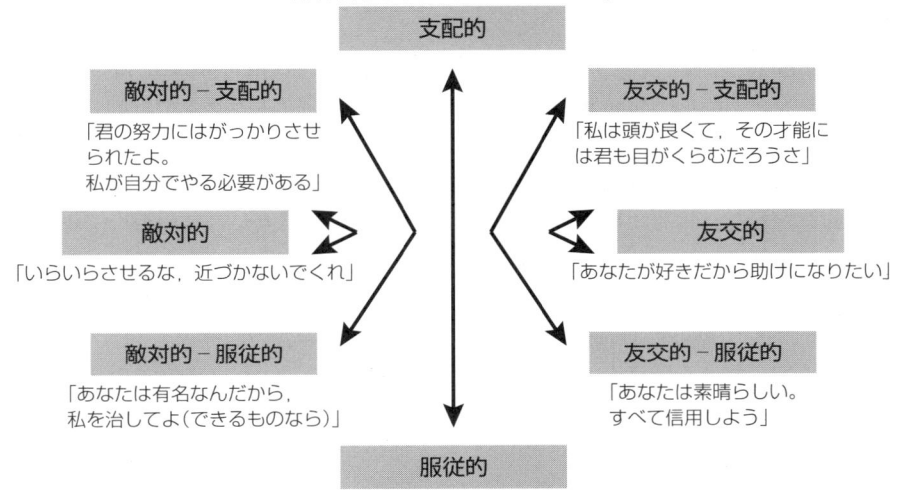

図 8-1 Kiesler の対人円環における相補的「影響力」を示す八分円

人的スタイルや，その相補性がもたらす影響力の例を挙げてくれた。それが，図 8-1 に示されているような典型的な八分円の特徴の記述である。各八分円に隣接している示唆的な表現は，その八分円の基本的特徴を表している。図 8-1 の矢印は相補的影響力の方向を示しており，臨床家が自然にどのように振舞う傾向にあるのかを指し示している。第 4 章で論じたように慢性うつ病患者は概して，服従的八分円，敵対的-服従的八分円，敵対的八分円，友好的-服従的八分円などで最高のスコアを示す（McCullough et al, 1994b）。慢性うつ病患者の典型的なインパクトのパターン（McCullough et al, 1994b）や，これらのパターンに対応した Kiesler の提案する基本的特徴（図 8-1）を用いることで，ほとんどの治療者が患者に向ける自然な反応の傾向を以下のようにまとめることができる。

- 「私が言うとおりにすればよいのです」（支配的）
- 「あなたの努力は不十分です。私は自分でやります」（敵対的-支配的）
- 「あなたにはイライラさせられます。あっちへ行ってください。」（敵対的）
- 「私は賢いので，私の才能にあなたは目がくらむでしょう」（友好的-支配的）

治療時間中にこれらの腱反射的な反応傾向を回避するには，かなりの訓練とたゆまぬ努力が必要となる。

IMIをもっと詳しく説明すると，対人円環 interpersonal circle (Kiesler, 1982) の八分円バージョン (Kiesler, Schmidt, 1993) は，円を，対人刺激インパクトや行動のエリアを表す8つの区域に分けている。各区域は人間の行うどの相互作用にも存在する2つの基本的な，直交する変数，すなわち**コントロール** (control) と**提携** (affiliation) の複合的な影響を具体的に表している。また，8つの区域は互いに「円形の関係」を維持しており (Kiesler, 1983, 1996)，ある区域は円周上の隣接する他の区域と正の相関関係にあり，より離れた区域との正の相関は小さくなっていき，正反対に位置する区域とは負の相関関係にある (Gurtman, 1994 ; Kiesler, 1983, 1996)。

対人円環における構造上の空間は，対人円環を2分し，互いに直角な2つの主要な軸によって明確に規定されている。主要な軸はそれぞれ2つの基本的な対人的特徴のうちの1つを表している。すなわち，コントロール(垂直軸：支配から服従にいたる連続体)と，提携(水平軸：敵対から友好にいたる連続体)である。一番頂点の区域から始めて，反時計回りに，以下のような対人的八分円がある。すなわち，支配的(D)，敵対的-支配的(HD)，敵対的(H)，敵対的-服従的(HS)，服従的(S)，友好的-服従的(FS)，友好的(F)，友好的-支配的(FD)である。

表8-1に示されているKieslerからの私信で，彼は8つの八分円の項目内容の特色を示すために，各八分円ごとに項目の例を挙げている。治療者は，各八分円につき7つの影響項目，合計で56個の影響項目を(1＝全然，2＝少し，3＝おおよそ当てはまる，4＝非常に当てはまる)で評価する。臨床家がIMIを完成させると，各八分円の平均インパクト得点が算出される。その後，各八分円の平均得点をプロットするために，IMIプロフィールサマリーシート IMI Profile Summary Sheet (Kiesler, 1991) が用いられる。八分円の得点範囲は1.0(円の中心)から4.0(円周上)である。円の中心から最も離れた位置にプロットされた得点は，最もインパクトの強い領域を示している。そして8つのプロットすべてをつなげた結果，対人的インパクトの円形グラフができあがる。治療者は，突出した高得点を示した八分円に最も興味を抱くであろう。

患者の刺激価を同定するためにIMIをどのように用いるかという例を示すために，ある慢性うつ病患者とその治療者について，第4回セッションの後にIMIを完成させた。ビデオ録画されたセッションを見た後で，スーパービジョンを目的に評価が行われた。そのIMIプロフィールサマリーシートは**図8-2**に示した。図8-2は，典型的な慢性うつ病患者のプロフィールと，治療者にとってそれを維持するよう努

表8-1　IMI八分円の質問項目の例

八分円	IMI項目例
〈この人と一緒にいると，私は「　　　」感じる〉	
D	「取り仕切られていると」
HD	「離れていたいと」
HD	「よそよそしく扱われているように」
HS	「私と一緒にいる時そんなに緊張しなくていいよと言いたく」
S	「自分が責任者であるかのように」
FS	「何を言っても賛成するだろうと」
F	「感謝されているように」
FD	「リラックスして，この人がやってくれると」

D＝支配的　　HD＝敵対的-支配的　　H＝敵対的　　HS＝敵対的-服従的
S＝服従的　　FS＝友好的-服従的　　F＝友好的　　FD＝友好的-支配的

＊D. J. Kiesler(1993)私信．許可を得て掲載．

力する価値が最も高いと考えられる最適なプロフィールを表している。患者のピーク八分円は，敵対的-服従的，友好的-服従的，服従的である。図8-1に示された相補的影響力を用いると，治療者が患者に示す自然な反応傾向としては敵対的-支配的行動，友好的-支配的行動，支配的な行動などが考えられる。これに対し，規律正しい治療者はセッションを通して円の友好的サイドにとどまり，2点という「適度な影響力」得点（支配的-服従的軸においても，友好的-支配的，友好的-服従的八分円にいても当距離）を維持する。この治療者は賢明にもセッションの間，課題に焦点を当て続け，友好的に促しながら患者にその作業を行うように要求していた。

治療者にとって最適な対人スタイル

　私はすでに，どのような対人スタイルが臨床家にとって最も有益であるかを示唆してきた。つまり，対人円環の友好的な側にとどまり，支配的，友好的，友好-支配的，友好-服従的八分円で中等度の得点があることである。治療者は敵対的な側

註：表8-1と図8-2，8-3，8-4，9-3はすべて，出版社 Mind Garden, Inc., 1690 Woodside Road #202, Redwood City, CA 94061：(650) 261-3500：の特別許可により，Dr. Donald J. Kiesler, 1993が著作権を持つ『The Impact Message Inventry：Form IIA Octnt Scale Version』を複製したものである。不許複製，出版社の同意書なしに複写することを禁じる。

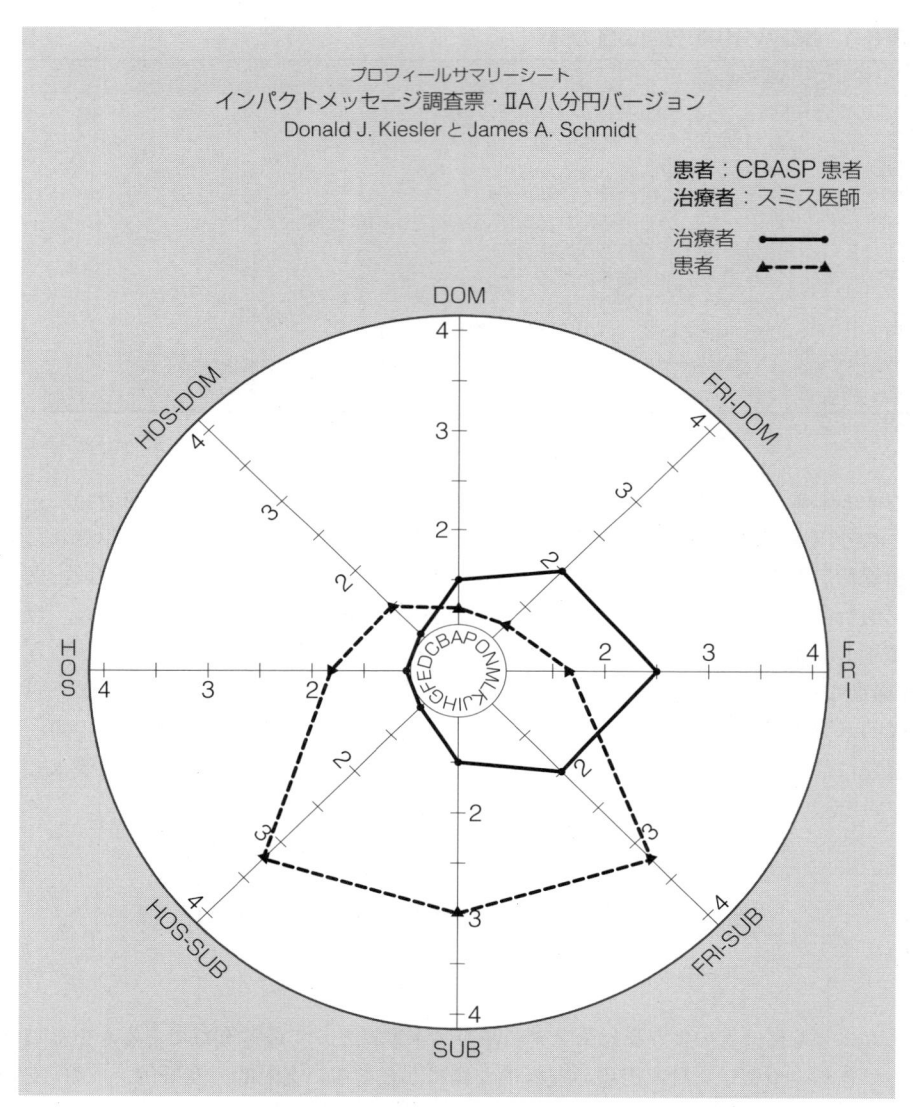

図 8-2 セッション 4 における CBASP 患者の IMI プロフィールおよび同セッションにおける「最適な」治療者の IMI プロフィール(どちらも J. P. McCullough が評価したもの)

©1991 by Donald J. Kiesler. 不許可複製

に引きずり込もうとするすべての反応傾向を避けるように心がけるべきである。支配的でない友好的な態度をとるのは容易ではないだろう。初めは，患者は治療者との関係を発展させようとして，治療者の支配を「必要」とし，それを引き出すのに力を尽くすだろう。彼らは支配以外のものを過去に他者から経験したことがない。初めは，ある程度までは，治療者は支配的な役割を引き出されるのを許容しなければならないが，初期のセッションで明らかに存在する「指示的」(支配的)操作(例えば，いつ会うのかを決める時の指示，重要他者歴の手続きの指示，患者マニュアルを読むことの指示など)を意図して減少させ，次第に最適な非支配的好意的態度をとるようにならなくてはならない。

　前述したように，支配と敵意は患者に有害なインパクトを与えるので，CBASPの治療者にとって「致命的な」反応傾向である。支配的な対人的態度にさせてしまうことを強めているものとなっているのは，患者の示す服従的な行動である。治療の目標は，服従的な傾向を弱め，消失させることであり，維持させることではないのである。第6章や第7章において述べた患者にそのように働きかけるべきではないと述べた私の警告(「支配の罠」)は，Kiesler の研究からも支持されている。

　ほとんどの慢性うつ病患者が示す極端な服従的対人スタイルは，多くの精神保健の専門家から反射反応的に支配という(そして致命的な)相補的反応を引き起こす。支配的反応を引き出されないようにすることは，重要他者から患者が経験してきた指示的な対人パターンを繰り返してしまうことから臨床家を守ってくれる。しかし，意識的に患者に支配的な役割をとるのを避けることでさえ，いつもうまくいくわけではない。役割を担って仕事を代わりにしてしまわないようにしようという決心は，繰り返して行われなければならない。特に，特に患者が臨床家の先導を待っている時や，「～できない」，「どうしたらいいかわからない」，「どうしたらいいか教えてください」，「それができるとは思えない」と述べる時は，そうである。

　IMI による別のデータは，私の考えている最適な治療者のスタイルを支持している。ブリストル・マイヤーズ・スクイブ(B-MS)社の全国慢性うつ病研究 National Chronic Depression Study(Keller, et al, 1999, 2000 ; McCullough, Keller, et al, 1997 ; McCullough, Kornstein, et al, 1997)に参加した12の施設の精神療法スーパーバイザーは，研究の始めの6ヶ月を隔月に，その後は毎月，CBASP の手続きの遵守(付録Bを参照)についてモニターされた。すべてのスーパーバイザーは著者によってCBASP 治療者の認定を受けている。研究が始まった後は，遵守モニタリングは治療のセッションをビデオで記録することで行った。スーパーバイザーはテープを精神療法コーディネーター(McCullough 博士)に送り，彼はテープを検閲し，遵守の

程度を評価し，フィードバックの記録と共に戻すことになっている。このようなモニタリングを開始して6ヶ月目，McCullough博士は各スーパーバイザーが治療セッションを録画したビデオテープの1つを無作為に選出し，IMIを用いて12のスーパーバイザーの得点を評価した。ビデオテープに記録されているすべての患者は研究の急性期治療の段階（治療導入から12週以内）である。八分円の平均値を12人分のIMIから計算し，プロフィール・サマリーシートにプロットした。これらのデータを図8-3に示す。スーパーバイザーの八分円の成績は私が慢性患者のためのCBASPに最適な治療者と考えているプロフィールを表している。図8-3は（図8-2と同様），治療を中心に据えているが，対人円環の友好の方向にほどよく膨らんだ患者への対人スタンスを表している。

欲求不満と怒りを取り扱う

　欲求不満と怒りが，常に，慢性抑うつ患者に対する臨床家の反応に何らかの形で出てくるということは言うまでもない。これらの反応傾向を治療のセッションにおいて行動で示すことは，患者に孤独感を増す可能性がある。ネガティブな情動に対処し，敵対的な行動を緩和するための，最も良い方法は何だろうか。この質問に答えるために，上述の最近の多施設B-MS研究（Keller, et al, 1999, 2000；McCullough, Keller, et al, 1997）において，400人以上の慢性抑うつ患者に治療を行ってきたCBASP精神療法家に対する，私のスーパービジョンの経験を振り返って吟味してみよう。

　ほとんどの臨床家は豊富な経験を持っていたが，そのうちの多くは自らの欲求不満と怒りに対処することの難しさを報告し続けていた。ビデオに録画されたセッションにおいて，私は彼らが自分のネガティブな情動に対してさまざまなやり方で反応しているのを見た。情動を取り扱うことを拒否し，何も起こっていないかのように振舞う人もいた。患者が自分に向けて敵意を表出すると，自動反射的に身を引いたことを認める人もいた。患者を助けるためにもっと一所懸命にならねばならないという圧力を感じた人もいた。また，患者が治療者の欲求不満や怒りを引き起こすようなことをした時，それがどんなことであっても受け入れようと努力した，と報告する人もいた。最後のタイプの反応は，患者に何をすべきか，何をすべきでないかを言うことである。そのような場合は，ほとんどの時間臨床家のほうが話し

プロフィールサマリーシート
インパクトメッセージ調査票・IIA 八分円バージョン
Donald J. Kiesler と James A. Schmidt

治療者：B-MS の 12 施設のスーパーバイザー
評価者：B-MS の精神療法コーディネーター（筆者）

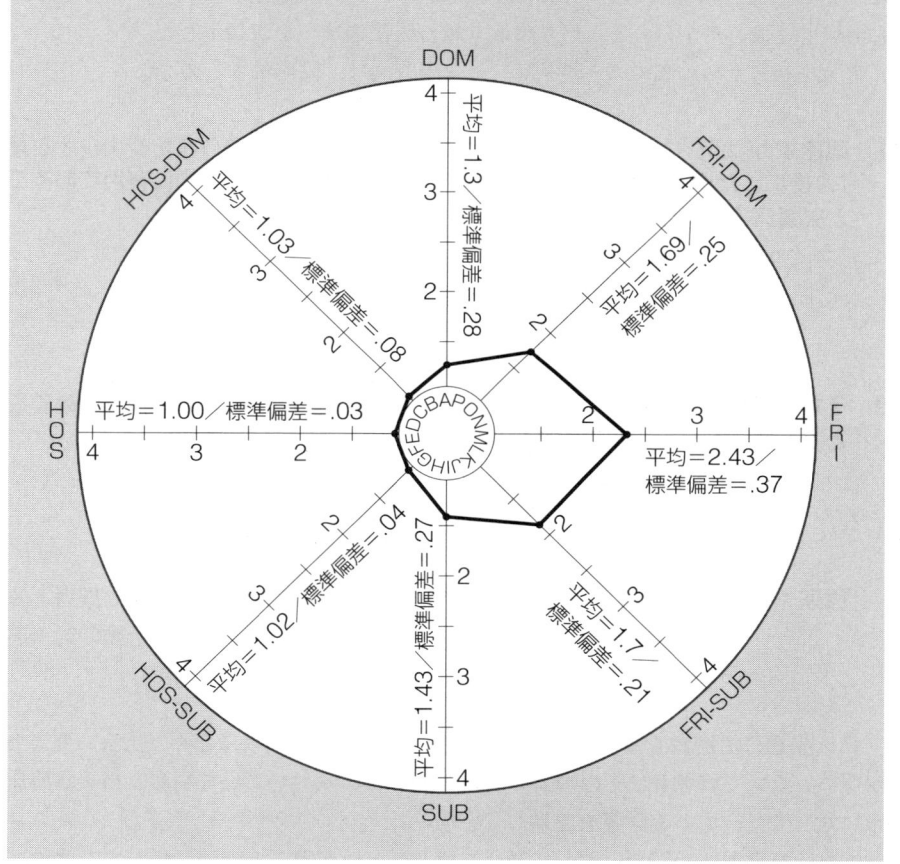

DOM 平均＝1.3／標準偏差＝.28
FRI-DOM 平均＝1.69／標準偏差＝.25
HOS-DOM 平均＝1.03／標準偏差＝.08
FRI 平均＝2.43／標準偏差＝.37
HOS 平均＝1.00／標準偏差＝.03
HOS-SUB 平均＝1.02／標準偏差＝.04
FRI-SUB 平均＝1.7／標準偏差＝.21
SUB 平均＝1.43／標準偏差＝.27

図 8-3 「最適な」CBASP 治療者の IMI プロフィール（B-MS 全国慢性うつ病研究の第 6 ヶ月目における 12 施設のスーパーバイザーについての筆者の評価から得られた平均データに基づく）

©1991 by Donald J. Kiesler. 不許可複製

ており，明らかに治療の作業を引き受けてしまっていた。臨床家のネガティブな感情が表現される方法がどのようなものであったとしても，怒りを扱うことはほとんど全員に対して問題であり続けた。

自らの怒りを行動で示すことによって，対人円環の敵対的な方面へ移ることを避けるにはどうすればよいか，という質問は重要なものである。治療者の支配を緩和することは，治療者の怒りに対処することよりも，CBASPのスーパービジョンにおいて達成しやすいので，怒りに取り組む方法の1つを次に示した。

怒りを扱うための私のスーパービジョンの戦略は，段階的なものである。

1） 臨床家が状況を説明するのを聞いた（もしくはテープに撮られたシナリオを見た）後に，たいてい私はその反応が普通なだけではなく治療的に有用であることを臨床家に対して保証する

> 「この患者に対してあなたが感じたことは，普通であり，理解可能です。怒りは，何か重要なことがあなた方2人の間に進行しているシグナルであると見なして反応するようにしましょう。次に，それが何なのかを同定できるかどうか考えてみましょう」

2） それから臨床家と私は，行動の因果関係を明らかにする計画を作り始めることで，彼／彼女の怒りに取り組む

この計画は，これらの場合に私のスーパービジョンを導く2つの原理に基づいている。

　　［原理1］　怒りは通常，治療者に対しての警告信号である。患者が治療者と知覚的に断絶している，もしくは患者が自分の敵対的な行動の対人的な帰結に気付いていないということを意味している。

私は故意に治療者を傷つけようとする慢性抑うつ患者にはほとんど出会ったことがない。たいてい患者はその瞬間の自らの刺激価に気付いていないし，自らが臨床家に対して与えている影響を認識していない。

2番目の原理は，患者に関して怒りを感じるという困った経験に対して，治療的な結果の達成のために必須である。

　　［原理2］　患者から身を引くことも，患者を攻撃することも，避けようとすること。

ほとんどの臨床家がとる普通の反応は，無視して避けるか，（よりまれな例として）敵対心に対して消極的もしくは攻撃的に敵対心で応じることである．どちらのタイプの反応も非生産的である．

3) **第一に，治療者と私は治療者の怒りを生じさせた誘因がどこにあるかを決定する**

敵対的な反応を生じさせる行動は，診察室の内で生じているのか，外で生じているのか．その源が同定されれば，スーパービジョンは因果関係を明らかにする計画の詳細を組み立てる方向に向かう．

4) **もし問題行動がセッション中に起こっていたら，われわれは怒りの原因を正確に指摘しようとする**

例えば，私は臨床家にこのように尋ねるかもしれない．

> 「あなたは自分が言っていることをまじめにやっていないと言うことになりませんか．わざと対人的な共同作業を避けている？　あなたが言ったことに対して非難したり，あなたの職業的な能力に微妙に疑問符を付けている？　引き伸ばし？　公然と治療の作業を避けている？」

これらすべての考えられる事態において，患者の行動によって治療者は，無視された，個人的に攻撃された，自分は無能だという感じを覚える．これらの効果はしばしば欲求不満／怒りの反応を導く．上述のように，そのような患者は自らが治療者にネガティブな影響を与えていることに気づいていない．

5) **それから私は，患者の標的問題行動の帰結を浮き立たせるような計画を臨床家が作成するのを助ける**

私はしばしば次のようなことを言う．

> 「"もし私が治療者に対してこのことをしたら，その時は彼／彼女に対してこのような結果を招く"ことを患者がわかるように手助けしなさい．本質的な目標は，なぜ患者があなたをそのようなやり方で扱ったのか，患者自身が同定するのを助けることです」

臨床家にとって，この過程を促進させる方法の1つは，患者に「なぜあなたは私

に対してこのような態度をとりたいのですか」と尋ねることである。臨床家はこの1つの質問で4つの目標を達成する。
① 臨床家は患者に対するネガティブな対人反応を言語化する。
② 臨床家ははっきりとした影響を持った特定の行動を同定する。
③ 臨床家は，患者が違った方法で行動し，そのような結果にならないようにするやり方を教える機会を作る
④ 臨床家は**共感的行動**(empathic behavior)を創出するための第一歩を患者に教える。つまり，患者が治療者に対する自分の影響に気付くように助ける。

　このやり方で患者の行動にアプローチすることは，患者が以下のように言うことによってはぐらかしたり軽視したりすることを予防する。「私はあなたに対してわざとこのようにしようとしたのではありません」とか「このようにすることを意図したのではありません」とか「私はあなたにつらい思いをさせようとしたわけではありません」など。このようにして治療者は，患者の行動の厄介な結果を患者自身にとって明確にすることができる。

　この方略は Kiesler(1998) によって提案された「メタコミュニケーション方略(metacommunication strategy)」に幾分似ている。この方略によれば，ネガティブな反応が起こっている時に，治療者が患者にインパクトメッセージをフィードバックする。CBASPの方法とKieslerのメタコミュニケーション方略との違いは，臨床家によって示される対人的関係の程度である。Kiesler派のメタコミュニケーションは，もっと突き放した客観的なやり方で行われる。CBASP治療者はまず「なぜあなたはこのような方法で*私に*接するのですか」と尋ねることにより，患者に自らの行動とそのネガティブな影響について気づかせる。このような言葉で質問することにより，治療者の問いかけは個人的なものとなり，患者に対する影響を和らげ，治療者が患者の行動の受け手(帰結)であることを明示し，しかも，問題を患者の側に投げかけることができる。

　患者の治療者に対する刺激価が敵対心を生み出した時こそ，安全な環境において患者の行動の対人的な結果を明らかにする絶好のチャンスである。患者の行動の効果を個人的な問題とすることによって，患者が他の人に対して持っている効果「についてただ話す」ということにならないようにできる。以下のように言うことの効果を比較してみよう。

　　「あなたがそういうふうに行動した時，私は気をくじかれ，あなたに対して腹が立ちました」

と

「どうして，私の気をくじいて，あなたに対して腹が立つようにさせたいのでしょうか」

　1番目のコメントは，患者が客観的な視点から結果「について話す」ことを許してしまう。2番目のコメントは，相手の心を乱れさせたのは自分であるという認識に患者の注意を向けさせることで，結果を個人的な問題とする。自分が治療者にどの程度影響を与えるかについて敏感になることを学んだ患者は，最終的には，共感的に人に接する方法を学ぶ。患者を個人的な話に引き込む覚悟のできた治療者は，これらの重大な共感的技能の発達を促進する。

6）まったく同様に，私は臨床家が診察室の外で起こった出来事から生じた怒りに対処することを，何が厄介な行動であるかを見いだし，因果関係を明らかにする計画を立てることによって助ける

　しばしば，治療者の不全感／怒り反応は，以前のセッションで繰り返し取り組まれたにもかかわらず，まだ問題として残っているような患者の生活における問題と関わっている。よくあるものの1つとして，先の状況分析で恋人との破滅的な関係を記述した患者が挙げられる。典型的には，現実の結果（AO）は感情的に傷つけられること，言語的に攻撃されること，および／または身体的に虐待されることを含む。そのような患者はセッション内で過去の状況分析を修正したにもかかわらず，この恋人との関係を維持している。注意深く質問すると，そのような患者はしばしば恋人に対する特定のタイプの希望的観測を持っていることが明らかになる。「いつの日か彼／彼女が変わって，私を正当に扱うかもしれない」と。治療者にとっては，その恋人がふさわしいパートナーではないし，また将来もけっしてふさわしいパートナーにならないことは既定の結論であろう。それなのに，患者は診察に来て「また同じことになりました」と言う。つまり，彼／彼女がまたその人とデートすることに同意したか，実際デートしたか，その他何らかの方法で彼／彼女のほうから連絡をとり始めた。もし接触すれば，驚くべきことではないが，彼／彼女はまた傷つけられたと報告するだろう。これらの患者の多くは，自分にとって何もうまくいったためしがないと頻繁に不満をいう人々である。臨床家の自動反射的な（心の中で，ではあるが）反応はおそらく次のようなものだろう。

「なんて大バカ者なんだ！　何が起こるかわかっていたでしょう。私はわかっていましたよ。あなたの友人も，数え切れないくらい何度も，そののらくら者／あばずれ女か

ら離れるように言ったのに。また戻っていって傷つけられるなんて！ いったいいつになったらわかるんだ」

　ここでの問題は帰結（傷つけられたこと）が患者の行動を修正していないということである。その代わりに，患者はいまだに違った結果（希望的観測に基づいている）を望んでおり，達成不可能な期待した結果（DO）がいまだに暗黙裏に患者の行動を駆り立てられている。
　ひとたび患者の行動が治療者の欲求不満／怒りの原因であるとして標的にされたら，スーパーバイザーは彼らの敵対心を，因果関係を明らかにする方略へと誘導しなくてはならない。私はしばしば臨床家に，患者と一緒に行動と帰結を言語的にも視覚的にも再確認するために，黒板やホワイトボードや紙を用いることを勧める。私はこのように書くことを提案する。

　　ジェーンがボブと出会う（行動）→感情的に傷つけられる／言語的に攻撃される／身体的に虐待されることになる（結果）

　それから患者は**どんな行動**が有害な結果に導いたのかを詳しく説明するように言われ（例：関係を始める），その言葉が黒板に書き加えられる。ひとたび患者に自明の理がわかったならば，臨床家は答えが見え見えの質問をすることができる。「ジェーン，あなたの行動の帰結は何」　患者がもう一度帰結を言語化したら，臨床家はさらに治療抵抗性のパターンを強調する質問で追い打ちをかけることができる。いくつかの例を挙げる。

　　「なぜボブがあなたをこのように扱うと思いますか」
　　「どうして彼はあなたをもっと違ったように扱わないのですか」
　　「なぜ彼があなたを違ったふうに扱うようにさせられないのですか」
　　「もしあなたが今週彼と出かけたとしたら，どうなりそうですか」

　この方法を用いることで，臨床家は患者に希望的観測と現実を区別する更なる練習をさせる。換言すれば，患者が達成できない期待結果（DO）と達成できる期待結果（DO）を区別することを助ける。練習が終了すると，治療者は次のように言うかもしれない。

「あなたが言ってくれたことからすると，あなたが傷つけられる方法が明らかになりましたね。ボブと出かけるだけでよいのです。しかしあなたが傷つけられることに倦み疲れたら，あなたは何か別のことをしなければならないでしょう。私はあなたがやってきて傷つけられたと聞いて，身のすくむ思いですよ。でも，あなたが自分自身を傷つけられ続けたいと願うなら，私たちはあなたが何をすればよいか，最も確実な方法を知っているわけです」

変化する責任を患者に任せることはいつも簡単なわけではない。この因果関係を明らかにする練習の目的は，患者をもっと適応的なやり方（このケースではボブと再び連絡を取ったり会ったりすることを拒否する）で，行動する選択肢を含む「分かれ道」に置くことである。このような患者に対しては，彼らが他の交友関係を見つけるまでおそらく何回かこの練習を繰り返す必要があるだろう。

臨床家の役割を果たす

　CBASPプログラムでは，臨床家が患者に対する治療的役割を果たすことができるように，2つの非常に特別な対人関係の文脈を提供する。1つ目は状況分析（第6章，第7章）の中で生じ，2つ目は対人弁別練習（第5章）の中で生じる。各文脈の中で治療者の対人関係上の役割をどのように実現しうるかについて論じる上で，第5章で紹介したC. H.の症例をさらに使用する。

　第3章において，私は，対人関係発達の最終的な目標は，他者との共感的な出会いを始められることであると述べた。これは慢性うつ病患者は持っていない技能である。治療者は，患者がこの目標に向かうのを援助するために必要な手段を準備した上で，第3回セッションに臨む。例えば，IMIを用いることによって，臨床家は患者が臨床家に対して持つ刺激価をすでに見定めているはずであり，転移仮説を構成することで，個々の患者におけるネガティブな刺激価に敏感になっているはずである。転移仮説を用いて「ホットスポット」の可能性を同定することにより，臨床家は新しい対人関係の視点に患者を曝露する方向に操作することができる。

状況分析

　では，状況分析の文脈の中でこれがどのように行われるかを説明しよう。まず，図8-4は私の患者であるC. H. に対して第2回セッションの後に記されたIMIのデータを図示したものである。

　C. H. は，服従的，敵対的-服従的，および友好的の八分円の得点が最高点であった。服従的の得点が最高点であったことは，彼女が私に「責任を持って」ほしがっていることを示している。彼女の私に対する極端に従順な態度は，彼女が例外なくすべての人に対してそう演じていることを予測させるものである。彼女の従順さは「変化に対する責任」を私に帰属させるものでもあり，彼女に対する仕事を引き受け，彼女の代わりに仕事をさせるような強い影響力がある。

　C. H. は，自分にとって私が重要な存在だと感じさせるような社会性（友好性の八分円に表れている）を表面上装うことによって，さらに従順に見える。友好性の得点において最高点であるということは，普通その人が関係を強く望んでいることの証拠である。しかしながら，私はセッション中彼女が明らかに神経質であることに強い印象を受けた。敵対的-友好的八分円上での得点に示されるように，彼女の不安は（敵対的影響力と友好的影響力に付随する）私への相反する感情に由来しているのではないかと思われる。友好的八分円上での得点と敵対的-友好的八分円上での得点が最高点であるという特殊な形がみられたので，私はC. H. との面接において用心深く慎重であることにした。

　このように八分円上で2つの得点が最高点であることは，この患者に対して自分が本当はどの位置にいるのかについて，私に「対人関係の混乱」を感じさせた。彼女の両価的感情は，開始時での治療関係における目立った特徴である。

　状況分析の間，治療役割はどのように演じられるのだろうか。役割は，状況分析の最中に患者にどのように対応すべきかという観点から概念化される。

　私はC. H. の治療はゆっくりと進めるだろう。すなわち，責任を引き受けさせようという強い影響力を回避する（言い換えれば，彼女の服従的な行動に直面した時に支配的に応答することを避ける）一方で，対人円環の中の友好的な側にとどまるのである。私は彼女に対して努めて忍耐強くあろうとするだろう。ことによると，私が通常，状況分析を施行する時よりもそうであるかもしれない。そして，私はC. H. が本当ににっちもさっちも行かなくなっていることが明らかな時にのみ援助しながら，彼女に状況分析の困難な段階に取り組ませるだろう。

　また，彼女の従順さに対しては，独力で課題を行いなさいという課題焦点型の

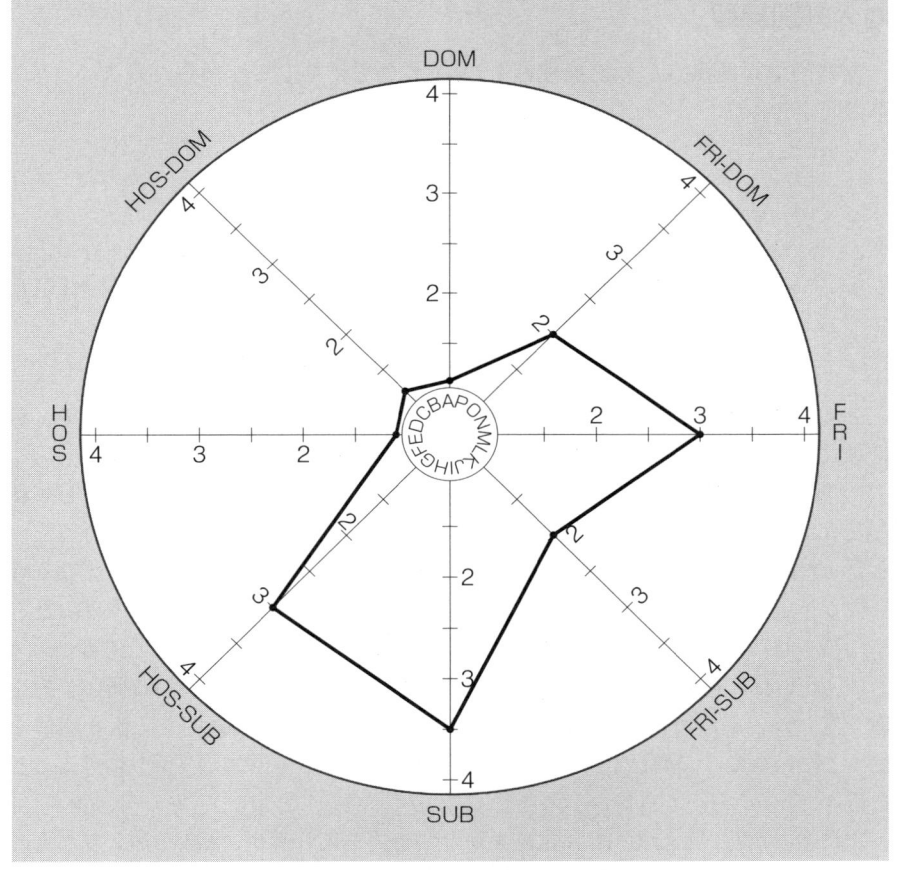

図 8-4　第 2 回セッション後に筆者が評価した C. H. の IMI プロフィール

©1991 by Donald J. Kiesler. 不許可複製

励ましで対応する。敵対的な影響力と友好的な影響力が同時に存在する，彼女の両値的な感情がある中では，私の仮説が彼女にはっきりと確かめられ，承認されるまで，私と彼女の間に肯定的なことは何も起こらないと想定し，ゆっくりと進めるだろう。

対人弁別練習

友好的で課題焦点型の治療役割をC. H. に対して演じる2つめの方法は，第5章で同定された2つの転移仮説に関連して生じるだろう。

① 「もしマカロウ先生と親密になれば，彼は私に何かを求めるだろう。すなわち，私は彼に仕え，彼の面倒をみなければならず，結局は傷つけられるだろう」
② 「もし私がマカロウ先生に対して本当に正直になり，私がどのように感じているかを教えれば，彼は私が言うことを莫迦にするだろう。すなわち，自分が劣った悪い人間であると私に思わせるだろう」

セッションの間，私は対人弁別練習を施行するための手がかりを探すだろう。私は対人弁別練習によってC. H. の注意を治療者-患者関係に向けさせるだろう。

2つめの転移仮説に取り組む機会は，治療の第4週，C. H. が私に電話をし，私と2人だけで診察室にいることが怖いので，ある時間帯のセッションに来たくないと言った時に生じた。彼女と私は，もともとクリニックの職員が最も少なくなる時に会う予定を立てていた。私はこの取り決めに関する問題を予見していなかった。予約の2時間前，彼女は電話してきて会いたくないと言い，さらに私の秘書がデスクにいない時に私と診察室にいることが怖いと述べた。私たちは別の時間に予約を取り直した。私は彼女と話している時，彼女が私に対する個人的で正直な感情を開示していること，そしてわれわれが対人関係上の「ホットスポット」にいることを悟った。

次に会った時，私はC. H. に電話をかけて予約を入れ直すことがどのようなものであったか教えてほしいと頼んだ。彼女は自分の感情や要求を人に話してひどい目に会わされたり自分が愚かだと感じさせられた，うんざりするほど多くの出来事を話してくれた。予約の変更を頼んだ時，私が敵対的に反応すると彼女が予測していたことは明らかだった。彼女はまた，予約の変更を頼むと私が彼女を二度と診察したがらないだろうと思っていたことを明らかにした。

第5章で述べた手続きに従って，私はまず，彼女がそのような個人的な感情を開示した時，彼女の母親ならどうするかをC.H.に尋ねた。次に，私はそのような状況での彼女の父親や前夫の反応についても尋ねた。彼女は傷ついた気持ちや涙を見せながら，重要な他者から彼女が過剰に反応しているとか，愚かだとか，利己的だとか言われたいくつかの出来事の思い出を語った。これまで誰も彼女の望みを真剣に取り合ってくれなかったのである。

　C.H.の注意を，重要他者からの不当な扱いから私自身の反応に移すため，私は彼女にその要求に対する私の反応をできるだけ詳しく述べるように求めた。彼女はまた，私が彼女を否定的に判断せず，彼女が言ったことをバカにせず，彼女の望みを聞き入れてくれたと述べた。私たちは現在の治療の文脈における私と彼女の関係が示唆するものについて論じ，それを重要な他者との関係と比較した。彼女は新しい（しかし不確かな）視点を言葉で表した。彼女は次のように言った。「もしかすると，あなたに関しては，私は感情を隠す必要はもうないのかもしれないですね。もしかしたら」

　私たちは，互いに共感的に耳を傾けることの意味についても話し合った。彼女は電話越しに私の心配を実感したと言った。それから，彼女は現在のセッションの中で，彼女がしてきたことに私が満足していると感じたということも述べた。私はどちらの出来事においても彼女の読みが正しかったことを肯定し，彼女の2つの共感的な読みをはっきりと強調した。

　対人弁別練習において転移仮説を用いることで，臨床家は患者に示された新しい対人関係の本質に光を当てることができる。ひとたび治療の中での新しい経験が虐待を含む昔の人間関係と比較されると，その瞬間はC.H.にとって力と意味を帯びたものとなる。対人弁別練習の論理は今は患者にとって明らかになる。「これは過去にあなたが重要な他者に対してしてきた行動様式です（感情や意見を隠す，自分の中に押し込める，引きこもる）。これがあなたが私に対して行ったことです（主張）。そしてその帰結がこれです。恐ろしい状況の結果が変化しているのです！」

　C.H.との練習の間，問いかけるやり方を続けていたので，私はわれわれの間でちょうど起こっていることを彼女に話す必要がなかった。C.H.は，思い出すことによって活性化された以前の記憶の傷を耐え抜くことができた。その苦痛は，今現在提供されている関係の可能性に対する興奮によっていくぶん和らげられた。苦痛から安心やエネルギーへという感情面が移行することによって混乱が収まった後，私は自分の感情や欲求を他者に教えればどうなるかという結果を彼女が検討することを援助した。このようにして，対人弁別練習の文脈だけでなく状況分析において

も，規律正しい個人的関与を実現することができる。

患者への規律正しい個人的関与

　この章の冒頭で述べたように，患者への規律正しい個人的関与は，CBASPの治療者の果すべき役割の重要な側面である。慢性うつ病患者に個人的に応対することを臨床家に勧めることには，以下の3つの理由がある。

① 臨床家が自ら進んで個人的感情や反応を明らかにしない限り，患者が臨床家のほうに共感的に関わるように教えることはできない。
② 臨床家と患者の関係と，患者の幼少期の不当な扱われ方との質を対比する時，治療者の患者への個人的反応がそれらを弁別するための基準とならなければならない。
③ 患者が幼稚で，敵対的で，または破壊的な態度で振舞い続ける時は，治療者は患者に個人的反応を示すことによって，彼らが及ぼしている有害な影響について気づかせることができる。

　臨床家の個人的感情や反応を患者に提供することは，容易に，また自然に行うことができる。個人の関わり方を変化のための変数として利用することにほとんど困らなかった，あるCBASPの臨床家の反応を見てみよう。

　　患　者：今日は先生はお疲れのようですね。
　　治療者：何がそう思わせるのでしょうか？
　　患　者：先生の顔や目の表情からです。先生はすっかりお疲れのようです。
　　治療者：あなたの洞察は正しいです。そして私の疲労に注意を向けてくれたことに感謝します。今日は長い1日でした。しかし，私はあなたに言いたいことが1つあります。あなたが話してくれたことを聞いて，私は一挙に元気づけられました。
　　患　者：どういう意味でしょうか？
　　治療者：あなたは，私の感情に気づくことであなた自身の視野を広げています。あなたの中の素晴らしい変化ですよ！
　　患　者：その通りです。それから，他の人々に関しても，私はそれまでに気づいたことのないような多くのことに気づくようになりました。

治療者の反応は，CBASPの目標である共感的行動を教えることに合致したものであった。その反応は，患者の非言語的な共感的洞察を確認し，是認した。この応答を，筆者が臨床訓練期間に学んだ患者への反応の仕方と比較されたい。

　　患　者　　：今日は先生はお疲れのようですね。
　　マカロウ博士：*私たちは私のことを話すためにここにいるのではありません。今日はどこから始めましょうか。*

　このように反応することで，私は患者とのやりとりの中で個人的に（また正直に）ならないようにした。なぜなら，適切な「治療的応答」は，患者自身に焦点を戻させるように会話を進めることであると教わったからである。私自身気づかないうちに，私の初期の方略は，患者の共感的行動を中断させていた。
　初めに記したように，理解しまた理解されるために言葉を使う時に共感的な関わりを持つ能力は，対人関係の発達における主要な目標である。臨床家が進んで患者と個人的な関わりを持つことは，ただ単に，いつも患者に焦点を当てるという一方的な関わり方よりも，対人関係でのやりとりの有効性を高める。対人関係でのやりとり，すなわち対人関係で与え与えられることは，共感的応答に不可欠なものである。
　対人弁別練習を行う中で，CBASPの治療者は，患者に対するポジティブな反応もネガティブな反応もオープンにするように訓練される。つまり，治療者は，自分がどのようにして患者に対して持つネガティブな反応を操作し，表現するかだけでなく，自分が患者に対して持つ受容や思いやり，関心などのポジティブな感情をも，患者が経験し，検討させるようにしなければならない。ひとたび治療者の反応が明らかになれば，その後は，そのようなやりとりを扱う時の重要他者のネガティブな反応と比較したり対比させることができる。治療者の健全な反応と重要他者の破壊的な反応を正しく弁別する患者の能力は，彼らが治療者の多様な個人的反応に触れることにより鍛えられる。実際，治療者と患者の相互的な感情交流の幅が広くなればなるほど，治療者と重要他者との間の対人関係を患者が弁別するための材料が増えることになる。
　心に浮かぶいくつかの弁別の機会は次のようなものである。

● 治療者は患者に，患者と一緒にいる時にはけっして感情を表さなかった重要他者と比較して，治療者の感情表現が，その時その時でどのように変化するのかを

尋ねてもよい。
- 治療者は本人に，重要他者の厳しく甲高い拒絶的な口調と，治療者の受容的な声質を比較させることができる。
- 治療者は患者に，重要他者の突き放した態度と彼らの暖かく受容的な言葉とを対比させるように求めてもよい。
- ストレスにさらされている時期は，患者に彼らを励ます言葉を思い出させ，それらの言葉を，幼い頃の似たようなストレスフルな時期に受けた懲罰的で拒絶的な言葉の非難と対比させることが役立つかもしれない。

最後に，規律正しい個人的関与は，敵対的で幼稚な患者を社会化するには不可欠なものである。敵対的，または敵対支配的な行動を示す患者（図8-1参照）は，付き合うのが非常に困難であり，たいてい臨床の現場では嫌がられる。私は，これらの患者たちが薬物治療の担当者や看護師，秘書や受付係を含む診療所のスタッフらすべてから孤立することを見てきた。そのような人々は，言語的・非言語的に誇大的であり，人を傷つける。最も重要なことは，彼らのほとんどは，自分たちがスタッフに対してネガティブな影響を与えることに気づいていないことである。

このようなケースへの最良のアプローチ法は何だろうか。私はたいていCBASP療法家に，「患者にとっての問題になる」ようにさせている。これは，患者の注意を，彼らの行動が臨床家にもたらす影響に向けさせるということである。ビデオ録画された治療場面で観察したやりとりを，逐語的に追うことによって，この点を説明しよう。

患　者：私はこの治療や，あなたとの話し合いが，時間の無駄に終わるだけだと確信しています。
治療者：あなたはどのように人を傷つけることができるか知っていますね。
患　者：どういう意味ですか。
治療者：どういう意味だと思いますか。人々はどういう時，他の人にそのようなことを言うでしょうか？
患　者：彼らが傷ついている時だと思います。
治療者：なぜ私がこのように言って，あなたに反応したのだと思いますか。
患　者：私がさっき言ったことがあなたを傷つけたのだと思います。
治療者：その通りです。では，別の質問をしていきます。なぜあなたは私の診察室に入ってきて，私をこんなふうに傷つけたいのでしょうか。話を先に進める前に，私はその答を知らなくてはなりません。

患　者：私にはわかりませんが，もし私があなたを傷つけているのなら，あなたは非常に感じやすいに違いありません。
治療者：なぜそうおっしゃるのですか。あなたはご自分の発言には私を傷つける力がないと感じているのですね。
患　者：いえ，そういう能力はあると思います。
治療者：そして，もしあなたがそれをよく理解されているのなら，私はまたあなたにお尋ねします。あなたはなぜこのようにして私を傷つけたいのですか。

　この戦略（数種類の施行法が可能である）では，臨床家自身が，患者がやがては対処できるようにならなくてはならない，「問題」や「対人関係における障害」となる。対人関係の視点（Kiesler, 1983）から見ると，この技法は，敵対的（押しのけ）で支配的（コントロールする）にさせようとする影響力を止めさせる（図8-1参照）。それは，「あなたが望むように私に行動させようとする手には乗りませんよ。私と正面切って向かい合いなさい」と患者に話すのと同じことを，対人関係で行っていることになる。
　臨床家が進んで彼らに個人的な対話をし，またそうすることによって彼らの社会化を促すのなら，先ほど紹介したような敵対的な人々の多くは，別の対人関係技術を身に付けることができる。社会化は，敵対的行動の帰結をゆっくりと明らかにすることによって達成される。患者は治療者の正直な反応を，自分の棘のある，侮蔑的で，明らかに敵対的な発言を監視する際の指標として使うことを学んでいく。
　多くの敵対的な患者が，結局は共通の感想を漏らす。それは，詰まるところ，「誰もどのようにして違った振舞いをすればよいのか十分教えてくれないまま立ち去ってしまう」というものである。個人的感情を患者に表明することが苦手な臨床家は，おそらく，過度に敵対的な患者を効果的に扱うことは難しいだろう。

個人的かかわりにおいて必要なこと

　私が慢性うつ病患者への規律正しい個人的関与を勧めるのは，精神療法の豊富な経験を有し高度に成熟した専門家においてのみである。De Jong ら（1986）は，見習い中や未経験の臨床家が慢性うつ病患者を扱うことは好ましくないと言って，同様の点を指摘している。私はこの見解に賛同する。未経験の治療者は，われわれが臨床場面で遭遇する最も難しい外来患者の1つである慢性うつ病患者に取り組む時に必要な対人技能だけでなく，必要な個人的規律を学習する時間がまだ持

ていないかもしれないからである。

　言うまでもなく，私が勧める規律正しい個人的関与は，いかなる性的接触や患者への当てこすりも禁止するものである。患者の成長や発達は，親密ではあるが，ノンセクシャルで，共感的な関係の中で進展してゆくものである。

規律正しい個人的関与における難題

　ほとんどの読者は，自分の教育課程において，過去にも現在にも，人間の行動を変化させるための個人的関与を行うことを勧めたスーパーバイザーや上級医師，またはカンファレンスリーダーを思い出すことはできないだろう。実際，患者との個人的関与は，われわれの分野ではずっと控えるべきものとされてきた。関係性の指標は，治療者を訓練において，議論が多く，扱うことの困難なものであることはよく知られたことである (Lambert, 1983)。あいにく私は，精神療法のこの側面について議論することすらひたすら避ける多くの臨床スーパーバイザーを知っている。

　Freud (1971/1950, 1917/1960, 1933, 1963) は，個人的関与を行うことは治療の重要な目標を妨害すると主張した。訓練期間中，分析家は，逆転移の問題（個人的な事柄や見方）を「中和」するための個人分析を受けた。逆転移の問題は，患者が連想を投影させる「真っ白なスクリーン」として機能する効率を損うかもしれないからである。

　Carl Rogers (1942, 1957, 1959) は，治療者の共感の必要性を初めて強調したにもかかわらず，意図しないところであったのだろうが，臨床訓練において個人的関与をタブー視し続けた。Rogers の個人的関与についての共感的アプローチは，40年以上，臨床訓練に影響を与えてきた。Rogers によると，臨床家が「適切な治療者としての態度」を保持する限り（それは患者に「無条件の肯定的配慮」を与え続けることを意味する），個人的関与を行うことは容認できるという。彼の考える臨床家の理想的な態度は次の引用によく表れている。

> 「もし，他者について私の経験するところが，それ以上肯定的配慮に値するものもなければそれ以下のものもない，というように私自身において経験されれば，まさにその他者に対して私は肯定的配慮を行っているのである」(Rogers, 1959, p.208)

　多くの治療者にとって（あるいは治療者でない人にとっても）無条件の肯定的配

慮をあまねく行うことは困難であるのみならず，それを慢性うつ病患者に行うことは行動の帰結を学ぶことを不可能にしてしまう。行動の帰結を学ぶことこそ，行動を修正するために必須である。

　個人的関与に関する Freud の否定的見解もしくは Rogers の非現実的見解が，20世紀を通してほとんどの期間，臨床や精神医学の訓練プログラムに著しい影響を与えている。

　Freud や Rogers によって概念化された，治療者の役割定義へのただ 1 つの重大な抵抗は，対人関係精神療法（Interpersonal Psychotherapy；IPT）の進展によって生じた（Anchin, Kiesler, 1982；Andrews, 1991；Kiesler, 1988, 1996；Safran, 1990a, 1990b；Safran, Segal, 1990）。IPT のアプローチでは，治療者は，患者が他人にどのような影響を与えるかを教えるために，感情を出して，個人的フィードバックを与えることを促される。前述したように，Kiesler（1988；p.39）は，これらの変化のための技法をメタコミュニケーションと名づけた。

> 「……メタコミュニケーションのフィードバックとは，治療セッションの中で治療者と患者の間で起こってくる中心的で，頻回に見られ，主題となる対人関係の問題を標的にして，治療者から患者へ言語的フィードバックを与える場合を言う」

　メタコミュニケーションは，治療者を個人的関与へと向かわせるであろう。その技法は，患者の共感の表現をさらに増やすためにも使うことができる。つまり，患者が治療者とメタコミュニケーションを行うことによって，患者に治療者と同じようにやりとりするのを，臨床家は促すことができる。
患者と治療者の相互的メタコミュニケーション・フィードバックのやりとりは，例えば以下のようになろう。

> 治療者：あなたが奥さんといる時に，そのように感じた最近の例を話してくれませんか？
> 患　者：先生はいつも私を急かしすぎます！　先生は，私がこの問題についてどうしたらいいかわからないのをおわかりでしょう。そういう質問をされると私は怯えてしまい，そして，とっさに何も考えられなくなってしまいます。先生から具体的な例を話すように求められると，私は本当にいらいらしてしまいます。このことについてもうこれ以上話したくありません。
> 治療者：あなたが今私にしたことをあなたにフィードバックさせてください。
> 患　者：どういうことですか。

治療者：あなたの奥さんとの問題を話し合う手助けになるように，私があなたの助けを求めた時，あなたは私に怒り始めました。私が問題を解決するためにあなたの助けを求めた時，いつもあなたは「干渉するな」とか「無理強いするのはやめてくれ」と言っているように私は感じます。あなたがそうされると，あなたと関わる時の唯一安心していられる状態は，あなたに何も求めないことのように思えてしまいます。あなたは1人で解決したい，そして私と距離を置きたいように思えてしまいます。

　この会話中では，治療者の最後の反応が，患者から治療者への否定的インパクトや影響を患者にフィードバックしていることになる。メッセージは明快だ。**治療者が問題解決をするために患者に助けを求めた時にはいつも，患者は怯え，いらいらし，怒り，そして黙り込んでしまう。**

　CBASP治療者はこの想像上のやりとりのもう1つ別の側面に焦点を当てるのがよいだろう。やりとりは健全で，双方向的なところがあり，その中で，両者の行動の結果が，お互いに即座にフィードバックされている。治療者が尋ねる→患者は怯え，いらいらし，怒り出す。患者は恐怖やいらいらした感情，引きこもりたいという要求を表現する→治療者は拒否されたと感じる。患者はその意味にあまり気づいていないかもしれないが，双方向的な要素は，明らかに治療者と患者の間の互いの反応に見られる。患者が実際恐怖を感じた瞬間に，治療者が患者により適応的な行動を教えることができるだけでなく，患者は自分が治療者に与える影響について，またやりとりがお互いに与える作用を認識できるようになる。相互交流のお互いに与える影響が，治療の中で明確にされる時，患者は共感について学ぶことができる。

治療者の役割を軽視しないこと

　私の知っている多くの治療者は，とても純粋で，思いやりのある人間で，患者に対して豊かで感受性に富む関係を提供しようと努力している。とすれば，私の同僚たちが，患者の生活に自分が大いに貢献できることを，なぜ患者に対して明示することに乗り気でないのかしばしば不思議になる。そのような時，私がよく聞く答えは，自分に注意を促すことは自己愛的であり，空威張りであり，まるで「私がいかに素晴らしいかを見よ」と言って自画自賛しているようなものであるということだ。

このような反応は本質を見失っており，治療者と慢性うつ病患者との間の人間関係に生じている重大な問題を見落としてしまうことになる。

　慢性うつ病患者が，治療者から親切に，暖かく，持続的にサポートを受け，心優しいフィードバックを行ってもらっても，ほぼ例外なしにこれらの素晴らしい行動を認知できないことに，私は繰り返し気づいてきた。また患者は，しばしば，これらの肯定的反応が彼らや彼らと他者との関わりに対してどういう意味があるかを理解することもできない。このように見落としてしまう理由は特に驚くことではない。肯定的人間関係の贈り物が目の前に提供された時にそれを認識できるには，それ以前に同じような贈り物を得たことがあるという**先行的な情動経験**がなければならない。患者の現在の苦しみは，患者がこれらの肯定的反応に気づくことを邪魔しているのである。

　さらに大切な点は，多くの患者は促進的な人間関係が欠落した成育歴を語る。つまり，治療者からの贈り物に気づくための先行的経験がないということである。治療者との関係の健全さについて質問すると，ほとんどの患者はこれまで肯定的な人間関係を経験したことがないことを認めるだろう。肯定的な人間関係はこれまでの人生の中で1つとして思い出すことができないという慢性うつ病患者もいる！こうしたアダルトチルドレンは，治療者が肯定的な人間関係がどれほどたくさんあろうとも，いつの日か治療者から拒絶というハンマーを下されることをただ黙って待っている。

　治療者と慢性うつ病患者との肯定的人間関係の現実は，繰り返し明示されるものでなければならならない。さもなければ，新しい現実は認識されないままだろう。

　対人弁別練習において，慢性うつ病患者が順向的に手助けされながら，治療者が冷たい操作的な母でもなく，暴力的で酒びたりの父でもなく，拒絶的な配偶者でもないと知った時，人間関係の革命が起こる。治療者は単に患者が自明のことを——治療者が本当はどんな人間であるか，つまり，治療者は患者の幸福を目指している心優しい人間であること——を認識できるように手助けしているにすぎない。CBASPの対人的方法論の目標は，治療終結時に患者が以下の点をはっきりと認識するようになることである。すなわち，治療者はどんな人間であったか，治療者に対する患者の刺激価はどのようなものであったか，治療関係の枠の中で治療者が患者のために何をしたか，そして最後に，治療関係が現在の患者の機能に対してどのようなインパクトがあったか（重要他者とのネガティブな人間関係と比較・対比して）。

次の章では，患者の変化を実証的に測定し記述するために，CBASP をどのように操作化したかについて述べる。

第9章

獲得学習と治療効果の般化の測定

> 精神療法の過程は全体として，理論的に言うと，変化をもたらすべく企画された，理想的な先行・帰結条件の連続である。……患者の行動におけるさまざまな変化とこれらの変化を促進するルールが精神療法の典型的記述，すなわちその体系の「過程」である。
>
> ——S. Cashdan (1973, P.5)

　慢性うつ病患者が，うつ病の罠に打ち勝つには，さらに必要なものがある（McCullough, Carr, 1987）。すなわち，慢性うつ病患者が寛解状態になるには，治療前には有していなかった認知的行動的技能を獲得しなければならない。本章では，CBASPで新しく獲得した学習の測定と，治療効果の般化（generalized treatment effects；GTE）の評価について述べる。
　CBASPの重要な目標は，患者が自分で状況分析の手順のすべてを正確に行えるようになることである。本治療において状況分析は「有効な要素」である。状況分析により患者は，対人関係の問題を認知分析的技能と共感行動的技能を用いて解決できるようになる。一定の水準まで状況分析を自分で行える（つまり，臨床家の手助けなしに2回続けて状況分析を自分で行える）ようになるということは，また，行動が環境につながっていることへの気づきが進展していることも意味している。状況分析を自分で行えるようになることは，治療が成功するのに不可欠なので，治療者は患者がどの程度状況分析を行えるようになったかを測定することによって，獲得学習をモニターすべきである，と私は考えている。

2つの従属変数の測定

　CBASP プログラムでは，2つの従属変数がある。実行学習（performance learning；状況分析を含む）と GTE である。

　実行学習変数は，患者がどれくらい状況分析のやり方を習得したかを反映している。状況分析を実行する能力は，治療結果に影響を及ぼす媒介変数である（Baron, Kenny, 1986；Holmbeck, 1997）。状況分析の学習を評価するために，「患者の状況分析の評価用紙」（Patient Performance Rating Form；PPRF）が使われる（McCullough, 1995b）。どのようにして PPRF を評価してスコアリングするかについては，後述する。

　2つめの従属変数が GTE である。これは，状況分析学習の程度に媒介されており，症状の重症度の変化，統制の所在（locus of control），心理社会的適応や機能，対処様式，帰属様式，対人関係機能などの尺度を含む。その他に，状況分析を自分で行えるようになることの究極の効果を反映するもう1つの GTE 指標として，治療終了時の DSM-IV による診断がある。状況分析を自分で行えるようになることと GTE 変数の変化には，相関関係ではなくて，因果関係（媒介関係）がある，と私は仮定している。

　GTE の変化を測定するために CBASP で用いる尺度には，次のような DSM に基づいた構造化面接がある。

- Beck Depression Inventory（BDI；Beck ら，1979）
- Hamilton Depression Rating Scale（HAM-D；Hamilton, 1967）
- Rotter Internal-External Locus of Control Scale（Iescale；Rotter, 1966）
- Social Adjustment Scale（SAS-SR；Weissman, 1975；Weissman, Bothwell, 1976）
- DSM-IV Global Assessment of Functioning Scale（GAF Scale；APA, 1994）
- Ways of Coping Questionnaire（WCQ；Folkman, Lasarus, 1988）
- Attributional Style Questionnaire（ASQ；Peterson ら，1982）
- Structured Clinical Interview for DSM-III-R：Patient Edition（SCID-P；Spitzer, Williams, Gibbon, et al, 1990）

　以上に述べたような尺度で集められたデータを使って精神療法の GTE を測定するに当たり，新しいことは何もない。新しいことといえば，有効な要素，すなわち

状況分析を操作的に定義し，患者が「題材」をどれくらい学習したかを経験的に示すことができる点である。

現在の CBASP 法の歴史

　私は数年前，精神療法の獲得モデルを提案した (McCullough, 1984a, 1991; McCullough, Carr, 1987)。そこでは，患者が治療の「題材」をどれくらい学習したかを測定することが重要な特徴である。方法は，現行のプログラムと似ており，対象患者 (慢性うつ病) も似ている。状況分析学習の進歩も同様に測定されたが，患者が状況分析を得点化する際，6 ステップの PPRF を使っていた (現在は 5 ステップ)。6 ステップ法には，経験したエピソードの中で最も目立った感情を正確に指摘するよう患者に要求する探り質問があった。自分の行動と環境との関連性を理解することを獲得するのに，感情面の指摘は役に立たないことがわかったので，状況分析の手順と PPRF からこのステップを削除した。

　以前の CBASP と現在のそれとの間のもう 1 つの微妙な違いは，以前の CBASP では治療過程を個々の操作段階に分割していたことである。最初のベースライン段階 (ここで患者データが集められる) に続いて，認知，行動的訓練段階に入る。患者は，その段階の一定水準を満たさなければ次の段階に上がれない。例えば，第 2 段階 (認知的訓練) では患者は状況分析の手順を教えられるが，状況分析の 6 ステップが一定水準までできるようにならなければ (すなわち，状況分析が治療者からの援助・修正なしに 2 回以上できたか)，第 3 段階 (行動的訓練) には進めない。

　第 3 段階では，CBASP の行動的訓練が行われた。目標到達尺度 (Goal Attainment Scaling) (Kiresuk, Sherman, 1968) を用いて第 3 段階の患者ごとの合格水準があらかじめ設定されていた。一定水準の行動 (通常は 1〜3 個の標的状況，もしくは特定の人に対する主張的な行動) が，操作的に定義された「期待された結果レベル」を満たすために必要であった。行動面での目標は，一定期間中にある回数以上標的行動ができたかどうか (例えば，1 週に 3 回以上思慮のない上司に対して主張的になれる) で定義された。一定水準まで行動面で達成されれば，第 3 段階が終了し，CBASP 終了となった。

状況分析施行と PPRF による患者の実行の測定との重要な相違

　本書では，明確化段階の6ステップ(第6章)と修正段階の4ステップ(第7章)を必須とする状況分析の手順を述べてきた。1つの治療セッションが終了すると，治療者はPPRFを使って状況分析がどれくらい実行できているかを測定する。この2つは一見食い違うように見えるので，読者には，ここで，PPRFによる状況分析実行の測定と状況分析施行を区別していただきたい。

　例えば，5ステップのPPRFと，状況分析施行の10ステップ(明確化段階6ステップ＋修正段階4ステップ)には，1対1の対応がない。なぜ，状況分析とPPRFのステップ数に食い違いがあるのだろうか。後述するが，簡単に言えば，PPRFは，明確化段階と修正段階の両方に含まれているステップのほとんどを援助なしに正確に自己施行する能力を表しているのである。PPRFの評価項目から除外されたのは，修正段階のステップ3，4(要約と般化ステップ)である。

　上記のように，5点満点のPPRF得点は，どの程度患者が所定の水準まで状況分析を自己施行でき，明確化段階の間違いを(もしあれば)修正し，修正段階を完了できるかを反映する。PPRF得点は次のステップからなっている。

ステップ1：一定水準まで状況記述する。
ステップ2：適切かつ正確な解釈をする。
ステップ3：DOに関連した行動の記述。
ステップ4：行動用語でAOを述べる。
ステップ5：現実的かつ/または達成可能なDOを定式化する。

　次にさらに詳しくPPRFについて説明しよう。

患者の状況分析の評価用紙：PPRF

　上述したように，PPRFは患者がどれくらい状況分析を学習したかを測定する。評価用紙を表9-1に示す。第6章で述べたように，患者は対処方法質問票(CSQ；表6-1参照)を各セッション前に完成させる。次に，状況分析は宿題の対処方法質

表 9-1　PPRF

指示	治療セッションの終了後，患者のSAの成績を以下の尺度を用いて評価せよ。評価の対象となるのはセッション中に実際に扱われた状況だけである。評価は患者の実際の言動に基づかなければならない。		
評点	「はい」という評価は，各ステップについて治療者からの修正フィードバックがまったく必要でなかったか，治療者からの援助なしに自分で修正した場合のみである。		
正しい答えを丸で囲め		はい	いいえ
ステップ1	ストレスフルな状況中の出来事について，開始点と終了点を明確に定めたか	1	0
ステップ2	出来事について適切かつ正確な解釈をしたか	1	0
ステップ3	行動は期待した結果に適切に結びついていたか	1	0
ステップ4	現実の結果（状況の終了点）を行動用語を用いて正確に記述したか	1	0
ステップ5	現実的および/または達成可能な期待した結果を行動用語を用いて正確に記述したか	1	0
総得点（「はい」の数を合計し，5で割って百分率で算出せよ）		例：2/5	40%
現実の結果＝期待した結果であったか		はい	いいえ
もしそうでなければ，なぜか _____			

問票を利用して実施される。セッション終了後に治療者はPPRFを用いて患者の状況分析実行を評価する。

　状況分析を教えることのセッション内の目標は，次のように述べることができるだろう。

> 最終的には治療者は，いすに深く座り腕を組んで「さあ，それではあなたが状況分析をやってください」という態度をとることができるようにならなければならない。

　状況分析の究極的な練習目標は，治療者の援助なしに状況分析をすべて自分で行えるようになることである。状況分析は，患者が2回連続して状況分析を首尾よく施行できたら，一定水準まで習熟できたと操作的にみなす。PPRFの評価方法は以下の通りである。

> 評価の目的は，そのセッション中に患者が何を自分でできるようになったかを評価することである。明確化段階と修正段階を完全に自己施行できるとは，各ステップのすべて

の水準に達しているということであり，援助なしで自分で間違いをすべて修正できるということである。治療者は，患者の状況分析の出来具合を控えめに点数化するほうがよい。各ステップ合格であれば1点，不合格であれば0点と評価する。おわかりのように，総得点範囲は0～5点である。

どのステップについても，治療者が重要な点を促したり訂正したりしなければならないのであれば，患者はそのステップにもそれに関連したステップにも合格したことにならない。

[各ステップ評価のガイドライン]

ステップ1

　状況については，時間的にはっきりと記述されていなくてはならない。通常，短時間のエピソードがよいであろう(例えば数分であるとか数時間。しかし，状況によっては1, 2日続く場合もある)。状況の終了点は明確に特定されなければならない。この段階で患者は，なぜそうしたか理由を述べたり，自分以外の人の動機をあれこれ考えるような「論評」をしてはならない。

ステップ2

　解釈は**正確**で，出来事の展開の過程を正確にたどらなければならない。解釈はまた，現実の出来事に根ざした**適切**なものでなければならない。また，登場人物の間で生じた特定の行動に結びついていなければならない。すべての解釈文は，治療者が理解できるものでなければならない。

注：解釈は正確で適切であるが，患者がDOを達成していないことが時にある。解釈が正確で適切であるかぎり，それが直接DOの達成に貢献できなくても解釈ができるようになったとみなされる。得点化するには，解釈が相互作用的な出来事の一部を正確に説明していることが必要である。

ステップ3

　このステップの採点は，現実的でかつ/または達成可能なDOを明確化段階や修正段階で患者が突き止めていることが前提である。**ステップ5(つまりDOステップ)に合格している場合のみ，このステップも合格することができる**。ステップ5が合格となっている場合に，ステップ3は，DOを実現するための助けとなる行動を患者がしているかどうか，もしくは，修正段階でより効果的な行動を患者が考え出しているかどうかの点に気をつけて得点をつける。

ステップ4

　ステップ4の採点は，患者が状況の明確な終了点を明らかにしていることが前提である。それに対応するAOは，**行動用語**を用いて(すなわち，感情的な表現ではなく)1文で述べられなければならない。ただし，AOに付随した感情を患者が記述することは可能である。

ステップ5

　このステップの採点は，患者が状況の明確な終了点を明らかにしていることが前提である。DOは**行動用語**を用いて(すなわち，感情的な表現ではなく)1文で述べられなければならず，現実的で達成可能でなければならない。修正段階において不十分なDOを正しく修正できれば合格とみなされる。

PPRFを用いて状況分析実行曲線を描く

　各セッションの後でPPRFを用いて状況分析の実行を評価すると，精神療法の経過を通じての獲得学習曲線が得られる。横軸にセッション数，縦軸にPPRF得点を取る。旧CBASPモデルから得られた曲線で状況分析の獲得が明確に表れているものを図9-1に示した(McCullough, 1984a)。ほとんどのCBASP患者の状況分析曲線では，このように効率的なものはめったにない。念を押すが，このグラフでは旧CBASPモデルの6点PPRFを使用している。

状況分析実行度と治療効果の関係

　上述したように，患者がどれくらい状況分析を自己施行できるかは，GTEの変化に大きく影響し，治療結果の到達レベルにも関係している。状況分析自己施行を学習していない患者は学習している患者よりCBASPから恩恵を得ることは少ないであろう。このように，状況分析を習熟することは，不十分な状況分析学習に比べ，GTE得点を大きく改善し，全体的に治療反応性が向上するはずである。

　この仮説はB-MS研究に参加した12施設から集められた5点PPRFデータにより部分的に支持されている(Keller, McCullough, et al, 1997；McCullough, Keller, Hirschfeld, et al, 1997；McCullough, Kornstein, Klein, et al, 1997)。すべてのCBASP施行患者の状況分析実行度が各セッションの最後に評価された。急性期治療で状況分析が施行された最後3セッションで評価されたPPRFを用いて，状況分析習熟度を3段階に分けた治療反応性と比較した。

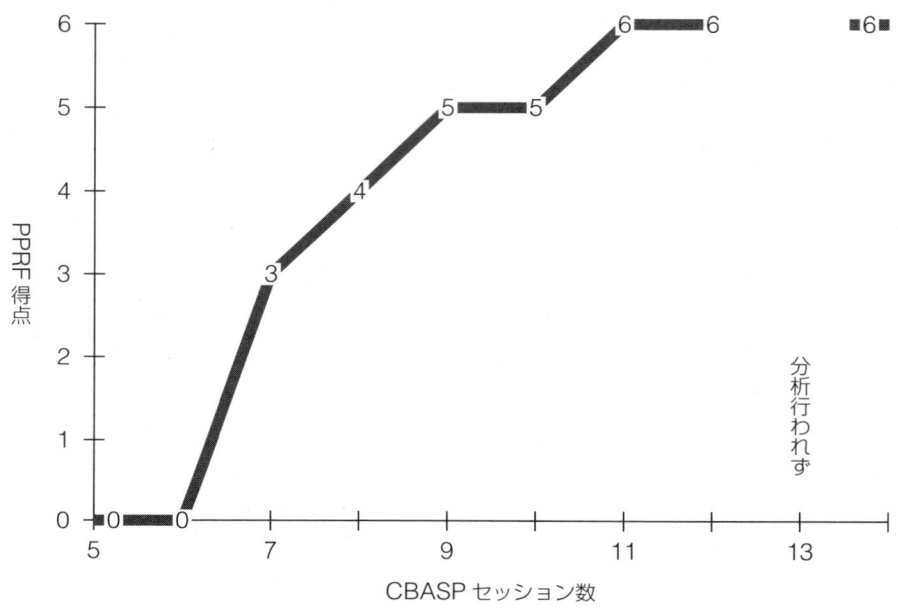

図9-1　あるCBASP患者の14回にわたる治療セッションにおけるPPRF得点

　CBASP単独群（$n=165$）とCBASP＋薬物療法群（$n=177$）の，治療に最後まで参加した12施設からの患者が3つの治療結果グループに分けられた。各治療反応群に含まれるサンプルは，急性期治療を終え，研究の最終月のHAM-D得点で3群に分けられたものである。B-MS研究の治療反応性は次のように操作的に定義された。
① 完全反応：急性期の最後3回の評価のうち少なくとも2回のHAMDが8点以下
② 部分反応：最後3回の評価のうち少なくとも2回が，9点以上15点以下で，かつベースラインから50％以上減少
③ 無反応：①②に含まれない者

　表9-2にCBASP単独群とCBASP＋薬物療法群に対する平均PPRF得点を治療反応レベル別に整理して示した。CBASP単独群では，分散分析ANOVAにより，反応レベルによる主効果に有意傾向があることがわかった（$F[2, 162]=2.84$，$p<0.06$）。最小有意差法（LSD）を用いて2群間比較を行うと，完全反応群（平均3.88）と無反応群（平均3.38）は有意差があったが，部分反応群（平均3.64）と無反応群（平

表 9-2 治療結果から 3 段階に分けた群間における，急性期治療の最後 3 回に行われた状況分析での平均 PPRF 得点の比較

治療への反応	CBASP 単独(n=165) 平均/標準偏差	人数	CBASP＋薬物療法(n=177) 平均/標準偏差	人数
完全反応群	3.88/0.92[a]	39	3.95/1.07[a]	74
部分反応群	3.64/1.19[a,b]	48	3.46/1.27[a]	77
無反応群	3.38/1.11[b]	78	3.15/1.30[b]	26

注：CBASP 単独群で計 8 名，CBASP＋薬物療法群で計 2 名の治療に最後まで参加した患者が，データがないという理由で分析から除かれた。
同列内におけるグループ内での平均値比較では，同じ上付き文字が振られていないものは 5％ 水準で有意差がある。

均 3.95)には有意差はなかった。CBASP＋薬物療法群では，ANOVA の 3 群比較で反応レベルによる主効果が有意であった($F[2, 174] = 5.52$, $p<0.01$)。各群の間で比較するために最小有意差法を行うと，完全反応群(平均 3.95)と無反応群(平均 3.15)，部分反応群(平均 3.46)と無反応群の間に有意差が認められた。

　状況分析習熟度は治療反応レベルに関係しているという仮説は，CBASP＋薬物療法群で得られたデータにより支持され，CBASP 単独群から部分的に支持された。CBASP＋薬物療法群では，完全反応群，部分反応群ともに無反応群との間に有意差があり，治療反応レベルが高いほど，PPRF の平均点も高かった。CBASP 単独群においては，有意な差には達しなかったが($p<0.06$)，CBASP＋薬物療法群と同様に治療反応レベルが高いほど，PPRF の平均点も高かった。予測したように，どちらのグループにおいても PPRF 習熟度得点が最も高い群は，完全反応群で，次に習熟度が高い群が部分反応群，次が無反応群であった。

PPRF の評価者間信頼性

　項目毎の得点の一致率と，PPRF 総合得点の一致率を含めて，異なる治療者が，信頼性をもって PPRF を評価できるかどうかを知ることは重要である。

　B-MS 研究(Keller, et al, 1999, 2000；McCullough, Keller, et al, 1997)において intent-to-treat 標本中，精神療法を施行した患者のうちの 162 人(この研究において精神療法を施行されたすべての患者の 37％)から得られたデータにより，評定者間一致率を計算することができた。信頼性の分析を目的とし，各々の患者に対し，PPRF による評価を，それぞれ 2 回ずつ施行した。うち 1 回は治療を担当した精神療法家がセッションの最後に，もう 1 回は信頼性評価者が治療セッションのビデオテープ

を見た後で，それぞれ評価を行った。信頼性評価者としては私自身（研究の精神療法コーディネーター）が，スーパーバイザーと研究コーディネーターとの比較のために，その施設のスーパーバイザーが各施設の精神療法家とスーパーバイザーとの比較のために，評価を行った。2種の評価者集団の組み合わせ（スーパーバイザー‐コーディネーター，精神療法家‐スーパーバイザー）について比較を行い，それぞれの集団には複数の施設および評価者が含まれた。一致率に関し，いくつかの指標を用いた。

① 1-5のステップ（名目変数）毎のPPRFのカッパ（Cohen, 1960）およびパーセント一致率
② PPRF総得点（0-5の連続変数：合格となったステップの総数）の級内相関係数（intraclass correlation coefficient；ICC）（Shrout, Fleiss, 1979）
③ 「完璧に実行された」PPRF総得点「5」を1とし，総得点5未満の場合，0としてPPRF総得点を二値化した時のカッパおよびパーセント一致率

この際特別に，「完璧に実行された」PPRF総得点「5」を1と記録し，総得点5未満の場合，0と記録した。B-MS研究において患者の実行能力/進歩が水準に達しているか否かを評価するためにPPRFを用いた（すなわち，その週のセッション後のPPRF総得点が満点でなければ，患者はその週に「追加」治療セッションを受けることになった）ので，そのような目的で用いた場合のPPRF総得点の信頼性について調べるために，2値化した得点について検討を行った。PPRFの評定者間信頼性を，表9-3に示した。

得られた知見を総合すると，PPRFはCBASPで用いるのに，まずまずの信頼性を有する臨床評価尺度であるということができる。PPRFの5つの各ステップ毎の評価の信頼性に関しては，コーディネーターとスーパーバイザーとの間ではまずまず～良好の一致率が得られ，精神療法家とスーパーバイザーとの間では，まずまず～中等度の一致率が得られた。ステップ1（状況記述）とステップ4［状況における現実の結果（AO）］において，評価の一致率に関する問題があった。これら2つのステップの評価に関して，コーディネーター（私自身）とスーパーバイザーとの間のパーセント一致率は満足のいく値（それぞれ76％と72％）であったが，カッパはより低い値であった。この不一致は，私がスーパーバイザーに比して，より厳しい基準でPPRF評価を行い，そのために，患者の実行能力をより低く評価したことに一部起因するものと考えられた。例えば，ステップ1において患者に対しいつ「手助け」が与えられたかについて評価の不一致が生じた。私は「手助けなし」のルールに文言通りに従ったのに対し，何人かのスーパーバイザーは寛大な解釈によって，

表9-3 5ステップPPRF尺度におけるPPRFの評定者間の一致率

	κ[1]	パーセント一致率	ICC
研究コーディネーター対施設のスーパーバイザー（n=67；複数の施設の患者）			
PPRF総得点			
（得点0〜5）	—	—	0.65
（得点0, 1）	0.70（良好）	90%	—
PPRFステップ			
状況分析のステップ1			
（0, 1）	0.51（中等度）	76%	—
状況分析のステップ2			
（0, 1）	0.63（良好）	82%	—
状況分析のステップ3			
（0, 1）	0.73（良好）	87%	—
状況分析のステップ4			
（0, 1）	0.35（まずまず）	72%	—
状況分析のステップ5			
（0, 1）	0.53（中等度）	76%	—
施設の精神療法家対施設のスーパーバイザー（n=95；複数の施設の患者）			
PPRF総得点			
（得点0〜5）	—	—	0.62
（得点0, 1）	0.73（良好）	92%	—
PPRFステップ			
状況分析のステップ1			
（0, 1）	0.26（まずまず）	63%	—
状況分析のステップ2			
（0, 1）	0.59（中等度）	81%	—
状況分析のステップ3			
（0, 1）	0.54（中等度）	77%	—
状況分析のステップ4			
（0, 1）	0.40（まずまず）	73%	—
状況分析のステップ5			
（0, 1）	0.44（中等度）	72%	—

注：上記解析を施行していただいたことに対し，研究准教授のDina Vivian博士，Stony BrookのSUNYに謝意を表する。
[1] κ値の解釈は，LandisとKoch（1977）に従った。

患者の実行能力を評価した——すなわち，たとえ彼らが多少の手助けをした場合でも，ステップ1を正しく実行したと評価した。ステップ4の評価に関しても，より低い一致率が見出された。評価が控えめか，寛大かの違いによって，ステップ4におけるカッパの低さも説明できるものと考えられた。

PPRFの各ステップの評価に関して，精神療法家とスーパーバイザーとの間のカ

ッパでも，同様の傾向が認められた。ステップ1とステップ4(カッパはそれぞれ0.26と0.40)において一致率が低いのは，スーパーバイザーと私との間で比較を行った場合(上述)と同様である。これら2つのステップの評価について，精神療法家とスーパーバイザーとの間のパーセント一致率はそれぞれ，63%と73%であった。さらにデータについて検討したところ，評価が控えめか寛大かについて同様のパターンが認められた。スーパーバイザーは治療者に比して，評価がより控えめであり，治療者は患者に対して援助を与えてしまっていても，そのステップを実行できたものとみなしてしまっていた。最後に，PPRF総得点(完全に実行できたか，実行できなかったか)に関しては，両方の比較組み合わせにおいて，評価者間で良好な評価の一致が認められた。

　これら上述のデータは，PPRFにより，実行能力が信頼性をもって評価されうることを強く示している。研究に参加したすべての評価者がより厳しく(文言どおりに)PPRFの評価基準(表9-1)を用いていれば，信頼性判定のためのすべての領域にわたって，おそらくはより高い評価一致率が得られたであろう。

関連性の理解の獲得度の測定

　第2章と第3章において，私は関連性の理解(perceived functionality)を，自分の行動が環境に対しその行動に特異的な帰結をもたらすことを知覚するための認知の枠組みとして定義した。

　関連性を理解しつつ思考するためには，自らの行動を因果関係あるいは随伴性といった観点で捉える形式操作的思考が必要である。対人交流能力の発達における到達点(他者と共感的に交流する能力)という観点から論じると，関連性の理解とは，人は対人交流において自分が他者に与える影響と，他者が自分に対して与える影響を認知しているという事実を指し示す。

　CBASPの関連性の理解に非常に似通った社会学習概念の1つとして，Julian Rotterの「内的な統制の所在」概念(Rotter, 1954, 1966, 1978)が存在する。RotterのI-E尺度(Rotter, 1966)は，CBASPで用いられる他の評価尺度が作られる以前に提唱されたものだが，彼の外的-内的統制の所在の概念により，CBASPにおいて標的となっている認知変数をうまく説明することができる。例えば，Rotter(1990)は内的帰属における「随伴性」の次元を，強化，すなわち行動の帰結は，自分自身

の行為あるいは性格特徴の結果に随伴して生じるものであると人がどの程度思っているか，その強さの程度として定義した。内的帰属についてのこの説明は，CBASP の関連性の理解の定義と同義である。

　本書において随所で述べられているように，治療を開始したばかりの患者の前操作的なジレンマの存在は，「どうしようもない」「絶望だ」と患者が繰り返し訴えることにより明らかとなる。何とかできるという感覚が患者において全般的に欠如していることは，外的統制性を有し，問題解決を迫られている人についての Rotter (1978 ; p.4)の説明に，上手に要約されている。

> もしある人が，自分は運，宿命，強者の受動的な犠牲者だと感じているか，あるいは，周囲の世界を変えることができないどころか，把握することもできないとさえ感じているなら，どのような治療技法を用いたとしても，その人が自分の問題に首尾よく対処することはできないだろう。

　関連性の理解の獲得および外的な統制の所在からの脱却を測定するための実証的な構成概念を見出すために，私は Rotter の I-E 尺度(1966)の使用を開始した。
　現在，慢性うつ病の成人の統制の所在の傾向に関するデータが存在する。われわれは，未治療の慢性うつ病成人についての縦断研究を行い，時間が経っても外的統制の得点は変化しないことを見出した(McCullough, et al, 1988, 1994a, 1994b)。平均得点は研究開始時 12.5（標準偏差＝4.5）〜13.9（標準偏差＝4.3）の範囲で，終了時 12.5（標準偏差＝3.8）であった。また，CBASP 精神療法開始時の患者の外的統制の得点は 11 から 15 の間であった(McCullough, 1984a, 1991 ; McCullough, Carr, 1987)。同じ患者群において，治療終了時には，外的統制得点の低下（平均＝5-7）が認められ，外的統制傾向から，内的統制傾向への変化が示された。
　治療中，I-E 尺度を用いた評価を最低 3 回（治療開始時，中間点，および最終セッション終了後）は施行するよう，私は治療者に薦めている。中間点で，治療開始時に比して外的統制の得点がほとんどあるいはまったく変化していない場合には，その患者の関連性の理解には変化が生じていないためだと治療者は考えるべきである。中間点での得点は，「温度計」として役に立ち，患者が正しい方向に動いていっているのか，あるいは患者自身と環境との随伴的な関連性の認識を助けるためにより行き届いた配慮をすべきなのかを，治療者に示してくれる。
　一定の水準で状況分析を実行できるようになることが GTE にもたらす効果を，症例 B. F. において例示する。

症例 B. F.

　B. F. は離婚歴のある 37 歳のアフリカ系アメリカ人の男性で，新聞記者として働いている。初回面接において，彼は自身が過去 24 年間にわたって抑うつ状態にあると述べた。現在は独身であるが，交際を始めて 10 ヶ月になり，互いに結婚を考えている交際相手がいる。スクリーニング面接での診断は重複うつ病で，気分変調症の発症は 13 歳（中 2）の時であった。

　彼には言語的虐待を加える母，および肉体的虐待を加えるアルコール症の父と暮らしていた時期があり，成育歴は心的外傷体験で満ちていた。しかしながら，本人曰く，学校での成績は常に平均以上で，大学での成績はクラスで上位 10% 内であった。彼は大きな大学を卒業し，専攻はジャーナリズムであった。

　彼の最初の結婚は問題が多く，前妻は「最終的に自分を置いて出ていった」と彼は述べた。前妻との間に子どもはいなかった。彼は結婚問題を自分のうつのせいにした。

　度重なる大うつ病エピソードは，仕事上の問題によっていっそう悪化しているようであった。過去数年間にわたって仕事上の問題が続いており，その問題は主として新しく着任した編集者によって引き起こされたものであった。その編集者は，締め切り間際に記事の作成を依頼してきて，締め切りに遅れると，そのたびに大声で文句を言った。ここ最近，編集者との関係はあまりに悪化していたので，彼は自分がクビになるのではと恐れていた。解雇されることも十分ありうると心配になり，彼は治療を受けるようになった。治療者が把握している限りにおいて，彼の心配は妥当なものであった。

　ブラインドの評価者が，SCID-P と 24 項目 HAM-D を用いて B.F. の状態評価を行った。DSM-IV の GAF（V 軸）の評価も行った結果，心理社会機能得点は 53 であった。このスクリーニングの後さらに Rotter I-E 尺度と WCQ を施行し，これらにより治療開始時点での GTE 得点が得られた。全 22 回の治療セッション中は引き続き同じ評価者が HAM-D を施行した。第 3 回セッション以降は，彼の状況分析実行に関して PPRF を評価した。第 3 回セッションと第 22 回セッション（最終回）終了後に私が IMI（第 8 章参照）も施行した。

　治療の開始時から終了時までの PPRF 得点，HAM-D，Rotter I-E 得点の推移を

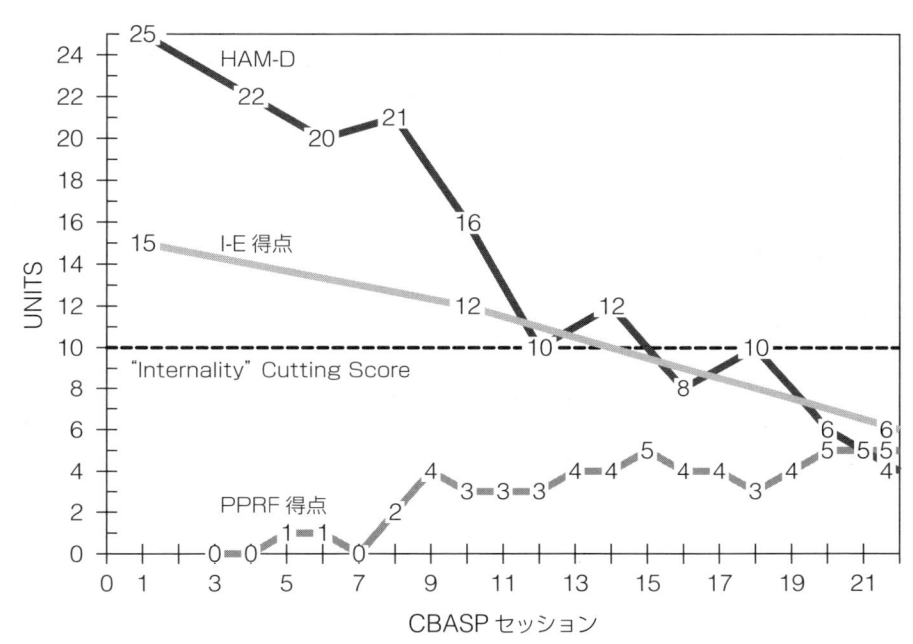

図9-2 CBASP療法の22回のセッションを通じてのB.F.のHAM-D, I-E得点, PPRF得点の推移

図9-2に示す。もう1つ別の形でGTEを提示するために、図9-3には治療前と治療後のB.F.のIMIプロファイルを掲載する。WCQを用いて得られたB.F.の治療前と治療後の「相対的」対処尺度得点を表9-4に示す。

状況分析を一定の水準まで行えるようになること

B.F.は状況分析を水準まで学習し、セッション20, 21, 22において状況分析を完璧に実行した(PPRFの5ステップ中5点満点；図9-2参照)。状況分析学習によってもたらされた効果はHAM-D得点の減少に実際に表れており、第20回セッションまでには非うつ病のレベルにまで到達した。治療開始時のB.F.のGAFは53で、治療終了時には82まで改善した。

GTE変化はI-E得点の変化によっても確認することができた。第10回セッション前(治療の中間点)にI-E尺度を用いた評価を実施したところ、B.F.の外的統制

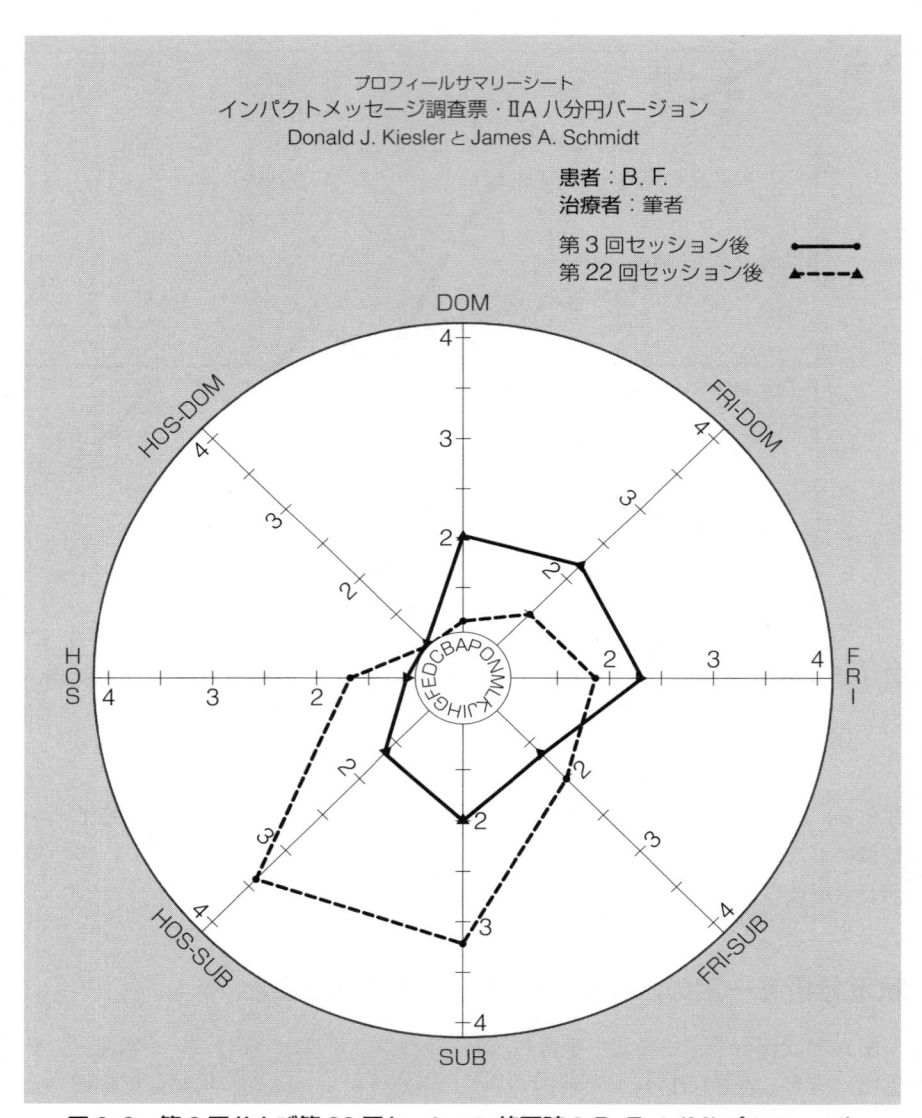

図9-3 第3回および第22回セッション終了時のB. F.のIMIプロフィール

©1991 by Donald J. Kiesler. 不許可複製

表9-4 WCQによる治療前後の「相対的」対処尺度得点の比較

第1回セッション前の得点	相対得点	第22回セッション後の得点	相対得点
責任の受容	0.21	計画性に富む問題解決対処	0.22
逃避-回避	0.19	社会的援助の希求	0.16
自己コントロール	0.17	責任の受容	0.15
直面的な対処様式	0.12	距離を置いた対処様式	0.14
距離を置いた対処様式	0.10	肯定的な再評価	0.10
計画性に富む問題解決対処	0.09	逃避-回避	0.10
社会的援助の希求	0.09	自己コントロール	0.09
肯定的な再評価	0.03	直面的な対処様式	0.04

注：WCQにおける「相対」得点は、すべての対処尺度の合計のうち個々の対処尺度が相対的にどの程度の割合で寄与しているのかを表している。種々の尺度の項目数の不均衡や、対象者間での反応率の相違は、相対得点を算出することによって調整されている (Folkman, Lazarus, 1988)。

の得点は12点であった。まだこの時点ではB.F.は状況分析を水準まで自分で施行できるようになっていなかったので、彼の行動は、行動の帰結による影響をまだ受けていないのだと私は解釈した。残りの状況分析練習において、彼が報告した状況結果に焦点を合わせて注意を向けさせることにより、関連性の理解に関するこれらの問題点を強調した。第22回セッションでI-E尺度を用いて再評価を行ったところ、内的統制の得点が6点であった。外的統制性は、PPRF得点の改善に伴い低下した。前述のとおり、最終治療セッションまでには、B.F.は水準以上に状況分析を実行できるようになった。

治療者に対する対人行動に関してのGTEの改善は、治療開始時（第3回セッション終了時点）と終了時（第22回セッション終了時点）のB.F.のIMIプロフィールのピーク得点にも実際に表れていた。IMI得点に関しては、「頂点」（最高得点を記録した八分円）から「天底」（頂点の正反対の八分円）への移行 (Kiesler, 1986)、すなわち敵対的-服従的から友好的-支配的への領域の変化、および服従的から支配的への領域の変化が最も目覚しかった。治療開始時点で得点が最も低かった友好的-支配的と支配的、2つの八分円において同等の変化が認められた。治療開始時にB.F.の行動に表れていた孤立感、神経質、敵対性、極端な服従性は、健全な方向に変化した。

第3回セッション終了時点のIMIプロフィールを第22回セッション終了時点のそれと比較したところ、彼の対人交流技能に関する（私のカルテ記載から）、いくつかの結論を導き出すことができた。

- 現時点で，B. F. の態度は全体として，より友好的になっている。敵対的-服従的得点の低下に表れているように，友好的かつ親密になろうという彼の努力は，言語的な面においても，非言語的な面においても，より調和のとれたものとなっている。
- 第15回セッションの頃には，われわれの間では，ユーモアが重要な役割を果たすようになっていた。私に拒絶されていると思われてしまうのではないかという恐怖を抱くことなく，B. F. を叱ったり，からかったりすることができた。（友好的八分円の得点，友好的支配的八分円の得点の上昇）
- いまや B. F. はセッションにおいて主導権を握っている。どこに集中するか，私が教示を与えるのを待つことはもはやない。（支配的八分円の得点，友好的-支配的八分円の得点の上昇，服従的八分円の得点の低下）
- 自分と他者との関係について述べる時，B. F. にはより強い自信が認められるようになった。（友好的八分円の得点，友好的-支配的八分円の得点の上昇，服従的八分円の得点の低下）
- いまだに多少の躊躇が認められるものの，私は，B. F. が私のことをより信用してくれるようになったと感じている。（友好的八分円の得点の上昇。ただし，治療終了後の IMI における敵対的-服従的八分円の得点を見ると，彼はまだいくらか私から距離を置いており，私と一緒にいると神経質である）
- B. F. は私，同僚，編集者（彼の上司），交際相手，友人に対し，より主張的になってきている。（支配的八分円の得点，友好的-支配的八分円の得点の上昇，服従的八分円の得点の低下）

WCQ を用いて得られた，治療前後の「相対」対処尺度得点においても，GTE 変化が認められた。最も注目すべき変化は，計画性に富む問題解決対処得点（認知-分析的要素を含む，問題に焦点を定めて熟慮した上での対処）で，第6位から第1位にまで上昇した。逃避-回避（願望的思考，問題を逃避，回避するための努力），自己コントロール（ストレス状況下で気分，行動を制御するのに必要な努力）そして直面的な対処様式（ある程度の敵対心と，対人関係を悪化させるような危険とを有する，問題解決のための積極的な行為）の順位は，治療終了後には開始前に比して，より下位に下降した。逃避-回避的態度は第6位，自己コントロールのための努力は第7位に，そして直面的な対処様式は最下位に，それぞれ下降した。

要約すると，治療終了時には，消極的な対処様式にとって代わって，問題に焦点を定めた対処（計画性に富む問題解決），社会的援助の希求（他者からより多くの

情報，現実的な援助を引き出そうとする努力)が上位を占めた。これらの対処能力の上昇は，IMIにおける頂点から天底への変化を反映している。第22回セッション終了時点で，B. F. は他者との関係において，より友好的かつ主張的になった。また，彼は日々のストレスに対してより直接により効率的に対処できるようになった。最後に繰り返しになるが，彼のGAF心理社会機能得点は，治療開始時には53だったが，終了時には82まで上昇し，心理社会機能の改善が認められた。状況分析を一定の水準で実行できるようになることで，有益なGTEが得られること，しかもそれが測定可能であることを，症例B. F. は実際に示している。

　本書の最終部第3部では，CBASPプログラムの国家的舞台への登場(第10章)，CBASP治療者養成のための手順(第11章)，CBASPとAaron BeckのCTおよびGerald KlermanのIPTとの比較(第12章)について解説し，患者に関する問題および危機的状況のコントロールに有用ないくつかの介入法について考察を加える(第13章)。

第3部

CBASPの歴史など

◆ 第*10*章 ◆

米国における CBASP の登場

> 精神療法は，極めて単純だがしかし基本的な前提の上に成り立っている。それは，人間の行動が，精神的な手段によって変えられるというものである。
> ——A. Bandura, 1961, p.143

　CBASP の歴史の概要は第 9 章ですでに述べた。米国で最近行われた全国的な研究であるブリストル-マイヤーズ・スクイブ(B-MS)慢性うつ病研究 Bristol-Myers Squibb National Chronic Depression Study はその歴史の一部となった。B-MS 研究については 8 章，9 章に述べたが，この章ではさらに詳細に説明する。なぜならば，B-MS 研究はこれまでに行われた最も説得力のある CBASP の急性期治療効果に関する研究だからである。

　1994 年 10 月までは，CBASP はもっぱら慢性うつ病患者を対象に，バージニア州立大学で研究が行われていた。精神療法を行っていたのは私自身と 2，3 人の臨床仲間，そして臨床心理学の博士課程の学生だけであった。1994 年の秋に，12 人の臨床研究者によって，CBASP が，B-MS の援助を受けて行われる薬物療法と精神療法を組み合わせた全国規模の研究の治療法の 1 つに選ばれて用いられることになった(Keller ら, 1999；McCullough, Keller ら, 1997；McCullough, Kornstein ら, 1997)。計画では 665 例(各施設約 55〜60 例)を対象とすることになっていた。この B-MS 研究は，薬物療法と精神療法を組み合わせた研究としては過去最大規模のものであると同時に，慢性うつ病を対象にした最初の研究でもあった。B-MS 研究こそが，CBASP を米国に知らしめた研究といってよい。1996 年の調査開始以来，約 70 名の認定 CBASP 療法家が，400 例以上の慢性うつ病患者に CBASP を施行した。CBASP は単独ないし nefazodone(米国での商品名 Serzone；日本では未発売)による薬物療法との併用で施行された。

　B-MS のプロジェクトでは，3 つの精神療法が候補に上った。対人関係療法

(Klerman ら, 1984)と認知療法(Beck ら, 1979)と CBASP である。1994 年 10 月末, ほとんどの主任研究者は CBASP を選択した。その第 1 の理由は, CBASP だけが唯一, 慢性うつ病患者を治療するためにデザインされたモデルだったからである。

次のセクションでは, B-MS 研究でのトレーニング, スーパービジョン, 認定の詳細について説明する。その後に, 急性期治療の結果を要約して示す。

ブリストル-マイヤーズ・スクイブ研究の精神療法群

B-MS 共同研究に参加する臨床家の精神療法トレーニングは, 1995 年 3 月に米国バージニア州リッチモンドで行われた 4 日間のワークショップから始まった。ワークショップの主目的は CBASP の方法論を理解してもらうことであり, それをもとに, 参加者が実際に慢性うつ病患者の治療を始めた時に, 各施設で同じように勉強できる環境を作り出せることを目指した。どの参加者も, このワークショップに参加する前は CBASP を耳にしたことがなかった。

ワークショップの主催は Center for Psychological Services and Development と Unipolar Mood Disorders Institute (UMDI)で, いずれもバージニア州立大学(VCU)心理学部の付属機関であった。私は UMDI の施設長であり, ワークショップのリーダーでもあった。大学院生 5 人(Dr. Sue Caldwell Sledge, Dr. Arthur L. Kaye, Dr. J. Kim Penberthy, Ms. Anmarie Hess, Mr. Chris Roberts)と UMDI のスタッフ(Ms. Laurie Burke, Ms. Sarah Norris, Dr. Susan Komsterin)がトレーニングの全段階の手伝いをした。

精神療法家はさまざまな理論的なバックグラウンドや考え方を持っており, 2 群に分けることができた。12 施設の精神療法スーパーバイザー(各施設の主任研究者から指名された人)と, 各施設 4～5 人の精神療法家である。3 年半にわたる研究期間に人員が不足したため, 研究開始後, 約 13 名の新しい治療者を認定した。そのうち 2 名は施設のスーパーバイザーであった。

トレーニング・ワークショップには, 次のような明確な目的があった。

① CBASP がいかに慢性うつ病特有の病理に沿って構成されているかを参加者に教える。
② 現在治療中の患者を用いて, CBASP の技法をデモンストレーションする。
③ 臨床家がその方法論を用いた実地の経験をできるようにする。
④ 参加者に B-MS 研究の全体的な研究デザインを熟知してもらう。

治療者の選定条件

　12人のスーパーバイザーとしては，精神科，心理学，ソーシャルワークの資格を持っていて，それまでに精神療法をスーパーバイズした経験のある人を選んだ。精神科と心理学のスーパーバイザーは，それぞれ精神科レジデンシーまたは博士課程を終えてから7年以上経過していることを条件とした。MSW（医療ソーシャルワーカー）は10年以上とした。

　各施設における治療者には次のような条件を設定した。精神科医と心理学博士号を持っている精神療法家は，レジデンシー，または研修課程を終えてから2年以上経過した人であり，ソーシャルワーカーは5年以上経過した人である。さらに，慢性うつ病の精神療法経験がある人が望ましかったのであるが，参加者の多くはそれに該当しなかった。

　私が，B-MS研究の精神療法のスーパービジョンと認定のコーディネーターとなった。具体的には，私にスーパービジョンを受けながら，パイロット・ケースとして2例の慢性うつ病の患者に対して16セッションの精神療法を行った人を精神療法のスーパーバイザーとして認定した。これらのスーパーバイザーは，CBASPの認定を受けた後に，各施設で同じように2例のパイロット症例に精神療法を行う精神療法家を認定するためにそのスーパービジョンを行った。B-MS研究の全過程を通して，私は，スーパーバイザー達がCBASPの研究プロトコルにきちんと沿っているかをモニタリングし続けたし，スーパーバイザー達もそれぞれの施設の精神療法家がプロトコルに沿っているかをモニタリングした。

　4年の間，私は12施設のスーパーバイザーと毎週，電話カンファレンスを行ったが，ここから得たものは非常に大きかった。私は，スーパーバイザーたちの熱意，励まし，助言のおかげで，CBASPに関する私の考えを明確にしたり広げたりすることができた。それらのスーパーバイザーを表10-1に挙げる。基本的に本書は，私たちが研究を進める中で行った多くの話し合いやチームとしての問題解決から生まれたものである。

B-MS研究の準備に費やした時間

　私やスーパーバイザー，治療者がB-MS研究の精神療法部門でやっていくためのトレーニングに費やした時間は莫大であったことを記載しておくことは興味深い。1年間の訓練期間中に合計何時間を費やしたかを計算した仲間がいる。これは，

表 10-1　B-MS 全国慢性うつ病調査の CBASP スーパーバイザー

スーパーバイザー	施設
Dr. Bruce Arnow	Stanford University
Dr. Steve Bishop	Brown University
Dr. Janice A. Blalock	University of Texas Madical Branch at Galveston
Dr. John E. Carr	University of Washington
Dr. David C. Clark	Rush Presbyterian-St. Luke's Medical Center (Chicago)
Dr. Greg Eaves	University of Texas Southwestern Medical Center at Dalas
Dr. Baruch Fishman	Cornell University
Dr. Rachel Manber	University of Arizona
Dr. Larry Pacoe	University of Pittsburgh
Dr. Barbara O. Rothbaum	Emory University
Dr. Dina Vivian	SUNY at Stony Brook
Ms. M. Paige Young	VCU

個々の施設でこのプロジェクトに個々の専任教員が費やした労働時間をタイムシートを使って算出したものである。そこには，私自身と，スーパーバイザーおよび精神療法家の労働時間すべて（必要な電話カンファレンス，スーパービジョンの時間，患者との接触，精神療法家とプロジェクトスタッフとの計画会議，そして毎週の精神療法チームミーティング）が含まれている。これは全体で，およそ1万 6,410 時間に達した。1日8時間勤務とすると，勤務日として 2,051 日，つまり8年以上にあたる。

急性期研究の結果

ここでは B-MS 研究の急性期のデータの概略を示す（Keller ら，1999, 2000）。DSM-IV で慢性うつ病（≧2 年）——すなわち，慢性大うつ病，先行する気分変調症の上に生じた大うつ病性障害（重複うつ病），エピソード間に完全回復を伴わない反復性大うつ病——の基準を満たす患者計 681 例を対象とした。患者は無作為に，次に挙げた条件の 12 週の急性期治療のいずれかを受けるように振り分けられた。すなわち，nefazodone 単独療法，CBASP 単独療法，nefazodone と CBASP の併用療法，である。急性期治療に反応した患者は 16 週の継続期の治療に導入された。nefazodone 単独療法または CBASP 単独療法に反応しなかった患者は，クロ

ス・オーバーでそれぞれもう一方の治療法に切り替えられた。継続期の治療に反応した患者は，二重盲検下に1年間の維持期に組み込まれた。ここではnefazodone単独療法ないし併用療法群であった患者は，nefazodoneまたはプラセボに無作為に割り付けられた。また，CBASP単独療法群であった患者はCBASP維持療法ないし，効果判定のみの群に割り付けられた。

患者背景の概要は，女性：男性比が65％：35％，平均年齢43歳（標準偏差＝10.7歳），91％が白人，43％が既婚または同棲中，27％が独身，28％が離婚または別居中であった。研究時点での大うつ病エピソード罹病期間は7.8年（標準偏差＝9.6年），調査開始時の24項目HAM-Dは26.8（標準偏差＝0.32）であった。

研究を完遂した患者の12週の時点での治療成績は，nefazodone単独療法とCBASP単独療法とで同等の満足のいく結果が得られた（それぞれの反応率が55％と52％）。併用療法はどの単独療法と比較しても有意に効果的（85％）であったばかりでなく，これまで報告された慢性うつ病に対するどの急性期治療よりも高い反応と寛解率を示した。これらの結果は，慢性うつ病の外来患者に対する治療法としては，薬物療法とCBASPの併用療法が最適の治療法である，ということを強く示唆するものである。

12施設で635例の慢性うつ病の外来患者を対象に施行された，別の全国的な12週間の急性期治療に関する研究（Kellerら，1998）での薬物療法への反応率は次の通りであった。sertraline（日本では未発売）58％［完全寛解36％］，イミプラミン61％［完全寛解40％］。この薬物単独療法の結果と比較すると，薬物療法と併用した場合のCBASPの効果は非常に期待できるものであると考えられる。併用療法に関するB-MS研究のデータは，併用療法が単独療法より有意に優れていることをうつ病患者を対象に実証した研究がこれまで1つもなかったという事実とは対照的なものになっている（例：Conte, Pultchik, Wild, et al, 1986；Manning, Markowitz, Frances, 1990；Roth, Fonagy, Parry, et al, 1996；Rush, Thase, 1999）。B-MS研究の併用療法の反応率は，大うつ病性障害に併用療法を推奨する米国精神医学会（APA）の治療ガイドラインを強く支持するものである。B-MS研究の併用療法に関するデータに基づけば，ガイドラインは，エピソード的な急性の大うつ病性障害には適用できないかもしれないが，慢性うつ病の患者に対しては確実に適用可能であるということになる。

第11章

CBASP 精神療法家のトレーニング

完璧を目指すなら，ひたすら練習あるのみである。

——読み人知らず

CBASP トレーニングのためのワークショップ

　CBASP を身につけるために最も適した方法は，少人数のグループを作り，個々の参加者が練習をしてフィードバックを受けるさまざまな機会を持てるようにすることである。CBASP では，患者が治療者に与える行動の影響について話すことも含めて，規律正しい個人的関与を持つことが非常に重視されることを考えると，その技術を教授するためのモデルを示し教育する方法としては，小グループでのトレーニング・セッションが最も効果的なのである。

　小グループによる実習の目標は2つある。まず最初に参加者は，CBASP を行うために必要な対人関係の資質(共感，感受性，建設的な支持を与える能力，情動を「突き止める技能」であり，それによって，被訓練者は自分自身で，自分の気持ちを「聞いて」もらえたとか自分の反応をトレーナーに個人的に認めてもらえたという経験ができる)をトレーナーと共に観察し体験しなくてはならない。私たちが被訓練者に求めるのは，トレーナーとの間でこうした人間関係を経験することである。このことは，被訓練者が慢性うつ病患者との間でそのような人間関係を(それぞれの臨床現場で)「再現」する上で役立つと，私たちは考えている。

　第2に，被訓練者は，学習が進むように随伴性を調整する方法を観察し経験しなくてはならない。トレーナーは，小グループの学習体験を達成可能な(シェイピ

ングの)ステップにまとめ直して，正しい行為を頻回に「強化」していく。

　例えば，状況分析は，経験豊かな臨床家にとっても習得が難しいものである。CBASPトレーナーは意図的に，状況分析がいかに難しいかということを被訓練者が直接に経験するように，トレーニング過程を組み立てる。小グループで，経験のある臨床家に自ら状況分析をやってみてもらうと，最初彼らはたくさんの間違いを犯し，間違えたことを何度も謝り，不器用で愚かできまりが悪いと感じているとよく述べる。**トレーナーは，CBASPの患者も，最初はまさに同じように感じるということを知っている！**　トレーナーの仕事は，もっと上手に状況分析ができるように教えることによって，こうした「間違いに悩み」困惑する被訓練者の体験を実行能力の改善へと変えていくことにある。

　私たちはまた，状況分析を学習している間は間違いを犯しても大丈夫だ(安全だ)と被訓練者に感じさせ，最終的にはトレーニング体験を肯定的に感じられるようになるようにしたいと考えている。練習セッションの中で，間違った時には励まし続け，建設的なフィードバックを与え，正しくできた時には肯定的に強化するといったことを頻繁に行う。小グループのトレーニング・セッションの後半になると，被訓練者が間違えなくなり，苦悩を感じなくなる(負の強化)。ここでも私たちは，トレーニングを受けている臨床家が，ワークショップでトレーナーと体験したのと同じく，対人関係の学習環境を慢性のうつ病患者と作り上げていけるようになることを期待している。最初「状況分析の学習者」として，CBASPの患者が直面するのと同じ困難を体験する治療者は，最良のCBASP治療者／教育者になるだろう。

トレーニングの教育的段階

　CBASPの初期段階(セッション1，2)が教育的なもので，治療の理論的根拠を患者に説明して話し合うのと同じように，トレーニング・ワークショップも最初は大人数のグループで教育的な講義を行い議論をする時間から始める。これらの教育的なセッションのプログラムの概略を，リストにして以下に挙げた。

- 成人の慢性うつ病患者の精神病理についてレビューすること
- CBASPプログラムを，認知療法，対人関係療法，Rogers派の精神療法，短期の精神分析的精神療法と比較し，その特徴を明確化すること
- 患者が学習し変化するような随伴性を調整する人間としての，CBASPの治療者／教育者の役割

- 治療者と患者の間で，規律正しい個人的関与を築けるようにすること
- 治療中の患者の学習状況を評価できるようにすること

患者の精神病理

　患者の精神病理は，CBASP初級者トレーニングの最初のポイントである（第3章，4章）。被訓練者には，このモデルが患者の独特の問題に対処するように組み立てられており，患者の精神病理と切り離してそれを理解することはできないということが示される。

CBASPプログラムの独自性

　CBASPのトレーニングでは，自分の好みの技法や治療の偏りを，できるだけ「棚上げ」にすることが勧められる。できるだけ早くそのように変われるようにするために，他の既存の治療プログラムと比較したCBASPプログラムの独自性が細かく説明される（第12章）。

　CBASPの独自性は，その技法がいかに慢性うつ病患者特有の病理を扱っているかを示すことによって，最もよく表現することができる（第3章）。このタイプの患者をCBASPと同じような形で解説している治療システムは他にない。

CBASPの随伴性調整技法の導入

　状況分析（第6，7章）と対人弁別練習（第5章）については，ここでレビューされる。そこでは，いずれの技法でも，患者の行動を修正するために随伴性を調整することが強調される。この点については，トレーニングの全セッションにわたって繰り返し強調され議論されることになる。

患者との規律正しい個人的関与

　規律が保たれていながら，それでいて個人的に関わる，というCBASPの目標を治療者に知らせることが次の課題になる（第8章）。

　この点についてはいつも数多くの質問が出る。なぜなら，すでに述べたように，これまでの臨床のスーパーバイザーや主治医からは，患者との個人的な関わりを持たないようにと言われることが多かったからである。個人的な関わりについては通常心配されている事柄がある（治療者が患者とデートすること，性的関係を持つこと，患者と昼食を共にすること，あるいは治療時間外に会う約束をすること，などの危険）。個人的な関わりに関係した懸念について話して黒板に書き出した後，規

律正しい個人的関与というCBASPの目標を再度見直して，さらに検討するようにする。

　個人的な関わりに関する否定的な反応をすべて解決することと，参加者からのあらゆる疑問に十分に答えることが重要である。もし懸念や疑問に答えてもらえないまま時間が過ぎていくことになると，参加者がそれ以上ワークショップを続けようとしなくなるという危険がすぐに生じてくる。実際にワークショップの場から早くいなくなることはないにしても，残りのトレーニング期間中，心理的「退去」状態になる。

患者の習熟度と治療効果の般化（GTE）を計る

　次に，被訓練者は，CBASP治療者が「治療の主題」に関する患者の習熟度を評価し，治療効果の般化GTE（第9章）を査定する方法について教えられる。評価というのは，患者の進歩を測定し続けるということを意味している。CBASPのプログラムを実践する際に「自分の勘に頼ること」（患者の進歩を系統的に評価せずに治療を行うこと）は厳禁である。

　通常，このプログラムの教育的な段階には丸一日かける。すべてのセッションが相互交流的に行われ，そこでは聴衆が参加するように非常に強く勧められる。その後で，大人数グループを少人数のトレーニンググループに分け（各グループは認定CBASPトレーナーによって指導される），密度の濃い治療技法の練習を行う。ワークショップが終わるまでに，被訓練者は，CBASPで使用するすべての評価尺度を実際に手にして，その使い方について指導を受けることになる。

CBASPワークショップの実践段階

　小人数グループでのCBASPの技法練習を，数日間行う。その課題には，以下の実践練習が含まれている。

- 状況分析を用いる。
- 重要他者歴を用いて，転移仮説を構築する。
- 対人弁別練習を行う。
- CBASPの評価尺度に触れ，やり方を経験する。

CBASP精神療法家の認定

　CBASP治療者の正式な認定トレーニングプログラムが施行されたのは，唯一，B-MS慢性うつ病研究(Kellerら，1999, 2000 ; McCullough, Kellerら，1997)だけである。認定を受けるためには，トレーニングを受けている臨床家が，ワークショップ受講後，認定CBASPスーパーバイザーの集中的な指導を受けつつ，ビデオを撮りながら2人の慢性うつ病患者に16回のCBASPセッションを行う必要がある。各セッションの後，認定CBASPスーパーバイザーがそのビデオを見て，面接についてフィードバックし，同時に，B-MS研究で使用した遵守評価尺度である「遵守性をモニターし対人関係の質を評価するための評価尺度」Rating Scale for Adherence Monitoring and for Evaluating the Quality of the Interpersonal Relationship(付録Aを参照)を用いて臨床家を評価する。CBASPの認定基準は，スーパーバイザーがその臨床家の評価を行い，各症例の最後の3セッションでの遵守性評価尺度の全項目が4以上であるというものである。今後のCBASP治療者の認定でも，同様の一般的なトレーニングの手続きに従うことになる。

　ここで次に，私が提唱している，CBASP治療者として最適な資質について簡単に議論することにする。

CBASPの治療者として最適な資質と能力

　CBASPの治療者として最適な一般的資質には次のものが含まれる。

- 安定した自己同一性(アイデンティティ)
- 助けを必要としている他者を助けたいという動機
- 他者の言語的，非言語的な情動表現に敏感であること
- 支持的な対人態度を示す能力
- 常に，構造化された治療計画を遵守しようとすること

自分自身と他者の情動に気づくために最適な素質としては，次の特有の能力がある。

- 自分自身および他者に対する情動的オープンさ（すなわち，共感的に交流する能力）
- 他者の情動反応を時々刻々「追尾する」ことができる。
- 自分自身の情動反応を時々刻々「追尾する」ことができ，自分の情動を有効に用いることができる。
- 自分自身や他者からの中等度以上に強い否定的な感情を伴う時期に耐えることができる。

対人関係における最適な資質と能力は次のようなものである。

- 対人関係を，歴史的な過程であるという観点から概念化できる。
- 患者の対人関係に制限を設けようとするし，そうすることもできる。
- 行動を修正させるために，セッション内の随伴性を調整できる。
- 患者の学習達成度と変化をモニターするために実証的な測定尺度を使用しようとするし，そうすることもできる。

　これらの資質と能力をすべて完全に兼ね備えた人物はいない。それぞれの人は，それぞれの資質と能力をまったく備えていないレベルから最大に備えているレベルの，連続線上のどこかに存在していると考えることができる。新しいCBASPの臨床家を訓練するスーパーバイザーは，それぞれの資質と能力の程度を「最適なCBASP治療者の質と能力を評価するための評価尺度」Rating the Presence of Optimal CBASP Therapist Qualities and Abilities（付録C参照）という尺度で評価する。スーパーバイザーがトレーニング中にこの尺度を何回か使うことを（そして，その結果について被訓練者と一緒に話し合うことを），私は推奨している。これによって臨床家は，極めて重要なこの治療領域でどのように自分が進歩しているかを知ることができる。

　臨床家が苦手とする領域は通常，スーパーバイザーによって補強される。そこではスーパーバイザーは，特定の問題を標的とした個別のフィードバックを与え，それに続いて被訓練者と一緒にその弱い部分が改善するようにしていく。上に挙げた資質の多くは，きちんとしたCBASPのトレーニングを受けるだけで改善するもの

である．次に，個々の最適な資質と能力に関して簡単に議論し，CBASPのプログラムとの関連について示すことにする．

1) 安定した自己同一性（アイデンティティ）

慢性うつ病患者を治療するために，CBASP治療者には安定したアイデンティティが求められる．慢性うつ病患者は，典型的には，次の4つの領域で特徴づけられるアイデンティティが不安定なまま治療を開始することになる．その4つの領域とは，
- 自分が誰であるかよくわかっていない
- 自分の長所と限界について概して誤った認識をしている
- 自分が他者に影響を与えていることに気づかない
- 自分自身の不快気分状態に自分が関与していることを忘れている

というものである．よって，これらの領域は，治療導入期の患者と一緒に作業をする基盤を築き上げるためにCBASP治療者が重要視しなくてはならない要素ということになる．

2) 他の人を助けたいという意欲

私がトレーニングしスーパーバイズしたほとんどのCBASP治療者は，この資質に極めて恵まれていた．他者を援助したいという意欲は通常，他者を助けたいとする態度にはっきりと現れる．

このような意欲の力は，面接の経過が厳しくなり患者から逃れたい衝動が強まった時に，臨床家が「その場で持ちこたえる」ことができるようにする治療中のある種のエネルギーに変わる．他者を助けたいという確固たる意欲がない治療者はすぐに，慢性うつ病患者を治療することを，負担が多くつまらない仕事だと思うようになる．

3) 他者の言語的・非言語的な情動表現への敏感さ

この最適な特徴は，最初に述べた2つの特徴を具えた人であれば通常持ち合わせているものであるが，私は別に取り上げた．他者の情緒的欲求に対して敏感であるということは，その敏感さを表に出して，しかもそれを十分洗練され統制された形で行いたいと思っているということを意味している．統制のとれた敏感さは，対人弁別練習をしているときや，治療者が患者の特定の情動欲求に気づくことが重要である場合に，必要となってくるものである．

4) 支持的な対人態度を示す能力

　私たちはみな，支持的に励まそうとする気持が溢れ出ている人を知っている。こうした人物との交流は，たいていが治療を促進する要素となる。これは CBASP の治療者に強く求められる資質である。

　この特性は，他者を助けたいという動機のある人にしばしばみられるものである（上述の第 2 項を参照）。こうしたタイプの対人関係様式は，簡単に患者に希望と勇気を生み出す。支持的な治療者は，たとえ言葉に出して励ましていなくても，「あなたならできるということが私にはわかっている」というメッセージを他者に伝えられるような人間である。反射的に絶望的な結論を下してしまう慢性うつ病患者にとっては，可能な限りの対人的な支持と励ましが必要なのである。

5) 構造化された治療計画を常に遵守しようとすること

　治療者の中には，規定の治療計画を守れない，あるいは守ろうとしない者がいる。明らかに，そのような人たちは，CBASP の訓練を受けるのに適さない。CBASP のプログラムを守れないということは，通常，患者の行動に定期的にフィードバックを与えることができず，そのために修正することができないということを意味している。つまりそれは，こうした治療者が，慢性うつ病患者の行動のために「お手上げ」状態になってしまうことが多い，ということを意味している。さらに，治療者が CBASP プログラムに正しく従うことができない，もしくは従おうとしない場合，この特殊な治療法の一部である「患者と協力する」という目標が著しく制限されてしまうことになる。従うべき方針や規則がなければ，患者は治療者と協力することを学習できなくなる。

6) 自分自身および他者に対して情動面でオープンであること

　この特質は，CBASP 精神療法家にとって極めて重要なものである。いかなる新しい経験に対してもオープンであるためには，創造的で，柔軟に行動し，自分の態度や価値観にとらわれないでいる必要がある (Costa, McCrae, 1992)。

　治療者はまた，自分自身と他者に対して情動面でオープンであることによって，共感的に患者に接することができるようになる。共感性は，CBASP を受けている患者にとって重要な対人関係面の目標であり，元々共感性の高い治療者のほうが共感的な応答を患者に教えることが容易となろう。また，情動面でオープンであることによって，目新しいもしくは自分のものとは異なる他人の情動体験を，行動について判断することなく受け入れようとしているということを治療者は患者に伝え

ることができる。そのような人は通常，相手を理解したり，相手に理解してもらったりしたいという動機が高く，言語的，非言語的なコミュニケーションを使って，この2つの課題を上手にこなすことができている。

7) 他者の情動反応を時々刻々「追尾する」ことができること

　この最適な治療者の特徴は，情動のオープン性の属性の一部である。ここでそれを別項に掲げたのは，情動のオープン性を構成する，より具体的な行動を明らかにしたかったからである。セッション中に患者が体験する情動の動きを追い続けて想起できること，そして情動の変化が突然起こった時に（例：解放の瞬間），それを評価できることは，極めて重要な「追跡」技能である。

　最も優れた精神療法の専門家は，理論的立場に関わりなく，この技能を持ち合わせている。治療者がそうした苦悩の変化を追跡し，自分の気持ちが楽になってきているという事実に患者の目を向けさせることができれば——それに続いて，そうした変化が何によってもたらされたかを探ることができれば——CBASPはより効果的になる。これは，楽になったことを患者が言語的もしくは非言語的に示す，やすらぎの瞬間に特に当てはまる。

8) 自分自身の情動反応を時々刻々「追尾する」ことができること

　この項目もまた，情動のオープン性をさらに詳細に検討することによって得られたものである。変動している自分自身の情動状態に気づき，それをモニタリングできることは，治療者と患者との間で起きていることを理解するために決定的に重要である。例えば，さまざまな対人状況で自分がどのように感じているかがわかっている治療者は，その知識を生かして，その時自分と患者との間に何が生じているのかを特定し，確認することができる。このように，自分自身に対する情動のオープン性は，面接中に時々刻々と進んでいく自分と患者との相互作用を明確にするための「指針」あるいは「目印」になる。

　慢性のうつ病患者と接していると，1回の面接の中で，同情からむき出しの敵意まで，ありとあらゆる感情的反応が治療者の中に生じてくることが多い。いったい患者のどのような行動のせいでこうした隠された情動反応が引き起こされたのか，治療者はいつでもすぐにわかるわけではない。自分自身に生じている情動反応を追跡する技能に長けた思慮深い治療者であれば，それに反応して患者を助けようとしたり，突き返そうとしたりせずに，自分にそのように感じるようにさせた患者の行動に早く気づくことができる。そしてその時点で，治療者は，こうした反応を引き

起こしている患者の行動がどのようなものであっても，そうした行動に対して自分がどのようにしたいのか，賢明な決断を下すことができる。

9) 自分自身や他者の否定的な感情にも耐えることができる

不快な感覚を無理して弱めることなく，自分自身や他者の苦痛や苦悩に耐えることは，CBASP 治療者が養わなくてはならない特質である。行動を変化させるために負の強化のパラダイムを用いることができるためには，否定的な感情に耐えることができなければならない。

先に述べたように，CBASP の治療者は，より適切な行動がとれた時に苦悩が消失すること (解放の瞬間) を体験できるように，患者に敢えて不快を感じてもらうようにする。苦しみを軽減した行動は強化される傾向がある。不快に耐えるということはまた，臨床家がしっかりと CBASP のプログラムに沿いながら，否定的な感情を軽減する行動方略に気づけるように患者を手助けする，ということを意味している。患者の気分を良くすることが CBASP の第一の目標なのではない。むしろ，苦悩を止めることにつながる行動に患者が気づけるように教えていくことが第一の目標なのである。

10) これまでの経過を踏まえた視点で対人関係を考えることができること

目の前で生じている相互作用から一歩距離を置き，その関係がどこから始まり，どのようにして現在に到ったかを明確にし，さらに今後の目標に焦点を当てることができるためには，高度に発達した形式操作の技能が必要である。治療者は，治療のプロセスをこの観点から概念化できる必要がある。

患者が自分自身に関する洞察を持てるようになるということは，その人が自分自身の行動，状況，そして対人関係をいわば一連の流れとして理解できるようになるということである。洞察とは本来，出来事や流れの「前」と「後」が分節として突然患者に「見えてくる」ということである。こうした見方ができるようになるということはまた，現実を前操作的に見ることが少なくなってくるということでもある。CBASP は，状況分析で学んだことを般化させたり，対人弁別練習によって治療者と重要な他者との相違に気づかせたりするという作業を通じて，患者がこうした形式操作の技能を発達させられるようにしていく。

11) 患者に制限を設定できる

患者が治療の流れから逸れるのを止められなかったり，一度に1つの出来事に集

中し続けるように教えられなかったりしたために，状況分析を正しく行うことができなかったCBASPの被訓練者を私は知っている。端的に言えば，こうした治療者は寛容的すぎて，治療セッションの中で患者の望むことをさせすぎるのである。治療者がそのように振舞うと，CBASPの治療目標は達成できなくなる。患者に対していつも非指示的，もしくは支持的な立場をとり続けなくてはならないと感じている治療者は，効果的なCBASP治療を行うことはできない。

　興味深いことに，本項と次項で述べる治療者の特質を身につけられなかったために，もしくは身につけようとしなかったために，CBASPの認定を受けようとした数人の治療者がトレーニングを中断することになった。CBASPの手法は，それまで彼らが患者と自然に行っていた方法から見れば「異質な」治療的アプローチを提唱しているのである。

12) 行動を修正させるためにセッション内の随伴性を調整できる

　Klermanら(1984)は，「治療者は能動的ではあるが，変化する上での最終的な責任は患者にある」(p.216)と述べている。CBASPの観点からすれば，行動の変化をもたらすためには，その人と環境との相互交流が必要不可欠である。行動の変化の責任は，治療者もしくは患者のどちらか一方にあるわけではない。その両者に責任があるのである。なぜなら，両者は，精神療法における変化の過程に関して分かちがたく結びついているからである。

　患者の行動を変化させるに当たってCBASPの治療者が果たす極めて重要な役割は，（個人に焦点を向けることによって）行動の随伴性を調整して行動の修正が生じるようにすることにある。これがどの程度達成できるかによって，患者の行動がどの程度変化するかが決まってくる。CBASPの変化のパラダイムでは，患者のいかなる変化に関しても治療者が中核的なパートナーである，とはっきりと決められている。

　CBASP治療では，患者の変化の責任は誰にあるのか，もしくは何にあるのか，という問いに対してより具体的に答えないといけないとすれば，その答は最終的に，行動の帰結ということにならざるを得ない。しかし，誰が患者に自分の行動の帰結を認識することを教えるのだろうか。それは治療者であり，治療者は，随伴性に焦点を当てて，治療初期には変化を生じさせるという大きな責任を背負っている。ひとたび患者が自分の行動と環境との関連性の理解を獲得できると，変化への責任は必然的に治療者から患者へと移行していく。

13）進展度をモニターするために実証的な測定尺度を活用しようとする

　第9章で私は，患者が治療の課題をどの程度学習できたかを査定することが，治療者による教育の効果を評価する1つの方法であることを示した。CBASPでは，患者が治療の目標に対してどの位置にいるかを知ることは重要であるし，またそれは測定可能なものなのでもある。第9章で述べたように，PPRF（患者の行動の評価用紙）は，セッション中の習熟度に関する信頼性のある指標であり，RotterのI-E尺度（Rotter I-E Scale）は，患者が，関連性の理解を獲得する過程を査定する尺度である。

　これら2つの手法は，第9章で示した他の方法と共に，必須の学習と進歩を治療者が評価する助けとなる。精神療法で心理測定尺度を使用しない治療者は，「目をつぶって空を飛んでいる」ようなものであり，治療的な努力と介入の効果をモニターできないままになってしまう。

第12章

Beckの認知療法や Klermanの対人関係療法モデルと CBASPとの比較

対処と環境はいったいどこへ行ったのか？
——J. C. Coyne, I. Gotlib (1986, p.703)

　CBASPの比較対象としてBeckら(1979)とKlermanら(1984)の精神療法プログラムを選んだのは、両プログラムがうつの治療に広く使用され(Elkinら、1989; Haaga, Dyck, Ernst, 1991; Sotskyら、1991; Klerman, Weissman, 1993; Weissman, Markowitz, 1994)、広く知られ、十分に認められているからである。
　第1に、各モデルによって支持されている技法とCBASPを比較させることが、CBASP固有の特徴を明確にするのに最も効果的な方法であろうと私は考えた。これは、各々のシステムにおいて採用されている、あるいは採用されていない技法を議論することを意味している。これまで何人かの臨床医はこのような手続きにより、精神療法システム間の相違点(Strupp, Bergin, 1969; Frank, 1973; Klermanら、1984)や類似性(Goldfried, 1980)を議論してきた。Klermanら(1984)は、多くの療法モデル間の基本的な相違点は結局のところ、特定の技法を用いるか用いないかに帰結することになると論じた。他のアプローチでは、技法の相違点よりも類似性を同定しようとしている(Goldfried, 1980)。これらの「類似性」を同定する方法では、プログラム間の類似性測度として、セッション内の焦点(例：患者の思考や感情の中で治療者が操作している焦点の内容、患者の活動と他者の活動の間に形成された連鎖における焦点、過去、現在、未来における問題、出来事、個人を考える際の時間的焦点)と、各モデルが患者の焦点を操作する方法がどの程度類似しているかを利用し

ている(Goldfried, Castonguay, Hayes, Drozd, et al, 1997；Goldfried, Raue, Castonguay, 1998)。

　技法比較のアプローチは，モデル間にどのような相違点や類似性が存在するかを知る上でいくらか有用だが，単独で使用するには不十分である．技法のみに焦点を当てると，病因学や精神病理学についての仮定を含む実質的な相違点が不明瞭になりがちである。

　また，技法比較のアプローチに付随して生じるもう1つの問題は，なぜ特定の行動が変容の標的となり，その他が排除されるのかを明らかにできないことである。技法の相違点や類似性に焦点を当てた分析は，各々のモデルの治療目標を軽視する傾向にある。技法比較のアプローチは治療パラダイムの実施中盤の期間を強調するので，病因学や病理的機能を同定する初期段階や精神病理の解決という終結および目標の段階をしばしば見落としてしまうのである。これらの制限を避けるために，私はCBASP，認知療法(CT)，対人関係療法(IPT)がそれぞれ病因学的，病理学的な問題をどのように捉えているか，各モデルで病理が解消したとは何を意味するかを対比する。精神療法プログラムの初期や終結時，あるいは目標段階を定義することで，初めてなぜ特有の技法が採用されるかを十分に理解することができるのである。

　CBASPとCTおよびIPT間の比較は次の方法によって行うことになる。比較基準としてBeckら(1979)やKlermanら(1984)の論文を用いる。そしてまずCBASPの立場を明確にし，続いてCTやIPTの立場の紹介することで各節を構成する。各節はCBASPと他の2つのモデル間との主要な相違点を強調する簡潔な考察で終わる。

初期段階の相違

病因学/精神病理学：CBASP

　病因学ならびに精神病理学に関するCBASPの立場は，「個人×環境」の仮定を基礎としている(これは，第2章で検討した)。つまり慢性うつ病は，その人が知覚している環境との関係が崩壊してしまうような対処の失敗を経験したことに起因すると仮定されている。典型的な慢性うつ病患者は，自分と環境との関連性が理解できていない——それは，環境的な随伴性やフィードバックによって彼や彼女が影

響されていないという意味である。

このように他者から認知的-情動的-行動的に**乖離した状態**は，発達早期に不当な扱われ方をしたという発達歴を持つ患者においてよく生じる(早発性の慢性うつ病)。そういう場合には，認知情動的発達はうまくいかず，幼い子どもは社会対人的発達の前操作期にとどまってしまう。そして構造的な遅滞によって児童期後期や青年期に上手な対処ができないために，うつ病経験の引きこもり段階にとらわれてしまうことになる(図2-1参照)。

環境との関連性の理解の欠如はまた，ストレスに対して上手に対処できないがために晩発性大うつ病エピソードから回復できない若年成人でも起こる。大うつ病エピソードを終結できない状態は，極度の無力感や絶望感へと導き，認知機能を低下させる。逃れられない情緒的ジレンマに直面して，人は原始的な前操作機能へ退行する。早発性の患者と同じように，成人期における大うつ病エピソードが寛解しないと，晩発性のうつ病患者はうつ病の引きこもり段階にとらわれてしまう。このような原始的な構造的機能が，すべての慢性うつ病患者がうつ病経験の引きこもり期にとらわれてしまうことの病因論的理由と言うことができよう。

病因学/精神病理学：認知療法(CT)

Beckらの病因学および精神病理学についての見解を記述する前に，CTが，DSM-IIIが出版される以前の1979年に初めて発案されたということを覚えておくことは重要である。DSM-II(APA, 1968)のうつ病の診断基準は特異性が低く，慢性的な感情障害はパーソナリティ障害であると考えられていた。CBASPとCTは臨床的に異なる時代にそれぞれ考案された。そして，この2つの方法の間には20年間の臨床研究と，DSMの3度にわたる改訂が挟まっている。したがって，この2つの治療モデルに明白な違いが存在するのは驚くべきことではない。

CTの視点からのうつ病の病因の話題に戻ると，なぜ，どのように，うつ病が生じるのかを正確に確定することは，成書を見ただけでは困難であることがわかる。Beckら(1979 ; p.19)は次のように述べている(下線は原著)。

> 上述したように，認知モデルは単極性うつ病の*根本的病因*や原因といった問題を扱っていない。例えばそれは，*遺伝的性質，誤った学習，脳損傷，生化学的異常*など，もしくはそれらが複合したものである。

彼の著書の別の節では，うつ病になりやすさに関する仮説に言及している。発達初期のネガティブな体験が原因となって，自己，現在の経験，および未来を見る時の，全般的な負のスキーマが形成される。うつ病の発症は，幼少期に起因する潜在的な負のスキーマを活性化するような，その後の生活経験が引き金となっているように見える。負のスキーマの活性化は，現実に対する「精神内界」の像を歪める。CTの精神病理学的見解は次のように言い換えることができるだろう。すなわち，ある人々は，発達時期にある種の負の生活上の出来事によってトラウマを受けると，それらに過敏状態になり，ストレスに対して抑うつ的に反応しやすい。そして，彼らが後の生活の中で類似した出来事によるストレスを受けた時，彼らはその状況に対する過敏性があるために，うつ病性障害になってしまう。

　CTの精神病理学的見解の弱点は，うつ病を引き起こす環境の役割が，いくぶん不明瞭なままにされていることである。病因（ならびにうつ病の現在の症候）を「個人×環境」の相互作用に根ざしたものと捉えるような概念的記述をしないままでは，Beckらは，「認知がうつ病を引き起こす」と述べているに等しい。Haagaら(1991)は，Beckらが実際のところは，認知の歪みを病因と考えているわけではないということを躍起になって議論してる。しかし，Beckの著書を綿密に読む中で，唯一病理学の領域に貢献すると思われる概念は，非機能的認知であり，それがどのように生じるのかは明らかではない。

　また，Beckらが現時点での認知の病理学について議論する時も，環境の役割については明らかにしていない。うつ病の病理は，負のスキーマによって維持された，現実の知覚の歪曲に呼応している。しかし，Beckらは精神病理を精神内界の出来事と定義するので，認知機能が環境との相互作用とは独立して働くと安易に結論づけている (Coyne, Gotlib, 1986)。Beckら (1979 ; p.19) によれば，次のようになる。

> ……自己や現在の経験そして自分の将来（認知の3要素）に対する特異な見方や，情報を組み立てる際の特異な方法（独善的推論，選択的想起，過度の一般化など）にこそ，第一義的な精神病理があるという見解に至った。

　言い換えれば，CTにおいては，根本的な病因は，個人が周りの環境から知覚的に切り離されているところにはない。むしろ，主要な病因は**個人の心の中**にあると想定されている。

　Beckの精神病理へのアプローチのもう1つの特徴は，負のスキーマが現実を正しく反映していないという，暗黙の想定の中に見られる。しかし，負のスキーマが

患者の発達早期の生活を特徴づける実際の出来事や現実の環境を表したものであるとしたらどうだろうか。非機能的認知が現在の現実を歪めているとしても，それらは，強力かつ非常に現実的な発達早期の出来事により維持されている。このことは，2つの仮定を示唆している。第1に，自己や他者を含む認知-感情構造やスキーマは，過去の実際の環境を反映している可能性がある。第2に，それが事実であれば，発達早期の環境がどう受け止められているかが，現在の認知病理を評価する際の中心的関心事とならなくてはならない。

病因学/精神病理学：対人関係療法（IPT）

「IPTは，大うつ病性障害の診断を下された外来患者のために考案されたものである」（Klermanら，1984, p.18）。Klermanらの理論は，DSM-IIIの出版の4年後に発表された。したがって，精神医学の新しい時代の中で，より厳格な診断基準を利用して感情障害の範囲が再編されてゆく中で発表されたことになる。

Beck学派の心理学では，CTの対象となる人々を指すのに一般的用語である「うつ病」を用いている。しかし，1984年頃の精神保健領域では，薬物療法および精神療法の対象者を特定するのに，より特異的な診断を必要とした。IPTの功績となることだが，1984年に原本が出版されて以降，このモデルは慢性うつ病を含む，その他いくつかの疾患の患者を治療できるように改変されてきた（Klerman, Weissman, 1993；Markowitz, 1993a, 1993b, 1994；Weissman, Markowitz, 1994）。しかし，ここでのCBASPとIPTの比較は，Klermanらの教科書をベースとすることにする。なぜならKlermanらの元々の教科書の立場を大きく変更するような理論的改訂は1984年以降行われていないと思うからである。

Klermanらが行った理論の概念化がわかりにくいので，実際上の病因学と病理学についてのIPTの見解を確定することは難しい。一方で，彼らはうつ病を医学的疾患と考え，患者を病気の状態であると述べている。そしてもう一方では，うつ病は社会的な役割葛藤を含む対人的な起源に由来すると述べている。しかし，患者の病気と病気/疾患の社会的起源とがどのように関係しているのかは十分には解説されていない。IPTは，Kiesler（1999）の生物心理社会学的な行動のモデルのように，生物学的/医学的分野と心理学的/社会的役割葛藤の分野を，1つの病因学の理論に統合していない。そのため，うつ病患者は他者との対人関係の葛藤を有するがゆえに「病気」であるという病理学的結論に至るが，その理由については説明されないままになっている。

Klermanらの医学的疾患病因モデルへの依存が問題の根源である，例えば，著者はこう述べている。

> IPTを効果的に使うための第1段階は，うつ病とは何かを正しく認識することである。すなわち，正常な落ち込みと病的な落ち込み(うつ病)を区別すること，そして医学的モデルによって診断された臨床的なうつ病の社会，生物，医学的先行条件を理解することである。(p.6)

　問題点を明らかにするため，あと2ヶ所引用する。

> しかし，対人関係的アプローチでは，対人関係の障害を，精神疾患の先行条件であるとみなしている。(p.48)

> IPT開発の基礎となったアプローチは，理論上も治療上も，患者は疾患を患っている，その疾患は診断できるものである，そしてそのようなラベルを与えることは(そのように診断しなおすことには)「病者の役割」を担うことを正当化するので，治療上，患者にとって有益なことである，という確信から始まる。(p.38)

　IPTの病因学に関する記述は，著者らがうつ病の心理的原因を詳しく指摘し始めると，より明らかになる。Klermanらは，うつ病性障害の前兆として，4つの対人関係の問題の領域に注目している。①愛する者の死への悲嘆，②親しい者との対人関係の対立(例えば，夫婦関係の葛藤)，③役割移行(例えば，新しい仕事に就く)，そして，④誤った社会的学習(例えば，社会技能の欠損)である。
　現在の精神病理を治療する方法も，心理学用語で記述されている。この精神療法(IPT)が現在や少し前に生じた対人関係上の問題を修正させるものであると著者らが書いていることから，IPTの心理学的焦点は明らかであろう。

> ……これに対し，IPTは，もっぱら現在の問題に，かつ，意識的前意識的レベルで働きかけながら，症状の形成と社会適応および対人関係に介入する。(p.7)

　要するにうつ病の治療は，患者が現在抱えている社会的機能不全を解決する方法を教えることにある。しかし，読者の方々にはまだ「対人関係の問題を解決することが，どのように，うつ病／疾患の治療に役立つのか」という解決されない疑問

が残っていることだろう。

　IPTの「病者の役割」の概念や，IPT療法家が治療の初めに意図的に患者に病者の役割を担うように勧めるやり方には，さらなる理論的問題がある(Parsons, 1951)。突き詰めると，患者は，「あなたの症状はあなたを病人にさせている病気から生じている。あなたの病気はけっしてあなたの人間性を映し出しているものではない」と教えられる。このように伝えることにより，患者の行動は，それが環境へ及ぼす帰結からも，非適応的な生活から必然的に生じる苦悩からも，きれいに切り離されてしまう。ところが，同時に患者は行動変容の責任を負わされる。というのは「治療者は積極的ではあるが，変化することの究極的な責任は患者にある(Klermanら，1984, p216)」と書かれているからである。患者は自分の問題に責任を持つことなく，同時に，変化する責任をどうして持つことができるのだろうか。

　Klermanらは，社会不適応は彼らの責任ではないことを断言してあげるだけでなく，彼らを通常の社会的責任や対人関係の圧力や責任から免じてあげることは，治療を促進すると主張している。考慮されていないようだが，1つの精神療法の体系の中で提案された「病者の役割」方略は，明白に「個人×環境」に影響してくる。一方で，IPTはうつ病を医学的疾患と定義し，患者に責任を負わせない形での病者の役割を提唱する。他方で，この医学的疾患の治療法を，まともに心理学的領域のものとし，そのなかで患者は病気を終わらせるために彼らの行動——それは彼らに責任のないものであるが——を変容させるように教えられる。

区別：CBASP 対 CT と IPT

　うつ病の病因学と精神病理学に関する CBASP，CT および IPT の間の主要な違いは，CBASP が，①精神病理学および健康についての生物心理社会学モデルに基礎を置いており，②周囲の環境と個人との知覚的関係を絶ってしまうような誤った対処の結果としてうつ病が生じていることを前提としていることである。対照的に，CT は現実に対する認知の歪みが病因であると想定している。一方，IPT は，医学－疾病側面と心理社会的側面(対人的な問題)の両方から病因学と精神病理学を記述している。

終結/目標の段階の相違

治療目標：CBASP

　行動の変化，個人的なエンパワーメント，そして感情調整の改良は，患者が「個人×環境」（自分の行動と環境との関連性の理解）という視点に立って自らの生活上の問題を見るようになった時に生じる。これは，第2章で論じたCBASPの2番目の想定の繰り返しである。状況分析（SA）を使用することを学び，何が何を導く（すなわち「もし…ならば，その時は…」という思考）という視点から随伴性を思考するようになったCBASP治療の患者は，社会的な問題解決方略を学んだことになる（D'Zurilla, Maydeu-Olivares, 1995）。

　関連性の理解とは，第1に，その人が対人的な問題状況に直面した時に，実行すべき解決方略を決定し，それを実行できることを意味する。第2に，ストレスフルな状況の解決（Logan, 1988）に，特定のアルゴリズム（すなわちSA手続き）に基づく合理的な問題解決アプローチを使用できることを意味している。

　もう1つのCBASPの主な目標は，どのようにすれば他者と共感的に交流できるかを患者に教えることである。共感的な反応は，最も高いレベルの対人関係の証であると本書のここまでの章で説明した。共感的行動とは，他者を理解し，自分を理解してもらうために，言語的・非言語的コミュニケーションを用いていることを意味する。

　CBASPの最終的な目標は，望ましい対人的な結果を生み出すために必要な「実際の」行動（例：主張的行動技能，会話の技能，親業の技能，対人葛藤解決技能，など）を患者が確実に学ぶことである。ポジティブな方向に対人的な結果を導くことをひとたび学ぶと，患者はもはや無力感と絶望感の症状に束縛されることはない。

　要約すると，CBASPの主要な目標は，①患者が関連性の理解に対して展望を持てるのを援助すること，②患者に他者と共感的に交流することを教えること，③患者が対人的な関係を促進するために必要な行動技能を習得するのを援助すること，である。

治療目標：CT

　CTの技法は，思考の誤りを明らかにするような現実吟味の手続きによって歪んだ認知を是正し，患者のうつ病の根底にある認知的な歪みを同定し修正するべく作られている。患者はそれから，現実的な見方を身につけることによって行動的な問題に取り組む方法を学び始める。この現実的な思考は，適応的な行動の開発を促進し，うつ症状の軽減へと導くと信じられている。Beckら（1979；p.21）は治療目標を以下のように記述している。

> さらに私たちは，患者の個人的なパラダイムが逆転され，現実と再統合される時（「反革命」の一種），患者のうつ状態は消滅し始めることを提唱したい。

治療目標：IPT

　IPTの一般的な目標は，患者の社会的適応を改善すること（例：Weissman, Bothwell, 1976）と，それによってうつ病の症状を軽減することである。このことは，治療が成功した患者は，治療を受ける原因となった疾患から解放され，自らの対人的問題を解決することができ，自分の人生の目標を追求することができることを意味している。

　より具体的なIPTの治療目標は，症例ごとに働きかけの焦点として設定される，4つの対人的問題領域（悲嘆，対人的葛藤，役割移行，対人的欠損）とリンクしている。

　治療の焦点となる対人的領域は，治療者と患者によって最初の数セッションの間に同意がなされる。例えば，1つの対人的問題領域が愛する人の死についての悲嘆であることが判明すれば，その領域の目標は2つになる。すなわち，①喪の過程を促進することと，②最終的には失った関係の代理として機能しうる関心と関係を再構築できるように援助すること，である。**対人的葛藤**についての目標は，①争いの性質を同定すること，②修正しうる行動の計画を決定すること，そして③患者の対人的葛藤に対する予期を修正すること，あるいは，葛藤を解決するために彼／彼女の問題となっているコミュニケーションパターンを変えることである。

　3番目のターゲット領域，**役割移行**の治療目標は，①個人が哀しみ，古い役割の喪失の受容に成功した時，②患者が新しい役割を今までよりもポジティブな点から考え始めた時，そして③新しい役割によって要求されるところに徐々に熟達する

にしたがって自尊心が修復された時に，実現されたことになる。最後の目標は，**対人的欠損を引き起こしている困難な患者たちを取り扱う**。これらの人々に対してIPT の治療者は，①彼らの社会的孤立を減少させ，②新しい関係を構築することを援助しようとする。

区別：CBASP 対 CT と IPT

1）CBASP は，CT および IPT と，患者がどの程度治療の主題を学習しているかについて実証的に評価する方法に関して異なっている

患者がどの程度治療の主題を学習しているかを評価することは，Beck ら（1979）のテキストにおいても Klerman ら（1984）のテキストにおいても議論されていない。CBASP においては PPRF（第 9 章参照）を，患者が SA の遂行手続きをどの程度学習したかを評価するために用いている。患者が SA を一定の水準まで遂行する段階に到達すると，関連性の理解という新しい観点，対人的関係の増進，うつ病体験の引きこもり段階からの脱出，うつ症状の減少という変化が典型的には生じ，ついにはうつ病性障害の寛解に向けた動きとなる。

2）CBASP は，CT および IPT と，患者が治療の主題を学ぶことによって生じる治療効果の般化をいかに測定するかという点において区別されうる

治療効果の般化 GTE（第 9 章参照）は，Beck らによっても Klerman らによっても特に議論されていない。CBASP は治療の成功に伴ういくつかの心理測定的な変化を予測している。第 1 に，関連性理解の獲得は，治療段階の後半において，Rotter I-E 尺度の外的統制スコアが低い得点を示すことによって表される。通常の傾向としては，外的統制域から始まり，内的統制の予期へと推移していくようにスコアが変化していく。加えて，治療が成功したならば，IMI における予測可能な変化――特に，服従と敵意の八分円のスコアが下がり，支配と友好の八分円のスコアが高くなる。さらに詳しくは，私たちは敵意と敵意的服従の八分円のスコアが減少し，友好的支配と友好の八分円のスコアが増加するであろう。

3）CBASP は認知-感情，行動，対人的機能を「個人×環境」の観点から捉える

どれか 1 つの領域において機能が改善されると，他の領域における機能の質にも環境との随伴性関係にも必然的に作用する。この後者の結果は，環境とのつながりの知覚の変化をもたらす。CT や IPT と違って，CBASP は認知-感情，行動，対

人的領域を同等に重要なものとみなしている。それらは環境からの要求への全体的な反応の一部として見られ，理解され，扱われなければならない。特定の領域に焦点を当てるのは，個別的な状況での結果に寄与する程度に限ってであり，そのような気づきが，環境との随伴性の知覚を高める時だけである。

4) **CBASPは，成功した治療とは，形式操作的思考を行う能力を得たものと考える。より具体的に言うと，治療者に対して共感的な行動を取ることができ，SAを一定の水準まで遂行できることを意味する**

　共感的な出会いとSAを一定の水準で遂行することは両方とも，患者が形式操作の観点から思考する能力を持っていることを示している，これらの終結／目標段階の能力はどちらも，CTやIPTが目指す治療効果とならない。CBASPにおいては，前操作的思考は慢性うつ病患者の治療初期段階の特徴を同定するものと見なされている。すなわち，この未熟な認知-感情の知覚レベルが，問題解決と共感的行動の両方を妨げている。成功した治療とは，前操作的思考によるジレンマを打ち倒し，効果的な問題解決と共感的出会いのために知覚の入り口を開くような，形式操作の思考パターンに置き換えなければならない。

中期における相違

　治療中期に関して3つのモデルを評価する際，私は，治療者の役割，転移の使用，変化を促す動機付け要因の使用，知覚的焦点づけと行動の変容テクニックを重視する。

治療者の役割

治療者の役割：CBASP

　CBASPにおける治療者の役割は，①規律正しい個人的関与，②治療者と患者間の共感的なやり取りの産出，③相手に対して治療者が支配的になる傾向および／または敵対的になりがちな傾向を抑制すること，④患者が学習することになる随伴性を継続的に調整していく教師としての機能を強調すること，に特徴づけられる。

　CBASPが，精神療法家の側の規律正しい個人的関与を支持するのは，多くの慢

性うつ病の患者が不当な扱われ方をされた発達歴があるからである。IDEの間，患者が肯定的で新奇な関係に参加しているという事実を強調するために，治療者は自分と患者の健康的な関係を標準的な対人交流として使用する。治療者の個人的関与のスタイルは，過去に患者を傷つけた重要他者のものとは明らかな対照をなすであろう。治療者はまた，患者がこの違いを見落とすのを防がなければならない。古い行動パターンや転移による予期は，不適切なものであることを明らかにされ，そしてそれらは患者と治療者との間に展開される新しい対人的な現実を通して改訂される，ここで用いられる「改訂」とは，患者が治療者との間で新しい振舞い方を学習することを意味する。

　いくつかの個人的関与の方法は，特にモデリングを通して共感的行動を教えることや，治療過程の中での共感的なやり取りを促進することに適している。

　さらにCBASP治療者は，慢性うつ病患者を対象とした時に必ず見られる，支配的で敵対的な対人的態度をとることへの誘惑に対して，強く警戒するように特別に訓練される。患者の行動を変えるためにCBASPの方法論を用いるようになれば，臨床家が支配的な役割を引き受けることや，患者の挑発的な行動に対して敵対的に反応するのを防げるようになる。

　最後にCBASP治療者は，患者が行動の帰結に向き合うことができるように，セッション内での随伴性を調整することによって，患者の物事の見方の振り付けをする教師として機能する。

治療者の役割：CT

　患者に対人的な温かさを示し，共感的に反応し，患者と真の正直さで交流することは，どのような場合にも望ましいとされる治療者の特性である。それゆえこれらの素質が，CT治療者にとって望ましい属性としてBeckにより支持されていることは当然である。

　温かさ，共感，正直さに加え，Beckら（1979；p.54）は，協力と指導が治療者の役割の側面であると述べている。

> 「支持的」あるいは「関係」療法とは異なり，治療関係は単に苦痛を軽減するための道具ではなく，ある特定の目標を成し遂げる際に一緒に努力することを促進するための手段として用いられる。この意味で，治療者と患者は「チーム」を作る。この協力的な活動への患者独自の貢献は，この探求に関する生データ，つまり自分自身の考えや感情や希望を提供することである。治療者の独自の貢献は，どのデータを集めるのかや，どの

ようにこれらのデータを治療上利用するのかを患者に指導することである。

別の言葉で言えば，CT治療者は，治療の一連の経過の中で(温かさ，共感，正直さなどを使いながら)個人を元気づける協力チームのメンバーとして機能すると共に，セッションにどのような情報を持ってくるのか，そしてどのようにその情報を患者の行動変容のために使うかについて助言するガイドとして機能する。

Beckらはまた，どれだけうまく患者が治療者の説明や提案を理解できているか見分けるために，治療者が患者にフィードバックを求めることを勧めている。これは物事を明快にするだけでなく，2次的な利益があることが明らかになっている。Beckらは次のように述べている(p.84)。

> 患者は一般的にフィードバックや短い要約を提示するように求められることに好意的に反応する。彼らの多くがこれらの手続きによって治療者を身近に感じるようになったと述べる。ビデオテープに録画された面接を分析すると，これらの技法によって共感性と温かみの形成が促進されているという具体的な証拠が得られている。

このように患者に共感的行動を教えることは，CTの主要な目標ではないが，治療者が患者にフィードバックを求めることで生じる望ましい治療効果の般化であると言える。

Beckらはまた，治療者に怒りや反抗的な態度を示す患者に会った時，敵対的に反応するのを避けるよう勧めている。彼らによると，押しつけがましさや無関心という対人的落とし穴を避けるための「対人的感受性」が常に望まれるという。「適切な共感」(治療者の知的，情緒的客観性によって限定された共感)を示し，「同情」(哀れみを示し，互いに患者の気持ちを共にする)しないことが，治療者の役割を維持する。最後に，CT治療者は指導者としての役割が優勢であるから，患者の注意をネガティブな信念や態度という主要な病理ターゲットに焦点づけ，患者が「自分の心理的問題をより現実的に適応的に考え，行動し，もって症状が減少する(p.4)」のを援助することができる。

治療者の役割：IPT

期待される治療者の役割の特徴を述べる時，CTとIPTの間には多くの類似点が存在する。Klermanらが提唱する役割にも2つの課題がある。すなわち，治療者は促進的で元気づける仲間としての機能と，教育的な助言者としての機能の両方が

ある。促進的な行動としては，患者の問題が解決可能であることを楽観的に伝えることと，全般的に支持的で，手助けをし，安心させることが含まれている。

　CT治療者に比べてIPT治療者は，セッション内の個人的自由度が少しだけ大きい。IPT治療者は患者との相互作用の中で自己を表出したり，様々な話題について討論したりするだろう。いかなる時点でも患者の問題が，治療者自身が扱ってきた問題に関係している場合，治療者は個人的な意見を表明したり，その困難さにどのように対処したかの例を与えてもよい。しかしながら，このような開示に関してKlermanらは賢明な但し書きをつけている。治療関係は友人関係ではない。言い換えると，すべての患者に伝え，かつ守らなくてはならない，人間関係上の限界がある。このような限界には，患者と社会的接触を持つことや治療外の仕事付き合いをすることを控えることが含まれる。

　上述したCTとCBASPにおける治療者の役割と同様に，IPT治療者の教育的な役割は，セッション内の焦点を主要な病理（対人的役割における葛藤に寄与している情緒的・認知的・行動的問題）に当て続けるように患者の注意を積極的に操作することによって演出される。

相違点：CBASP対CTとIPT

　3つのモデルはいずれも，望ましい治療者の態度として，同じ個人的資質と対人的スキルを支持している。CBASPと他のモデルの間にある治療者の役割の相違点は，主に慢性うつ病患者が精神療法に持ち込んでくる特別な性質のために生じている。彼らの認知的‒情緒的，そして行動的な未熟さは，障害の難治性と結びつき，BeckらとKlermanらのどちらによっても論じられていない方法で治療者が行動することを求める。例えば患者は，セッション中に治療者の行動に焦点を当てるように要求されるかもしれない。治療者の患者への個人的反応は，ネガティブな重要他者のものと比較し対比させるために，強調され，検討される。

　治療者の役割についてのCBASP，CT，IPT間のより顕著な相違点は次の通りである。

　治療者側の規律正しい個人的関与は，CBASPでは支持されて，患者のうつの病理を修正するために用いられるが，BeckらやKlermanらにおいては，個人的関与は一般的によいとされていない。CTとIPT治療者は両者とも，セッション内で患者に焦点を当て続けようとするが，治療者‒患者関係には焦点付けしない。

　次に，CBASP治療者は，患者に代わって治療の仕事をするようになってしまう，支配的態度へ引き込まれてしまうという致命的な影響力を避けるよう訓練されてい

る。一方で，Beckの治療者は，伝統的に指示的で先導的である。それゆえ，CT治療者に与えられた役割はたいてい支配的なものと言える。私は，Klermanらのテキストの中には，うつ病の患者に対して支配的な役割を担わないようにするという明確な警告を見つけることはできなかった。しかしながら，IPT治療者は，支配的態度の問題が患者の人生における「支配的な他者」に関する場合にこれを取り上げる。Klermanら（1984）によると，次のようになる。

> いったん治療者が十分な情報を集めたら，支配的な他者との関係を患者に解釈して伝えなければならない。また治療者は，患者が自分の願いを否定することで他者の願いをかなえようとするのではなく，自分自身のために生きることの必要性を明示する。

この介入においては，IPT治療者は，他者に対して患者がとる服従的姿勢を打ち壊すよう促しながらも，不注意にも支配的役割をとっていることになる。

転移の使用

転移の使用：CBASP

CBASP治療の第2セッションは，重要他者歴を聞き出すのに使う。治療者は，患者が治療関係を歪めてしまう原因になるかもしれない否定的な対人関係とはどのようなものかを同定するために，親密さ，情緒的な要求，失敗，負の情動に関する転移仮説を定式化する。また，転移仮説を作成することは，患者が新しい促進的な対人関係に参加しているという事実に気づくことを援助することを通して，患者が持つ対人関係についてのネガティブな予想を治療の中で順向的に修正することを可能にする。

転移の使用：CT

「転移の問題」がある時，Beckら（1979）は，治療者と患者の間に存在する対人的問題に焦点を移すことを推奨している。その焦点は現在の問題であり，非適応的信念と結びついたものである。例えば，患者は治療者のことを歳をとりすぎている，若すぎる，性別が合わない，経験が十分でない，拒否的である，患者に興味がない，などと見ているかもしれない。いったんこれらの考えや信念を現実吟味すると，歪んだ信念の影響力について貴重な教訓が得られる。治療者についての患者の不合理な信念が明らかになるたびに，患者はどれだけ歪んだ思考が対人的機能にマイ

ナスの影響を及ぼしているかを学ぶ。

　Beckらによると，非現実的な陽性転移の信念もまた治療の進行を妨げる。これらもまた，同様の方法で扱われる。もし，患者が治療者を「救世主」として考えていたら，このような大きな期待は，ライフイベントがうまくいかなかったり，進展が遅かったときに動機付けを低下させる結果となる。ここでもまた，課題は，歪んだ信念を現実の光にさらすことによって明確にすることである。

　やっかいな転移の問題を扱う際に最も重要なCTのルールは，対人的な歪みの根底にある否定的な信念に焦点を当て続けることである。転移の問題を修正するために，個人的関与あるいは同情的な行動のような反応的な方法はしないようにしている。転移の問題が明らかになると，CT治療者は，治療者に関する患者の歪んだ信念に焦点を当て，検討することによって対応する。

転移の使用：IPT

　精神分析的な傾向が出ないように，Klermanら(1979)は，治療者は陽性転移の起源を解釈したり探ることをしないで，陽性転移の高まりを無視することを勧めている。IPT治療者が唯一転移の問題を扱うのは，患者の治療者に対する感情や行動が治療の進行を妨げる時だけである。このような例はたいてい陰性転移の場合である。表出された陰性転移は，自分が治療者に対してどう振舞っているかについて患者の注意を焦点付けることによって扱われる。その後患者は，同じ対人行動が治療の外での対人関係をどれだけ妨げているかについて顧みるように援助される。次に，治療者とだけでなく，患者の人生における重要な他者との葛藤を解決するために，別の行動を実行していく。

　興味深いことに，Klermanら(1974)は，「治療関係は転移の表れではない」(p.214)と述べている。治療者-患者の2者関係とは，患者が自分のこれまでの対人的な学習の歴史を再現しているもの，あるいはそれを実行する状況であるとはみなされないと彼らは主張する。しかし，もし転移とは現在の人に対して過去の重要他者への振舞い方で振舞うことであると定義されるのならば(私にはこれがより適切な定義だと思うのだが)，Klermanらのセッション内での転移表出へのアプローチは制限されすぎている。私の考えでは，すべての対人行動は自伝的な意味があり，他者との交流は，どのように振舞うべきかに関する早期，あるいは現在の学習を反映している。

相違点：CBASP 対 CT と IPT

慢性うつ病患者の対人行動は難治性であるので，CBASP 治療者は患者が人間関係をどう扱うかに焦点を当てなくてはならない。治療同盟に有害な影響を持つ対人的な「地雷」は，慢性うつ病の人々の中には無数にある。それゆえ，転移の問題の順向的な評価と治療が CBASP プログラムの中心的な特徴となる。

転移へのアプローチに関する CBASP と CT および IPT との主な相違点は，次の通りである。第1に，CBASP 治療者は患者に対して規律正しい個人的関与を行うので，陽性陰性両方の転移の取り扱いが CBASP の中心的な特徴の1つになっている。CT と IPT では，転移問題への焦点付けは，転移が患者の治療の進展に干渉する場合を除いてよしとされていない。第2に，CBASP は4つの対人領域，すなわち親密性，情緒的な要求，失敗，負の情動において予想される転移の問題をターゲットとしている。CT でも IPT でも転移内容を特定することはしていない。最後に，CT と IPT は転移の問題があればこれに対応するという態度をとっているのに対し，CBASP は順向的に患者の転移問題に取り組む。

変化を促す動機付け要因の使用

動機付け要因の使用：CBASP

精神療法の中で生じる最も強力に患者を動機付ける出来事の1つは，患者が自らの苦痛を終わらせる手段を発見した瞬間である。私の見解では，ある行動を行うことによって苦悩が減少するという状況に際して発生する負の強化は，正の強化よりも効果的な変化をもたらす。苦痛や主観的な苦悩は心を乱し，苦しくさせるものであるので，この嫌な状態を終わらせる行動は記憶に残りやすい。

SA は，ある状況で見られた患者の病理と同時に，これに対応する苦悩も明らかになるようデザインされている。CBASP では，セッションの中で患者が苦悩を感じるように仕向ける。それどころか治療の中では，望ましくない行動上の結果とその不快感が密接に結びついて見えるように演出する。例えば，期待した結果(DO)を達成できないために不快感が生じた時，患者はうまくいくような行動戦略を組み立てることで不快感を軽減できるように手助けしてもらう。その患者が言語的，非言語的な行動を通してその苦悩を終わりにすることができたならば，治療者はそのポジティブな変化を大いに強調する。

逆説的にも，いかに自分が苦痛の一因となっていたかを SA 練習を通して理解できるようになった患者は，一縷の希望を感じるようになったと報告する。自分の絶

を当てにしているように見える。そのことは，ある IPT 治療者がある患者に向かって話した以下の引用からも示唆される。

> さまざまな惨めな気持ち——悲しむことや泣くこと，動き出すことができない，集中困難，他人と顔を合わせたくない——などは，すべてうつ病の一側面であり，このうつ病は過去何年かにわたり多くのものを失った結果起こったもののようですね。すでにおっしゃっておられたように，今のあなたは昔のあなたとはまったく異なります。すなわち，あなたはご主人を亡くされた。それ以前からあなたは夫との親密な関係をなくされていた。あなたは幸福な第二の人生計画を失ってしまった。これらの喪失を乗り越えることは大変困難です。これから私たちがしていくことはあなたが以下のことをすることの手助けとなるための試みです。つまり，自分が失ってきたものに直面し，あなたがなんとかうまくやっていけるように手助けするのです。こうする中で，あなたの症状は改善されることでしょう。

　動機付け戦略の他の例として，患者の言語的な報告にある論理的な矛盾を指摘することが挙げられる。例えば，患者はこれまで一貫して成功してきたというまさにそのような状況においても，自分は失敗するだろうと述べる。そうすると，治療者は成績に関するネガティブな予想を和らげようとして，この矛盾を指摘する。ネガティブな予想をやめるよう患者を動機付けることが，ここでの目標となる。

　負の強化を行う他の例としては，悲嘆している患者が幸せを感じた時に，自分が悲しんでいないことに罪悪感を抱くという場合を挙げることができよう。IPT 治療者は，ネガティブな状態(罪悪感)を重要視せず，喜びを感じたという経験を強調する。そのような状況における正の情動を奨励することで，患者が正の情動を経験したときに罪悪感を抱かなくてもよいことを示すのである。

　互いに拮抗する情動の経験を明確化することは，ある個人が両義的な反応を受け容れるように援助し，動機付けるために用いられるもう 1 つの手段でもある。再び悲嘆の例を用いると，配偶者を失った人は，最近の楽しかったデートについて話すことに罪悪感を報告するかもしれない。治療者は，その人が喪の過程を完全には終えていないという事実を受け容れることを援助すると共に，相反する感情を受け容れることができるように手助けをする。

　上記のどの例においても，苦悩の元となった情動的・行動的・認知的葛藤を終結させ解決することは，IPT の基本的な動機付け戦略である。しかしながら，実際にどの程度苦悩が軽減されるのかや，何が原因で何が生じたかを患者が理解するよ

う治療者が手助けするのかどうかは明らかではない。CBASPやCT，IPTはどれも，患者を動機付けるために負の強化という戦略を用いているが，各モデルがどのようにして課題するか，具体的な技法は異なっている。

相違点：CBASP 対 CT と IPT

　特定の行動と苦悩の軽減といった2つの要素が関連していることを患者に理解してもらう最善の方法は，患者自らが随伴する出来事を認識できるようになるまで，それらが生じた時にはいつでも確実にそれらの関連を強調することである。CBASPのセッションは，この随伴性に気づくためのプログラムがたくさん詰め込まれている。先述の引用にあったように，IPTではそれとは対照的に失ったものに患者が直面し，嘆きをどうにか扱えるようになれば，気分が改善するということを治療者が伝えることで，それとなく負の強化をほのめかすのみである。一方，Beckら（1979）は以下のようにはっきりと述べている。すなわち，「患者が改善を示したときには，治療者はどの方法（もし1つでもあるのなら）が改善に寄与したかを具体的に言うよう求めるべきである」（p.32）。

　私はCTとCBASPは単に，これらの解放の瞬間を指摘し，強調する頻度が異なるだけであると考えている。CBASPの治療者は，患者の行動を修正するために随伴性への気づき（負の強化）を用いるために徹底的に訓練を積んでいるので，セッション内での解放の瞬間に関してより敏感であるのだろう。CBASPの治療者は，解放の瞬間が訪れた時には，たとえ何をやっていてもその時していることをやめ，何が苦痛を弱めたのかを患者が見極めるよう手助けする。患者がそのような出来事がセッション外で生じたと報告する際にも，解放の瞬間を強調する。

　なぜCBASPはそんなに広い範囲で負の強化を用いるのだろうか。その理由は学習の研究に由来する。リハーサルなしでは関連する要素についての短期記憶——この事例ではなにげない行動とその結果——は，はかなく消え去り，その関連が長期記憶に移行することは決してないのである（Solso, 1995 ; Waugh, Norman, 1965）。自分たちの行動の質は明らかに自分たちがどう感じているかと関連しているのだということを認識した上で治療を終結してほしいと，CBASP治療者は期待している。治療終結後の再燃を予防するためには，この学習が決定的に重要である。ある行動と苦悩が減少した出来事のとの間にあまりにも多くの時間が経過していたり，治療者がセッション中の安堵の瞬間を見逃してしまうことがあると，患者が行動とポジティブな帰結とを関連づける可能性はごくわずかなものとなってしまう。

知覚の焦点と行動変容技法

　私たちが環境を知覚する手段は，私たちと私たちが生きる世界とをつなぐ「基礎的な連結の環」である（Goldfriedら,1997,1998；James,1890；Kiesler,1999；Wright, Thase,1992）。知覚的な認知-情動過程は，私たちが環境にアクセスする入り口，逆に言えば，環境が私たちにアクセスする道筋を表している。すべての精神療法システムは，この知覚の門で患者と接触することになる。CBASP，CT，およびIPTの行動変容技法は，各治療システムが患者の知覚の焦点をどのように操作するかを検証すると，互いの区別が明らかになるかもしれない。

知覚の焦点と行動変容：CBASP
　慢性うつ病の患者は，ひと区切りの状況における自分の行動の帰結に焦点を当てるように教示される。こうした練習の目標は，個人と彼らが生きる世界との間に結びつきがあるという知覚を強化することである。CBASPが扱う最も重要な精神病理は，個人が環境と知覚上つながっていないことであると定義される。このように，知覚的に環境と切り離されているという状態が変わらない限り，永続的な行動変容は不可能であり，その人はうつ病体験の引きこもり段階にとらわれ続ける。CBASPにおけるすべての技法は，患者の知覚の焦点を行動の帰結へと向けさせる。

知覚の焦点と行動変容：CT
　対照的にBeckのモデルでは，うつ病患者の主要な精神病理は，自分自身や現在の経験そして将来を見る際の歪みであると定義される。この病理は，個人が情報を処理する特異な方法（過度の一般化，破局化，全か無か思考など）においてさらに明らかになる。認知療法の技法は，患者の知覚の焦点を思考の歪み，およびそれが感情や行動に及ぼしている影響性を検討することへ向かわせる。CTの最終的な目標は，個人の思考を現実と整合させ，そうすることで抑うつ的行動を変化させることである。

知覚の焦点と行動変容：IPT
　IPTでは，大うつ病患者の主要な精神病理は現在の対人葛藤における社会的不適応であると考えられている。IPTの知覚の焦点は，機能不全の4つの領域に向けられる。4つの領域とは，悲嘆，役割葛藤，役割移行，対人的欠損である。こうした対人葛藤領域のうちのどれに治療の焦点を当てるかについて患者とIPT治療

者が契約すれば，治療者は患者の注意をその問題領域へと知覚的に焦点付ける技法を行う。IPT の方略は，対人葛藤の問題を修正し，それによって社会適応を向上させ，うつ症状を低減するように計画されている。

区別：CBASP 対 CT と IPT

上述したように，CBASP，CT，および IPT の技法の主たる区別は，うつ病の一次的な精神病理に関する異なる見解から生じる。

各モデルによってうつ病の定義が異なっているために，治療では症状や心理社会的機能の異なった側面に患者の注意を焦点付けることになる。CBASP では「個人×環境」の相互作用に注意を焦点付ける。CT では認知の内容とその現実との適合性（もしくは適合性の欠如）に注意を焦点付けることが求められる。そして，IPT においては役割期待や役割遂行に関係して問題のある対人関係の領域が強調される。

CBASP の技法は，自分が生きている世界と自分が機能的につながっているという事実を患者に証明するために，患者が 1 つひとつの時間的に限定された出来事に専念するように手助けする。そうすることで，患者は形式操作的に自身や他者を知覚することを学び，それによって世界に対する前操作的な視点を改善できるようになる。これに対し CT は，うつ病を促進し維持するような認知の歪みを患者に対して示すことを通して，非現実的な思考を暴露し論駁する技法に依拠している。IPT では対人役割葛藤を大うつ病性障害の前兆として考えているため，IPT の技法は問題のある人間関係の領域に取り組むことの重要性を強調し，役割葛藤を解決するように患者に教示する。

結　論

CBASP と CT および IPT の間には重要な違いがある。CBASP の独自性は，慢性うつ病の成人が持つ特有の病理と切り離して理解することはできない。習慣的で治療抵抗的な行動パターンは修正されなければいけないので，治療者は患者の現在の生活上の問題だけでなく，不当に扱われてきた患者の発達歴から生じる否定的な対人関係パターンにも対処することになる。しばしば，こうした対人行動は 2 者関係に悪い影響をおよぼす。患者によって引き出される支配的，敵意的態度をどれだけ治療者がうまく抑えることができるか，転移の問題にどれだけうまくその場で

取り組み修正することができるか，慢性的に無力感や絶望感を感じている患者の動機付けの問題を治療者がどのように扱うことができるか，そして（治療困難な人々の治療をするときにはかなりしばしばある）治療者自身の挫折感や敵意，疲労にどのように対処するかといったことが，CBASP 独自の特徴の多くをもたらしたのである。

◆ 第 *13* 章 ◆

よくみられる患者の問題と危機を解決すること

> うつ病(無力感)をもたらすのと同じ条件が，逆に，抑うつからの回復に役立つことが多い。
>
> ——E. Bibring (1953, p.43)

　慢性うつ病患者に見られる問題領域や危機的な出来事に対処する方法を提案するに際して，私は，介入の基本原理として「個人×環境」行動モデル(第 2 章)を用いることにする。危機が生じている時，臨床家は，環境へのつながりに患者が注意を集中するよう手助けしなければならない。すなわち，ほとんどの例では，治療者は，自らが「環境」としての役割を担っていることを強調し，明確な方法で患者の行動の「帰結」を明らかに示さなければならない，ということである。この帰結を明らかにする戦略を下支えしているのは，患者がとった行動の直接の影響を患者自身で知覚すると，患者はそのストレスから逃げずに直面するようになるであろう，という仮定である。

　本章で扱う問題・危機のほとんどは，患者がどうすることもできない，すなわち，患者が自分の行動の帰結を知覚できないと感じるようなストレスフルな出来事が生じている時に発生する。CBASP 治療者が規律正しく個人的な関わり合いをして，治療者の患者に対する反応を，患者の行動の帰結として用いることにより，治療の効果が高まる。例えば，これらの行動が臨床家に何をもたらすかをその場で明らかにすることで，患者の大うつ病エピソードへの移行が食い止められたり，患者を自殺の脅威へと駆り立てる感情を和らげたりできることがよくある。

　「行動化」のみられる間，すなわち改善が得られず治療が壁に突き当たった時や，治療者が敵対的で強迫的な患者や受動的で依存的な患者に直面した時にも，「個人×環境」の関連を強調することは実際に役立つ。治療者が過度に知性的に処理し

ようとする場合，特に治療者が状況分析で患者がすべてのステップを完璧に実行することに心を砕き過ぎる場合には，行動の帰結に焦点を当て直すことによって，適切な治療的見方がまたできるようになるだろう。そして，最後に，患者-治療者関係における行動の帰結を強調することにより，難治性の認知-感情反応がしばしば効果的に修正される。

大うつ病エピソードに陥るのを防ぐためには

　臨床家なら誰でも，大うつ病エピソードに今にも陥りそうな患者を見たことがあるだろう。こうした患者の治療セッションの中でしばしば起こるものである。この状況を説明するのに私はよく比喩を使う。

　大うつ病エピソードに落ち込んでいくのは，足がかりも滑り止めもない急な坂道を滑り落ちるようなものである。入院や増薬に至らないように，そこでの「ブレーキ」として治療者が役に立つためには，治療者自身が坂道へ入らなくてはならない。次の例は，「ブレーキ」として「個人×環境」型の相互作用を用いた一例である。

　この外来患者は娘との激しい口論について話した。口論の末，娘からひどく傷つけられることを言われたというのである。患者である「サリー」はこの時点まではどんどん改善してきていた。彼女の週ごとのBDI得点は，スクリーニング時では32点だったが，この時点で10点台半ばまで下がってきていた。この危機的状況について話してくれた10回目のセッションでは，BDI得点は35点になり，身なりも取り乱していた。化粧もせず（普段はしていた），髪もとかさず，まるで寝起きの状態だった。彼女のきちんとしたいつもの様子とはまったく対照的だった。

　　治療者：サリー，セッションに来る前にちゃんと時間をかけて身なりを整えてくればよかったのに。
　　サリー：もうどうでもいいんです。どう見えようとかまわないんです。娘に何かしようとしても何もかもろくなことになりません。私たちは何もうまくいかないんです。
　　治療者：あなたがどんな身なりをしているかは，私には大切なことです。
　　サリー：は？
　　治療者：私は「あなたがどんな身なりをしているかは，私には大切なことだ」と言った

のです。提案ですが，洗面所に行って身なりを整えてこられてはいかがですか。その後で戻っていらっしゃったら，セッションを再開しましょう。

サリーが戻ってきて最初に言ったのは，「ああ，本当にひどい格好でした」であった。次に私が強調しようとしたのは，彼女が治療にどのような格好をして来るかは治療者にとっては大切なことだという先の発言だった。

治療者：私があなたの外見について言ったことに驚いておられましたね。
サリー：えぇ，それが重要なことだとは思わなかったので。
治療者：あなたがどんなふうに見えるか，あなたの生活がどのようになっているかは，私にとっては大切なことです。さて，娘さんとの問題に取り組む心構えはできましたか。あなたがこの危機をどう乗り越えるかは，私にとって重要なことなのです。

このシナリオはいろいろな形をとりうるもので，いろいろな演じ方があるだろう。戦術として不可欠なのは，患者の感じている絶望感を遮断する最良の方法を見つけることであり，その上で患者の行動が治療者に及ぼす効果について示すことである。たいていの場合，こうすれば時間稼ぎができ，それによって，臨床家と患者は，患者の引きこもり策をそもそも引き起こしたストレスフルな出来事の取り扱い方を十分検討するための機会を得ることになる（図2-1参照）。

臨床家は環境的影響を明らかにするのに最も望ましい立場となる。私の経験から言うと，患者は自分が治療者に与えている影響を認識すれば，たとえ問題の解決が難しい場合でも大うつ病にずるずると陥りにくくなるようである。

患者と自殺の間に立ちはだかるということ

うつ病の最も危険な症状は，自殺念慮と自殺企図である。うつ病性障害の経過と結果に関する研究17件のレビューから，GuzeとRobins(1970)は，1ヶ月以上持続するうつ病患者の約15%は自殺すると報告している。精神療法家は，至るところにある自殺の脅威への注意を怠ってはならない。自殺が目下の問題である時は，それは薬物療法と精神療法の両方ですみやかに，かつ精力的に治療されなくてはならない。

この先の話を進める前に，いくつかの注意点に触れておかなければならない。第1に，そして最も重要な点として，**治療同盟**が固く結ばれているということを臨床家が強く確信しない限り，ここで説明する技法を断じて試みようとしてはないということである。

　さらに，いくつかの「臨床的徴候」がもし認められるならば，この介入を用いてはならない。「徴候」というのは以下のようなことである。①自殺のための綿密な計画／具体的プラン（時・場所・方法）の存在，②強い不安，③パニック発作の継続，④強い不眠，⑤アルコール乱用／依存，⑥活動や人への興味と喜びの甚だしい喪失（Clark, Fawcett, 1992；Fawcett ら, 1990）。

　自殺患者が強い無力感を抱いていることはよく知られている。しかしながら，対人関係において，彼らはまったく無力ではない。彼らは実際には信じられないほどの力を発揮する。希死念慮の強い人によって，家族全体，友達，そして精神保健に従事する人々が動員され，24時間体制での監視と監督を余儀なくされる場合もある。自殺しようとする人は，自らが及ぼす周りへの影響に気づいていないことが問題である。彼らが自分自身に対する危険の源となる理由の1つは，彼らの環境から遊離しているという極端な認知なのである。

　こうした危機的状況下に，治療者は患者の行動の帰結をどうやって明らかにすることができるだろうか。それは，患者の自殺の影響を，治療者の人生における「個人的な問題とする」ことによってである。この点を説明するために，私の男性患者とのあるセッションの逐語録を用いることにする。

> 患　者：もうこれ以上生きていたくない。私が死んでも誰もかまわない。誰も気にとめない。
> 治療者：あなたが命を絶ったら，私がどんな影響を受けると思いますか。
> 患　者：ああ，しばらくは動揺するでしょうね。でも，立ち直るでしょう。すぐにだと思います。
> 治療者：私のことをさして気にかけていないのですね。
> 患　者：どういうことですか。
> 治療者：私たちはこうして2ヶ月間一緒にやってきました。あなたがもし自殺すれば私にどんな影響を与えるか，まったくわからないのですね。まるで私たちがまったくの赤の他人同士であるかのように，私のあなたに対する個人的な反応を無視するのですね。
> 患　者：先生はこういう状況で気持ちを押さえつける訓練を受けてきているでしょう。
> 治療者：もう一度うかがいます。あなたは私の問いにきちんと答えていません。あなた

　　　　　の死に対する私の深刻なリアクションを無視しました。本当のところ，もしあなたが自らの命を断ったら，それが私にどのような影響を及ぼすと思いますか。
患　者：わかりません。本当にわからないのです。
治療者：多分こんなことが起きるだろうと予想されることを話してみます。まず，あなたは私のみぞおちに角材を打ち込むような衝撃を与え，情緒的に不安定で苦痛な状態に私を陥れるでしょう。この間，私は，あなたを助けられなかったことに対して自分に腹を立てるだけでなく，この危機的状況に際して私を無視してしまったあなたにも腹を立てるでしょう。私はどうしても知りたいのです。本当に真剣に知りたいのです。あなたはどうしてそんなことを私にしようというのですか。答えてください。私をこんな最悪のやり方で傷つけることをしでかそうという話を，あなたがなさっているのですから。
患　者：そんなふうに考えてみたことはありませんでした。
治療者：どうしてそんなふうに私を扱おうというのですか。
患　者：自分が誰かにとって重要だとは考えたことはないんです。私のしでかしたことが，実際にどんな影響を与えるかなんて，考えたことないのです。それをあなたは自分のことのようにおっしゃるんですね。
治療者：私自身のことなのですよ。これは今，あなたと私の間のことなのです。他の誰かのことを言っているのではありません。まさにあなたが今私に与えた影響について言っているのです。私のあなたに対する反応を見れば，どんな影響をあなたが私に今与えたと思われますか。このことについて話し合いましょう。

　この方略は極端なもので，私もそうしばしば使うことはない。しかも，患者の行動の帰結をこのように明らかにしても危機を緩和できない場合は，次に打つ手が入院であるのは明らかである。しかし，多くの場合，この方略のように反応することが，自殺へと駆り立てている感情を軽減し，行動に移そうとする重圧のいくらかを軽減する，ということはわかっている。患者の怒りと同じように，私の怒りも，このやりとりの中で明らかにされる。なぜなら，敵対的な自殺の脅しが引き起こす帰結を演じて見せたからである。かと言って芝居を打ったわけではない。私の述べた感情は本物であり，その瞬間に強く感じられている気持ちなのである。
　患者が私に与えるであろう影響を見つめさせ，そして，なぜそんなふうに私を傷つけたいのかを問いただすことで，私は患者がやろうとしている行動の帰結について患者自身がしっかりと見なくてはならない立場に置いた。こうした場合，そこが自殺するという患者と一緒にいるには最も安全な場所となる。しかし繰り返すが，治療上，安定した信頼関係がしっかり結ばれていない時には，この方略をけっして

用いようとしてはならない。

「アクティングアウト」行動（行動化）の防止

　精神療法において危機的状況を繰り返し引き起こす患者は，自分自身の問題について真剣に話すことを回避しようとする。そのような場合には，治療の場は競技場と化し，臨床家はそこで次から次へと火の元を消していかなければならない。危機的状況の出現・持続に影響を及ぼしている基本的な問題点について話し合うのに，患者と臨床家が十分な時間をとれないとしても驚くべきことではない。絶え間なく外から疾風怒濤にさらされて，臨床家は，患者の行動に影響を与えるような条件を整えることができない。このような患者を担当している臨床家からは，「治療時間中に何も成し遂げられなかった」といったコメントがよく聞かれる。

　臨床家はそのような患者の注意を治療関係に向けさせねばならないし，いかなる外的な危機的状況について話し合うことも拒絶せねばならない。もし彼／彼女の注意の方向を修正しようという臨床家の努力に患者が応じなければ，治療効果は得られないであろう。セッションにおいてどこまで取り扱うか，臨床家が境界をしっかりと築くことができた上で初めて，次のステップでセッション中に起こる対人的な出来事について話し，状況分析を実行する。臨床家と患者の間に起こった出来事のみに焦点を当てて状況分析を施行する際には，対人的な出会いが深まるであろう。**セッション以外の場面で問題を引き起こしている行動面での困難さが，しばしばセッション内においても問題となる**。焦点の変更が成し遂げられ，患者はセッションにおける対人関係に集中し，積極的に問題を解決しようとしていれば，外的な危機の頻度と強度はしばしば低下する。

　このような焦点の変更が有効なのは，患者が臨床家を題材として認知的解釈，行動，現実の結果（AO），期待した結果（DO）について語らねばならないからである。**その場のやりとりで起こっていることを取り扱うという近接性によって，臨床家は最適な位置を確保して，その状況に対する患者の認知を確認したり反駁したり，そして対人関係における混沌状態を発生させている行動を患者が修正するのを助けたりすることができる**。

　外的な危機が制御可能なレベルにまで低下すれば，患者の生活において重要な人々を含む対人的な状況に治療の焦点を戻すことができる。ある治療セッションの

始め方と，セッションにおいて臨床家が患者の注意の方向をどのように扱ってゆくのか，一例を示す。

> 治療者　　：この1週間いかがでしたか。
> （「フィリップ」25歳男性，重複うつ病。父，2人の兄，そして10代の妹との敵対的な対人的危機について毎週報告する。それらの人々との衝突は激しく，過去5回のセッションは，対人的危機について語ることに費やされた。家族と過ごしている時のフィリップの行動に対し，セッションにおいて議論したことはいかなる効果ももたらさないように思えた）
> フィリップ：昨晩，父とまた激しい言い争いになりました。父がクリントン大統領について莫迦げた意見を述べたので，僕はきつく叱りつけたのです。父はひどく怒り，私たちは15分にわたり，お互いに大声で怒鳴り合いました。僕は家から飛び出し，玄関のドアをピシャリと閉め，キーキーとタイヤの音を立てて車を発進させ，そしていらいらしながら，ほぼ一晩中走り続けました。僕が家に帰りついたのは，朝4時過ぎでした。
> 治療者　　：フィリップ，私たちはセッション中の基本ルールをいくつか変更しないといけませんね。
> フィリップ：どういうことですか。
> 治療者　　：あなたと私がどこにもたどり着きそうにないからです。今から，私たちは今回あるいは前回のセッション中に私たち2人の間に起こっている，あるいは起こったことに集中したいと思います。あなたが望むなら，あなたと家族との間で起こっていることに関して話すための時間をセッションの最後に少しとることもできます。でも，今後数回のセッションでは，私たち2人の間で起こっていることについて状況分析を行ってほしいと思います。
> フィリップ：そうすることで，家族と相対するのに，何かの役に立つのですか。
> 治療者　　：長い目で見れば役に立つでしょう。でも，今，ここで家族に関して話し合うために時間を割いても，何の役にも立たないことは明らかです。焦点を変えましょう。先週あなたと私の間で起こった出来事を取り上げて，その出来事に関して状況分析をやってみましょう。

　後になってからわかったことだが，フィリップは治療者がこれまでのセッションで述べたいくつかの意見に納得していなかったが，そのことを言明していなかった。意見の相違について状況分析することによって，フィリップは，彼の意見が違っていることを臨床家と敵対的に向き合うことなくいかに表現するかを学んだ。状況分析によって，セッションにおける話し合いによる意見交換もますます進むようにな

った。臨床家がフィリップの考えについてどのように考えているのか，それらの考えを適切かつ重要なものとみなしているか否か，について彼は臨床家に尋ねるようになった。彼は，理解し，理解されるべく言葉を用いることによって，共感的になることを学んだ。彼と家族との危機的状況は頻度，強度ともに低下したことは言うまでもない。

改善が認められない場合の対処方略

　ほとんどの状況分析は，セッション以外の場面での患者と他者とのやりとりを含む。それがあるべき姿である。いくつかの症例では，時間が経過してもうつの強さは変わらないまま持続し，患者はセッション以外の場面において問題となった状況を報告し続け，そこでは似通った問題が繰り返されている。つまり，その患者が進歩しているという証拠がまったく認められないことがある。行動面での変化が認められない場合には，臨床家が方略を変更する必要がある。どうすればそのような行き詰まりを解消することができるだろうか。

　十中八九，状況分析で取り上げられた(セッション以外の場面において他者との間に生じた)特定の対人関係の問題は，セッション内において臨床家と患者との間にも生じてくる。「平行プロセス」と呼ばれる現象(Gerson, 1996)である。慢性うつ病患者の認知・感情面，そして行動面での固さゆえ，患者の行動はいかなる状況においても極めて予測しやすいということを，私は以前指摘した。セッション外の場面でのそのような行き詰まりを解消するのに最も良い方法は，臨床家を含むような状況分析を構成するよう求めることにより，患者の注意を，再度セッション中に生じた出来事に向けさせることである(前述の方略と同様である)。改善を妨げていた対人的問題が解決し，進歩が明らかに認められるようになるまでは，同じ戦術を継続しなければならない。改善が認められるようになれば，注意をセッション外へと戻してよい。次に症例を用いて，この方略について説明する。

　私の患者の1人は，大きなデパートの店員として働いており，上司との間の問題を報告し続けた。店の洋服の展示の仕方を変更するよう上司に指示されたら，この「マーガレット」は彼のところに行き，言われたように洋服の展示の仕方を変更することがなぜ賢明ではないかを説明しようとした。彼女が自分の考えを説明し，縷々述べ続けたので，しまいに上司は怒り出し，彼のやり方に従うよう彼女に命令

した。彼女は怒り，落ち込んで彼の部屋を後にし，彼の意向に応じて行動し，その後数日間ふくれっ面をしていた。

　私は3回目のセッションで，マーガレットに状況分析のやり方について説明した。彼女は4回目のセッションを受けに来て，どのようにしたらより効果的に情報を収集できると考えるか，私に語り始めた。しばらく話を聞いた後，私は状況分析の定式に従うよう彼女に求めた。渋々ではあったが以後5回のセッション中，彼女は言われたとおりにした。状況分析は，上司やその他の同僚との間のごたごたを含む内容であった。治療は行き詰まり，進歩が認められなかった。8回目のセッションにおいて，過去のセッション中私たち2人の間に生じた状況を選択するよう，私はマーガレットに求めた。状況分析を行った出来事には，マーガレットと私の間にもう1つ別の言い争いを生じたやりとりが含まれた。

　　治療者　　　：そのやりとりはあなたにとってどのような結果になったのでしょうか。
　　マーガレット：私たちはさらに別の言い争いをしました。
　　治療者　　　：あなたはその状況がどのような結果になってほしかったのですか。
　　マーガレット：私たちが言い争うことなく，お互いに話し合えたらよかったと思います。
　　［これは彼女にとって，どのようにして達成するかわからない，期待した結果(DO)であった］
　　治療者　　　：ここで望んでいた結果が得られましたか。
　　マーガレット：いいえ。
　　治療者　　　：なぜ得られなかったのでしょうか。
　　マーガレット：私の見方考え方ばかり説明しようとするのをやめられなかったからです。

　マーガレットが期待した結果(DO)をより達成しやすくなるのを助けるために，状況分析の修正段階では2つの行動解釈が付け加えられた。
① 「私はマカロウ先生の言っていることを聞かないといけない」
② 「私が言っていることを先生が理解しているかどうか，私はマカロ先生に尋ねないといけない」
　必要な行動は「マカロウ先生の話を聞くこと」と「自分が言ったことを聞いていたかどうか彼に尋ねること」であった（これは**共感的な方略**である）。続く数回のセッションは，私の言うことを聞くことと彼女が言ったことが理解してもらえているか尋ねること——その後で決断を下すこと——を患者に教えることに使われた。マーガレットが治療において聞く能力を獲得したことが明らかとなった後，私たちは

状況分析の焦点を彼女と他者とのやりとりへと戻した。治療において進歩が認められ始め，彼女は上司や同僚との衝突が減ったことを報告した。

敵対的・強迫的な患者の扱い方

　最も治療が困難な慢性うつ病患者に，「対人環境のない生活をしている」と記述できるような敵対的・強迫的な患者がいる。この種の患者は，彼らの儀式的な行動や決まりきった手順や反射的な怒りを治療の中に持ち込んでくる。彼らは，配偶者や同僚などの他者が自分の思い通りに動かないので，無能でとんまであると痛烈に非難する。この種の患者たちは，どうして他者が自分のどうしようもない愚かさを認め，患者のやり方で物事を進めないのかと訴えるが，賢い治療者ならば，その際限のない批判を聞いていると，近い将来に自分も彼らにとって無能な愚か者という範疇に入れられてしまうことに気がつく。この種の患者たちの強い対人的な影響力から，治療者は逆に腹が立ってきて，彼らの言っていることがでたらめであると告げてしまうことになる。

　図13-1の上部は，敵対的・強迫的の患者（大文字のP）が陥った手強い罠を示している。この手の患者は，環境的な帰結をはね返す（逸れている矢印）怒りのバリアの背後で「箱に入った」人に相手する。他者（環境は，影響しないことを示すために小文字のeで表されている）はその対人防壁を通過できず，それゆえ，その人の行動に形成的な影響は与えない（図13-1の下部に描かれている受動的・依存的な患者は次のセクションで議論する）。

　この問題を解決する1つの方法として，臨床家が患者の人生において積極的な登場人物になれるように対人防壁を突破するにはどうしたらいいかを考え出すという方法がある。これには，「患者にとっての問題になる」と呼ばれる作戦を用いるとよいだろう。患者の注意は，本人が臨床家に対して及ぼしている対人影響に注がれなくてはならない。すなわち，状況分析の課題は，臨床家と患者との間で起こったセッション内での出来事に基づいてシナリオを作るということにならざるを得ない。患者の行動の結果を繰り返しフィードバックすること，つまり臨床家に否定的な対人衝撃を与えるような敵対的コメント，品の悪いほのめかし，非言語的なジェスチャーを指摘することによっても，患者にとっての問題になることができる。

・敵対的‐強迫的な患者は，敵意によって行動の帰結をはね返すことによって，対人環境なしに生活する。

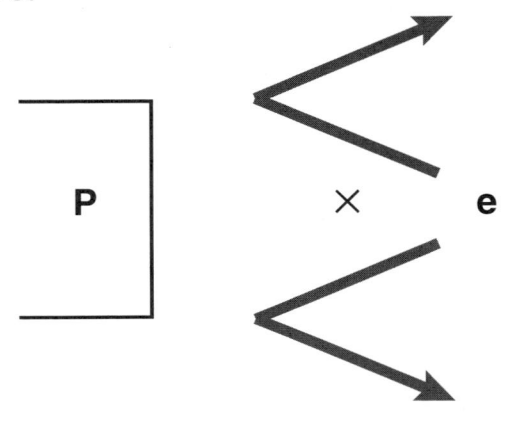

$$P \times e$$

・受動的‐依存的な患者は，対人環境により支配され圧倒され，過剰な従順さをもって対処する。

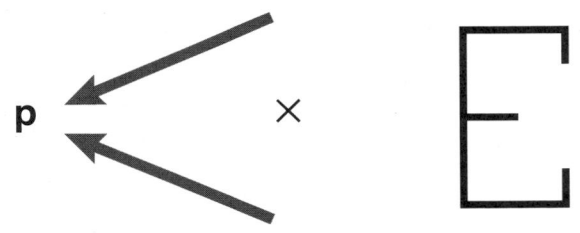

$$p \times E$$

図 13-1　敵対的‐強迫的な患者と受動的‐依存的な患者の対照的な対人スタイル

　例えば，ある臨床家は自分の患者に，どうしてそんなに自分に対して敵対的になるのかと頻繁に尋ねた。その臨床家は，そのような扱いに値する何をしたのかを知りたいと言った。最初，治療者の質問は，患者の怒りの爆発と罵りを引き起こしたが，治療者は患者がその質問から逃げることを許さなかった。簡単に言うと，臨床家は患者のためにセッション内で問題になるという役割を引き受けたのである。次第に患者はなぜ怒ったかについて話を始めた。そして何回かのセッションを重ねた後，患者は自分の爆発が無礼で有害であることを認めた。治療の終了までには，患者は怒りをある程度までコントロールできるようになり，さらに重要なことに，その患者は治療者と誠実な会話ができるようになった。治療者の規律正しい個人

的関与とこの敵対的・強迫的な患者の有害な影響に対する率直なフィードバックは，患者の行動を修正した。

　この技法を施行している有能な治療者をもう1人知っている。彼は他者が自分をなぜ無礼に扱いたいのかまったく理解できないことを「素朴な態度」（刑事コロンボ役のピーター・フォークを真似た素朴なスタイル）で伝えている。その臨床家は，サンドバックのようになぜ自分を扱い続けるのかと患者に尋ね続けた。1つの例が次のようなものである。

　　「私が自分のしていることをわかっていないと，今あなたは私にほのめかされましたね。
　　なぜあなたは私をこのように扱いたいのですか。私はとても知りたい」

　ついに，数回のセッションでの継続的なフィードバックの後，患者は「私が他の人もこのように扱っていると先生は思われますか」というようなびっくりさせるような発言をした。飛躍的な前進がついに起きたのだ！　環境が対人防壁を突破した。治療者の，忍耐強く帰結を明らかにする戦略は，怒りの反射的な防壁を最後には突破し，臨床家は患者の人生において積極的な登場人物になることができた。環境的帰結は行動に影響を与えることができるようになったのである。

受動的・依存的な患者の扱い方

　受動的・依存的な慢性うつ病患者は，適切に扱わないと容易に危機的レベルに達してしまうような，別のタイプの困難な対人問題を示す。受動的・依存的な患者に対しては，治療者は支配的になって責任を引き受ける役割をとる方向に引きずられる，対人的な影響力を感じる。本書の中で一貫して述べてきた通り，CBASPの臨床家はいかなる慢性うつ病患者に対しても支配的な役割を引き受けることをしてはならない。しかしながら，患者のこの種の行動は，治療者が支配的な役割を引き受けることに抵抗することを特に難しくする。

　受動的・依存的な患者の対人スタイルは，図13-1の下部に示されている。大文字のEと相互作用している小文字のpは，他者（E）が常に患者（p）の願望，意見，決定，感情や関心を踏みにじっていること（1方向の矢印）を示そうとしている。

　そのような患者は，反射的に他者に何をすべきかを言ってくれることを期待し，

そしてこの点において彼らはめったに失望しない。彼らは自信がほとんどないか，またはまったくなく，対人的困難の徴候が見えてきた最初の段階で，他者に助けと指示を求める。受動的・依存的な人は，配偶者，親戚，友達，聖職者，医師，そして（悲しいことに）何人かの精神療法家から説教を受けたり，訓戒をされたりすることにかなりの長い時間を費やしている。彼らが他者に依存することは，何があっても修正できないように思われる。この変容が難しい行動は，彼らが服従的な役割にとどまっていることができる限り，他者との出会いにおいて積極的な関与の責任を避けることができるという事実から来ている。

　受動的・依存的な患者の治療における問題は，患者が環境に対して積極的なプレイヤーになれるように，彼らの自己主張をうかがわせる行動の出現をいかに治療者が促すことができるか，ということである。第1の大原則は，課題に焦点を当てた役割（図8-2と図8-3の「最適な」治療者IMIプロフィールを参照）を引き受けることと，服従的な行動の帰結を説明するための状況分析の方法論に完全に依拠することである。服従による行動の帰結は，しばしば不快で嫌なものである。これらの帰結にもかかわらず，その人がそのようなやり方で行動し続けているのであるから，不幸な状況は自分の受動的・依存的スタイルによってもたらされているということを本人が理解できるように援助することは，必要不可欠である。

> 治療者：あなたが望んでいるDOは，妻があれこれと自分に指示するのを止めることだと言いました。実際に状況がどうなったかというと，あなたはまたもう1回説教を受けました。ここであなたが望んでいたことを得られなかったのはなぜですか。
> 患　者：私はただそこに座っていただけで，何も言わなかったからです。
> 治療者：では，その状況をざっと振り返って，あなたが望んでいる結果を得るために何を変えないといけないのかを検討してみましょう。

　誰も彼もがこの人に何をすべきかを言うのだった。結果は，彼はしばしば動かなくなり，何も言わなくなった。セッションを通して，彼は自分の受動的な行動に代わるものが見え始めた。治療者は，患者が自分が欲していることをはっきり言えるようになるのを忍耐強く待ち，彼に何をすべきかを伝えたり，彼のために状況分析の作業をすることを拒んだ。彼が何かを決定した時には，臨床家は注意深く計画を改善するための示唆を与えることを避けた。次第に患者は大胆になり，自分が欲していることを直接的で力強く伝えることを学んだ。当然のことだが，やがて，他

者が彼に対してあまり支配的でないやり方で行動するようになったことを彼が報告してくれるようになった。そして治療終了までに，彼はさらに自己表現ができるようになった。

　受動的・依存的な患者が環境と「平等になる」ように援助することは，最も良い方法である。これは図 13-1 中の「p×E」の人を，p から P に変化できるように援助することを意味する。言い換えると，より大きな自信を持って他者に対して自分の意見，願望，感情や関心を表現する力が得られたと感じることである。行動が変化すれば，他者がより支配的でない方法で行動し，患者が自分の DO を達成し始められるようになったという状況分析がみられるようになるだろう。患者が環境におけるプレイヤーになるにつれて，セッション内での支配性を引き出すような影響力も減少する。

過剰に知的な治療方法を戒める

　どのタイプの認知行動療法を行う場合にも，治療が知的な練習になってしまい，患者に代わって治療者が作業を行ってしまう危険は存在する。この点について CBASP に関して私が言いたいのは，治療者はついつい，行動によってもたらされる環境に対する帰結よりも，患者がどのように考え，行動しているかに，より大きな関心を持つことになりがちであるという点である。このような場合，治療者は「個人×環境」という行動モデルの有用性を損なってしまう。認知と行動はとても重要ではあるが，それはそれらが生み出す対人関係の帰結のゆえだけである。治療者がこの焦点を見失ってしまうと必ず，CBASP の技法は知的な練習になり下がってしまう。私は B-MS 研究（第 8, 9, 10 章参照）で臨床家を指導していた間，CBASP 療法を知的にする傾向にだんだん気づいてきた。

　状況分析は高度に構造化された手順で，明確化段階と修正段階のそれぞれのステップを導いているルールがある。状況分析を行う際，治療者にとっての危険は，「規則の文面」に従うが，状況分析の手順の「精神」を見失うことである。**状況分析の精神とは，行動の帰結を明らかにすることである。**治療者が CBASP を知性化する時，彼らは方法を「正確に」施行することを強調したり，患者にそれぞれの状況分析ステップを「ちょうどうまく」させることを強調する。治療者がそれぞれのステップを患者が完璧に行うことだけに努力する際にはいつでも，方法は過度に知

的になってしまい，帰結を明らかにするという練習の目標は覆い隠されてしまうのだ。

　この傾向を阻止するある方法を私は見つけた。その方法とは，臨床家が状況分析において，帰結を明確化する部分に焦点を当て続けるよう手助けすることである。より明確に言えば，現実の結果（AO）対期待した結果（DO）の比較に注目し続けるといった意味である。

　個々の患者の状況分析における主たる課題は，**期待した結果（DO）が得られたかどうか**であり続けなくてはならない。帰結を明らかにすることの重要性を等閑視した一例は，治療者が修正段階中に認知的誤りを訂正しようとするが現実の結果（AO）への認知的つながりを無視する時に起こる。そのために，状況分析の方法は「思考の修正」になってしまい，患者の環境との関連の知覚は二の次になってしまう。

　CBASPにおいて，**行動を変化するために必要な動機付けは，期待した結果（DO）の達成であり，思考を修正することではない**。治療者は患者を完全な論理で考えさせるように訓練することでは，彼らの行動を変えるよう手助けをすることはできない。彼らが自分の思考と行動を変えることによってそれを達成したいと動機付けられるくらいその目標が十分に魅力的な場合，行動は変わるのだ。状況分析を過度に知的に行った一例はこの点を明らかにするだろう。

　他人に対して自分を主張することが困難な患者がいた。彼女はただ，他人に自分の望むことを言うことができなかった。私がビデオテープを見たあるセッションで，状況分析は患者と母親の間のやりとりに関するもので，母親は何回か下品な言葉を使った。患者は母親の不適切な振舞いについて何も言わず，会話は終わって，患者は腹を立て，抑うつ的になった。期待した結果（DO）は母親に乱暴に話すのをやめてほしいと言うことを含んでいた。臨床家はその女性の解釈を修正するのに多くの時間を費やし，それぞれの語句のニュアンスの些細なところにこだわった。修正の過程はほとんど文法の語句分けの練習に変わった。私がこのセッションの観察から引き出した結論は，この臨床家は，もし患者が自分の解釈にとって最も「正確な」言い回しを見つけることができたなら，彼女の母親に対する行動も変わるだろうと想定しているということだった。いや，それでは変わりはしない！　他の例（修正段階で解釈を修正する）がこの点を明らかにするだろう。

　患　者：私は誰かに何かを頼まれた時に「イエス」と言うのをやめることができません。
　治療者：あなたは今の文章で誤った動詞を使いましたね。

患　者：どういう意味ですか。
治療者：「できない」という言葉は，外部の要因のためにあなたが自分の行動を変えることができないという意味です。
患　者：ええと，それが何なのかはっきりわかりませんが，しかし私はただできないのです。
治療者：「できない」の代わりに「しないだろう」という言葉に置き換えて，あなたの文章を言い換えてみてはどうですか。
患　者：私は誰かに何かを頼まれた時に「イエス」と言うのをやめないでしょう。ああ，先生がおっしゃりたいことがわかりましたが，でも私はただ自分自身でそうすることができないのです。
治療者：あなたは2つの言葉をそれぞれ区別している意志の違いをわかっていらっしゃらないようですね。「できない」とは，あなたが意志の観点から選択肢を持っていないということを意味します。「しないだろう」は，あなたが「イエス」と言わないという選択をしているということを意味します。
患　者：先生がおっしゃっていることはとても魅力的に聞こえますが，でも私はただそれができないのです。

　この症例の臨床家は，修正過程を過剰に知的にして慢性うつ病患者の行動を修正するのは，動詞を置き換えることではなく，帰結によってされるのだという事実を見落としたのである。スーパーバイザーは，そのことを治療者にフィードバックし，論理によって行動を修正しようという過度に知的にされた方法を取り入れて，標的としていた期待した結果（DO）を見失ってしまったことを治療者が理解できるよう手助けした。
　帰結が認知と行動を修正する。状況解釈と行動は，患者が，それらが現実の結果（AO）と期待した結果（DO）の両方に関連していると理解する程度においてのみ重要である。もし上記の会話での患者が「ノー」と言い始めることを望んだなら，彼女はまず「イエス」と言うことによって生じている惨めさを終わらせるよう動機付けられる必要があるだろう。彼女は惨めと感じることと「イエス」と言うことの間に関連があると気づいていないのだから，その患者は「できない」と言って正しいのだ。まさしく，彼女は「ノー！」と言うことができないのである。

難治性認知・情動反応を変容する

　慢性うつ患者は時々自分でも変えることができないとあっさり認めるほど，凝り固まった認知・情動的反応を示す。例えば，ある患者は，過去に犯した事柄に罪悪感を感じていることを打ち明けた後,「自分のやったことを絶対に許せない」とはっきりと断言する。また，難治性認知・情動的反応のもう1つのタイプとしては，きっかけとなった出来事とは無関係に機能しているような自己に対する否定的な反応である。例えば,「自分のことが嫌いだ，これからもそうだ」,「私は何1つ良い点がない」，または,「私はいつも自分に腹を立てている」などといった具合である。

　正常な認知・情動的機能では，時間・空間的な出来事がその人に影響を与えると言われている(Cicchettiら，1995；Lazarus, 1966, 1990；Schachter, 1964；Schachter, Singer, 1962)。したがって，否定的で難治性の認知・情動的反応を変容するためには，こうした反応の文脈を明らかにする必要がある。先に述べた例のうち，前者に関しては，1つの悪行が後々まで引きずるような罪悪感を生じているので，治療者が患者の罪悪感を変容させるためには，**状況を変える**ことが必要である。後者の例に関しては，はっきりとした状況的刺激がないので，治療者は**状況を作り**，古い全体的な情動的反応を新たに作り上げた状況にリンクさせ，そこから治療を始めなければならないだろう。「個人×環境」という行動モデルに立ち戻れば，こうした治療的アプローチは，難治性の情動反応を変容させる前に具体的な環境パラメータにリンクさせることが必要であると言い換えることができる。

　先に述べた2つの問題に直面するとき何をしたかという点について，2人の治療者の例を挙げてみよう。明らかに，対処法は先に述べたさまざまな対処法と同様である。自分の悪行を許せないという例に関しては，患者は自分の自動反射的な否定的な反応を元の出来事と分離して知覚することができないでいる。2つ目の例では，本来の学習状況が失われてしまい，自己に対するネガティブな反応だけが残された認知・情動的反応になっている。「個人×環境」という観点からこうした状況を概念化すると，前者の患者にとっては環境が変化し，後者の患者にとっては新たな環境が作られたのである。

　最初の患者の例では，古い反応の代わりに，新たな状況的文脈に出会う必要がある。治療者に出会うことはまさしくそういう新たな状況となるが(図13-2)，それ

は以下のような例によって示すことができる。

> 治療者：先ほどあなたはまた，自分が何年も前にしていた浮気について罪悪感を感じていると言いましたね。今現在ここにいる時も，あなたは罪悪感を感じていますか。
> 患　者：はい，本当に強く感じています。
> 治療者：あなたがやったことを私が知った後，あなたに対する私の反応はどんなものですか。
> 患　者：先生はそれについてどうこうとおっしゃいませんでした。それほど大したことではないと思っておられるようです。
> 治療者：どうやら，私の反応はあなたに何の影響も及ぼしていないようですね。今，私があなたにしてほしいことは，どうして私が，あなたが罰されるべきだと思っていないか，私に教えてほしいのです。あなたが自分自身について思っていることとは，違ったことを，どうして私が思うことができるのでしょう。
> 患　者：わかりません。たぶん先生と私は道徳価値観が違うのかもしれません。
> 治療者：道徳観の話をしているのではありません。私は，私がそのことであなたを罰し

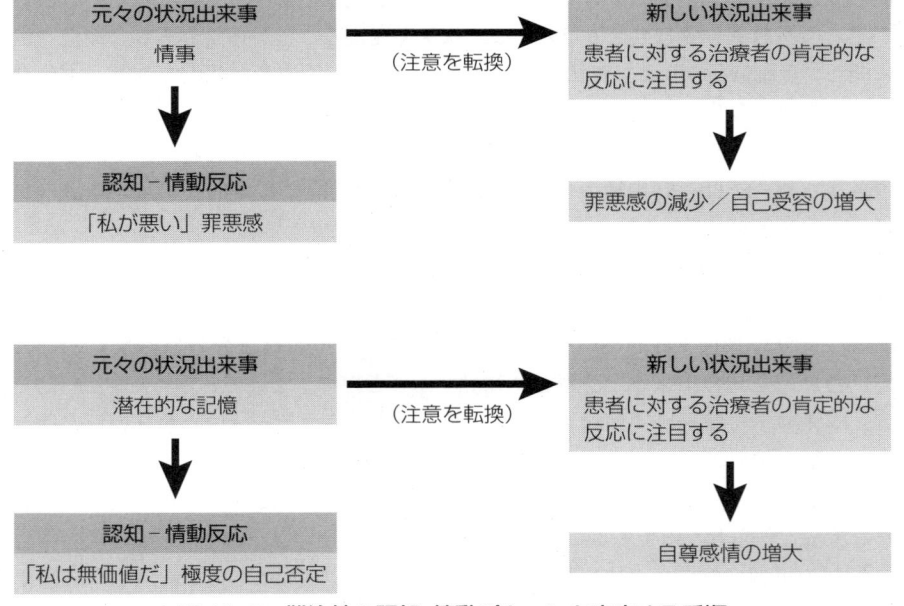

```
┌─────────────────┐                    ┌─────────────────┐
│ 元々の状況出来事 │                    │ 新しい状況出来事 │
│     情事        │──(注意を転換)─────▶│ 患者に対する治療者│
│                 │                    │ の肯定的な反応に │
│                 │                    │ 注目する         │
└────────┬────────┘                    └────────┬────────┘
         ▼                                      ▼
┌─────────────────┐                    ┌─────────────────┐
│  認知-情動反応   │                    │ 罪悪感の減少／  │
│ 「私が悪い」罪悪感│                    │ 自己受容の増大  │
└─────────────────┘                    └─────────────────┘

┌─────────────────┐                    ┌─────────────────┐
│ 元々の状況出来事 │                    │ 新しい状況出来事 │
│  潜在的な記憶   │──(注意を転換)─────▶│ 患者に対する治療者│
│                 │                    │ の肯定的な反応に │
│                 │                    │ 注目する         │
└────────┬────────┘                    └────────┬────────┘
         ▼                                      ▼
┌─────────────────┐                    ┌─────────────────┐
│  認知-情動反応   │                    │  自尊感情の増大  │
│「私は無価値だ」  │                    │                 │
│ 極度の自己否定  │                    │                 │
└─────────────────┘                    └─────────────────┘
```

図 13-2　難治性の認知-情動パターンを変容する手順

たいとは思わないという私の気持ちの話をしているのです。
患　者：先生は私がそんなことをしたにもかかわらず，私を受け入れてくれるかもしれないのですね。
治療者：今あなたは，私があなたを受け入れることができると感じられますか。
患　者：わかりません。でも，私のやったことを知っていても誰かが私のことを好きになってくれると考えると，私はかなり気分が楽になります。
治療者：あなたは，私があなたのことを気に入っていると感じますか。
患　者：いつも感じています。最初会った時から。
治療者：あなたがやったことを知った上でもそれが可能なのはどうしてでしょうか。
患　者：わかりません。でも先生は確かに私のことを気に入ってくださっていると感じています。
治療者：今の罪悪感の強さはどうですか。
患　者：まぁ，まだありますが，さっきほどは強くないです。
治療者：なるほど。なぜだと思いますか。
患　者：自分が社会から仲間外れにされているわけではない，悪いことをやったとしても，私のことを心配してくれている誰かがまだいる，という気持ちからかもしれません。

　治療者は，古い認知・情動的反応(罪悪感)に対する状況的文脈を，患者に対する治療者のポジティブな反応に関連付けることによって変更した。言い換えると，古い状況設定に治療者の存在が浸透し，否定的反応と，新しく受け入れられる反応とを結び付けたのである。患者は古い感情に対して新しい状況に直面させられていると言える。
　2つ目の例でも同様に取り組むことができる。認知・情動的反応が状況と関連せずに現れたように見える時，治療者にとっては，患者の否定的なパターンに対する新たな状況的文脈を作り出す最も良い時期であるかもしれない(図13-2参照)。たいていの場合，重要他者との相互作用の中で生じた早期の暗黙の学習が，このようなパターンの元凶である。幼少期の虐待体験から生じたものは自己に対する否定的反応のみだろう。特定の刺激となる出来事は久しく忘れられている。(前駆する状況のない)否定的な自己批判を取り上げ，治療者は，患者の注意を現在の二者関係に転換させる。以下にその例を示してみよう。

　　治療者：あなたは自分について，自分は価値のない人間だという，とんでもないことをおっしゃいますね。また，あなたはそうした気持ちがどこから出てきたかをは

っきりと言うことができませんね。あなたが自分自身に対してそんな言い方をする時，私がどのように感じていると思いますか。
患　者：私はそういうふうに感じています。
治療者：あなたがそのようにおっしゃると，私にどのような影響があると思いますか。
患　者：それがどうしたと言うのですか。
治療者：あなたが自分自身についてそういう言い方をされる時，あなたは1人でいるのではないからです。
患　者：先生が私と一緒にここいるから，ということですか。
治療者：そうです。では，そのような言い方は私にとってどういう影響があると思いますか。
患　者：なんだか愚かしく聞こえると思っているのでしょう。
治療者：私には全然愚かしくは聞こえません。破滅的に，すべてを拒絶しているように聞こえます。私は，あなたがそういう言い方をされるたびに，身がすくむ思いです。私はあなたが，世の中で最悪に陥っても当然だくらいに感じておられるのではないか，そして，私もあなたと同じようにそう思わなければならないのかな，と思うのです。
患　者：もし先生がそう思われないとしたら，私にとっては驚きです。
治療者：実際，私はあなたのことをかなり違うように感じています。実は，とてもポジティブに。しかし，あなたは，私があなたのことをこのように思っていると考えたことがありますか。
患　者：正直，考えたことがありません。どうしてあなたがそういうふうに私のことを思えるのか不思議です。
治療者：そうであれば，私たちは，私のあなたに対する気持ち，こうした気持ちがどのように生じたかに焦点を当てて考えたほうがいいのかもしれませんね。
患　者：それはいい考えですね。

　このように，治療者は徐々に，患者の否定的な訴えに対する「個人×環境」の枠組みを作り出していく。患者が言ったことの対人的影響を指摘し，患者に対して治療者が実際に感じている印象に焦点を当てることにより，次第に否定的な自己イメージを治療者-患者関係に関係付けてゆく。この治療者-患者関係においてこそ，否定的な自己イメージを修正することができる。治療者がその反応を，患者のそれまでの不適応的な関係から生じている反応と関連付けることによって，新しい特定の環境が患者の反応に対する新しい文脈として作り出されることになる。いまや新しい環境は，難治性のパターンに対して新たな影響を及ぼし始めることになる。

最後に思うこと

　本書を完了する際の自分の期待した結果（DO）について長い間考えてきた。私は，期待した結果（DO）を，この本を希望の言葉で締めくくりたいとすることに決めた。
　慢性的な絶望感を持って生きてきた患者は，抑うつという暗雲を追い払い，太陽が出てきた時に，「実存的希望」の本当の意味を発見する。全米 B-MS 研究で私がスーパーバイズした CBASP 治療者が，治療に成功した患者（24 年間の長期にわたる抑うつ）からの手紙をファックスで送ってきた。その中には希望に満ちた次のような文章があった。

> 今の自分には希望があります。そして，自分を信じています。生活が自分でコントロールできないとは，今は思っていません。私の周りにはいろいろな人がおり，みんなが自分にとってはとても大事だということに気がつきました。私はもともと，自分がどうこうしたって何も変わらないと思っていました。でも，もうそうは思いません！　自分のなすことには全部意味があるんです。ずっとそうだったのでしょうが，以前はそうは思えませんでした。今，もし問題が起こったとしたら，まず自分が何を欲しているかを考え始めます。今では，自分のゴールのことを考えることができます。ゴール，ゴール，ゴール！　私の人生には向かうべき方向があり，それに沿って努力し続けます。ご助力どうもありがとうございました。先生ととても素晴らしいことを成し遂げることができました。

私の現実の結果（AO）＝期待した結果（DO）だっただろうか。イエス！

付 録

◆ 付録A ◆

状況分析を施行するための促し質問
（Therapist Prompts for Administering Situational Analysis ; PASA）

患者 _____　治療者 _____
セッション回数 第 _____ 回　セッションの日付 _____

状況分析の明確化段階

▶状況の記述を得る

目標：患者は状況の観察者になることを学ぶ。

[ステップ1]：「何が起こったか教えてください」
　　　　　　→「何が起こったのか，ご自分なりの表現で，言ってください」

明確化段階でのまとめ：「教えていただいたところをまとめると……。これでよろしいですか」話の登場人物に動機，意味，情動などを当てはめないよう促す。状況記述は「こうなって，それからああなって，それからこうなった」と無声映画のようなものでなくてはならない。話をまとめる時に患者の言葉を用いること（言い換えてはならない）。

修正段階：上記のガイドラインの通りになっているならば，修正は必要ではない。

▶状況解釈を得る

目標：状況に際して，患者は生じつつある出来事の流れに根ざし（適切な）かつ生じていることを正しく反映している（正確な）解釈を組み立てることができるようになる。必要ならば，適当な行動解釈を挿入する。

［ステップ２］：「生じたことについてのあなたの解釈を教えてください」
→「その状況はあなたにどう関わってくるのですか」「何が起こっていると思いましたか」あるいは「その状況をどう判断しましたか」
→解釈の数は３ないし４個までとし，解釈ごとに１つの文で表す。

● 解釈１

・（修正１）

● 解釈２

・（修正２）

● 解釈３

・（修正３）

明確化段階でのまとめ：１つの解釈ごとに，患者の発言をまとめてフィードバックせよ。「ということは……という意味があったと思われるのですね。よろしいですか」あるいは「私の理解で正しいでしょうか」

修正段階：

(a) 解釈は分析の対象となっている特定の状況に関連性があり適切であるか。
(b) 患者と他の人との間で生じていることを正確に表しているか。
(c) 期待した結果を達成するのに貢献するか（期待した結果が達成されるまで患者を課題に集中させるか，期待した結果を達成するのに直接貢献するか，いずれか）。
これらに応じて，解釈を1つずつ修正せよ。

▶状況行動の記述

目標：患者は状況に際して何をしたか，どう行動したかを明確に伝達することができる。不必要な説明や合理化をせずに重要な行動のみに集中できる。

［ステップ3］：「その状況に際してあなたが何をしたかを教えてください。できるだけ具体的にはっきりと述べてください」
　　　　　　→「何を言ったか，どのように言ったか，どんな身振りをしたか，その他その状況におけるあなたの行動についての情報を教えてください。××とのやりとりで，あなたが何をしたかはっきりと思い描けるかどうか確認しましょう」

明確化段階でのまとめ：患者の陳述の後，その発言をまとめよ。「ということは，私の理解が正しければ，あなたは……をしたのですね」

修正段階：「状況解釈を修正しましたので，期待した結果を得やすくするにはどのような行動をとる必要があるでしょうか」　状況分析を終えた後練習しなくてはならない標的行動（たとえば，自己主張行動など）も。

▶現実の結果を正確に指摘する

目標：患者は，最も顕著な/重要な状況の帰結を正確に指摘することができるようになる。現実の結果は，1つの言い切りの文章で表現され，行動用語を用いて記述される。

[ステップ4]：「出来事があなたから見てどのようになったかを教えてください。つまり，現実の結果はどうでしたか」

明確化段階でのまとめ：患者の発言をまとめよ。「ということは，私の理解が正しければ，現実の結果は……ということですね」　現実の結果は行動として記述されなくてはならない。現実の結果が複数挙げられたならば，患者に最も重要なものを決めさせ，1番目の現実の結果だけを対象とせよ。現実の結果が，上記の状況の記述において「終了点」を言い直したもの，あるいは記述したものであることを確認せよ。情緒的な反応が現実の結果を述べた文章に出てくることがあるが，行動面から見た現実の結果のみに注目せよ。

修正段階：上記の条件が満たされていれば，不必要。

▶期待した結果を正確に指摘する

目標：患者は，期待した結果を，言い切りの文章1つで，行動として記述することができるようになる。期待した結果は，達成可能で（環境はそれを提供できる），かつ現実的（患者がそれを作り出すことができる）でなくてはならない。2次的な目標は，患者が，状況の前または最中に期待した結果を組み立てることができるようになることである。

[ステップ5]：「出来事があなたから見てどのようになってほしかったかを教えてください。つまり，期待した結果は何でしたか」

● 期待した結果1

（修正1）

明確化段階：行動用語を用いて，1文で，期待した結果を，組み立てなくてはならない。患者が自分がどのように感じたいかを提案しても許容できるが，

情緒的な用語によって組み立てられた期待した結果をけっして受け入れてはいけない（例えば，「自信たっぷりで満足した状態で，会話を終了したい」）。複数の期待した結果が挙げられたならば，患者に一番重要なものを選ばせ，最重要な期待した結果のみを対象に作業をせよ。

注意：患者が期待した結果を最初思いつかない場合は，現実の結果に焦点を当ててもらい，今組み立てたばかりの現実の結果から，期待した結果を考えるように促すとよい。「あらゆる可能性の中で，この状況があなたにとってどのようになれば，一番良いでしょうか」という促し質問も有用である。

修正段階：期待した結果は(a)現実的(すなわち，患者に期待した結果を生み出す能力がある)で，かつ(b)達成可能(すなわち，環境にそれを生み出すまたはもたらす可能性がある)でなくてはならない。非現実的，もしくは達成不能なことが明らかになれば，期待した結果はその都度修正しなくてはならない。期待した結果の修正が必要な場合は，通常それは解釈の修正の初期の段階で生じる。

▶現実の結果と期待した結果を比較する

目標：患者は期待した結果を得られなかったか，もしくは，期待した結果を達成したかを判断できるようになる。

［ステップ６］：「この状況において，あなたは期待した結果を得られましたか」
　　　　　　　はい ＿＿＿＿＿＿＿＿＿＿　または　いいえ ＿＿＿＿＿＿＿＿＿＿

明確化段階でのまとめ：患者が「はい」または「いいえ」で答えるように促す。くだくだしい説明や，一般化した説明，また，期待した結果は本当は重要ではなかったとか後になって達成できたというような旨の陳述は避けよ。期待した結果は，出来事の時点で達成されたか，達成されなかったかのいずれかである。

▶期待した結果がなぜ得られなかったかを決める

目標：患者は，期待した結果が達成されなかった場合，なぜ達成されなかったかの理由を正確に指摘することができるようになる。

［ステップ6a］：「ここで，あなたが望んでいたものが得られなかったのはどうしてでしょう」

明確化段階でのまとめ：ここでは簡単な返答で十分で，長ったらしい説明はいらない。ここでの主たる目的は，期待した結果が得られなかった事実について患者がどのように意味付けできるかをみることである。患者が挙げた理由に留意し，修正段階へ進め。

状況分析の修正段階

注意：もし現実の結果＝期待した結果であった（つまり，期待した結果が得られた）場合には，もう一度状況分析を見直して，正しい認知と行動を指摘し，強化せよ。患者が自分の成果を見逃すことを許してはならない！ 小さな誤りを訂正するために時間を過ごしてはならない。全体を見て誉めたたえよう，期待した結果が得られたのだから！

▶状況解釈を修正する

目標：患者は，自分の解釈の誤りを自分で訂正できるようになる。

［ステップ1］：「さあ，最初に戻って，あなたがこの状況に対して何をしたかを検討して，あなたが望んでいたものが得られなかった理由がわかるかどうか見てみましょう。まず，あなたの解釈を検討して，期待した結果を達成する助けとなったのか，それとも妨げとなったのかを見

てみましょう。まず最初の解釈から考えてみます。このように解釈することは，あなたがここで欲しかったものを得るのに役立ちましたか」（「この解釈に基づくと，どのようにして，あなたがここで欲しかったものを得ることは可能だったでしょうか」）

修正段階でのまとめ：すべての解釈は，それが患者を状況にしっかりと結びつけ（適切さ），実際に何が起こったかを正しく反映し（正確さ），そして/または，期待した結果を達成するためにはどういう行動をとらなくてはならないかを指し示す（行動解釈）ようになるまで，修正される。

      注意：期待した結果の方に問題がある（非現実的であるか，または達成不可能である）ことが明らかになれば，期待した結果のほうが改定されなくてはならない。そうしてから，最初に戻り，修正された期待した結果に照らし合わせて当初の解釈を検討せよ。

▶状況行動を修正する

目標：患者は，問題のある行動を自分で訂正し，期待した結果の達成に導くのに必要な行動を正確に指し示すことができるようになる。

［ステップ2］：「この状況に際してのあなたの解釈を修正し終えました。それでは，これらの新しい解釈に基づいて，特にどんな行動をとれば，あなたが期待した結果を達成する手助けになったでしょうか」

修正段階でのまとめ：患者は期待した結果を達成するのに必要な行動を正確に指摘することができるようになる。明確化段階のステップ3で述べたように，臨床家には，患者に行動上どのような欠損があり，状況分析の終了後どのような行動を教えて練習させないといけないかがわかるであろう。

▶状況分析のまとめ

目標：患者は，状況においてどの段階でどんな間違いを犯したかを認識し，期待した結果を達成するためにはどんな修正が必要かを理解できるようになる。

[ステップ3]：「さあ，この状況分析であなたが何を学んだかを復習しましょう。あなたのできる範囲で，何がうまく行かなかったか述べてください。次に，自分が問題点をどのように訂正したかを復習し，自分が何を学んだかを要約してください」

修正段階でのまとめ：患者が自分の学んだことを復習し終えるまで待ちなさい。見過された箇所があれば，その時点で軽く触れなさい。

▶般化と学習の転移

目標：患者は，今回の状況分析で得られた洞察を，人生のほかの領域の個別の問題状況に一般化して転移することができるようになる。

[ステップ4]：「あなたがこの状況で学んだことは，あなたの人生のほかの問題状況に，どのように当てはまりますか。できるだけ具体的に述べてください。あなたの人生で似たような問題状況を思い浮かべて，今回の状況分析であなたが見出だした解決がそれらの状況にどのように当てはまるかを考えてみてください」

修正段階でのまとめ：患者が特定の問題状況をはっきりと指し示せるよう手助けせよ。さまざまな状況全般について話題にして，今回の状況分析で学んだことが「人生の問題に今までより上手に対処する」助けになるだろうといった類の話はやめよ。般化が最も効果的に生じるのは，患者が今回の出来事で学んだことが，また別の(特定の)問題状況に際して，認知もしくは行動上の問題点に，具体的にどのように応用することができるかという話ができる時である。

▶状況分析の後の行動技能訓練

　セッションの残りの時間は，状況分析の中で明らかとなった行動上の欠点について取り組むために使う。

◆ 付録B ◆

遵守率をモニターし対人関係の質を評価するための評価尺度

治療者 _____　セッションの日付/# _____
患者 _____　評価者 _____
評価の日付 _____

第1部：CBASP治療者の遵守率と能力を評価するスーパーバイザーのための評価尺度

指示：以下の選択肢の1つに○を付けて，治療者を評価せよ。

Ⅰ．状況記述を引き出す
　1．CBASP手順を用いていない
　2．CBASP手順を用いようとするが，ルーチンから離れる。スーパーバイザーの手助けを明らかに要する
　3．適切にCBASP手順を用いるが，スーパーバイザーの手助けが少し必要かもしれない
　4．適切にCBASP手順を用いる
　5．CBASP手順の用い方が素晴らしい

Ⅱ．患者の解釈を引き出す
1．CBASP 手順を用いていない
2．CBASP 手順を用いようとするが，ルーチンから離れる。スーパーバイザーの手助けを明らかに要する
3．適切に CBASP 手順を用いるが，スーパーバイザーの手助けが少し必要かもしれない
4．適切に CBASP 手順を用いる
5．CBASP 手順の用い方が素晴らしい

Ⅲ．患者の状況行動を引き出す
1．CBASP 手順を用いていない
2．CBASP 手順を用いようとするが，ルーチンから離れる。スーパーバイザーの手助けを明らかに要する
3．適切に CBASP 手順を用いるが，スーパーバイザーの手助けが少し必要かもしれない
4．適切に CBASP 手順を用いる
5．CBASP 手順の用い方が素晴らしい

Ⅳ．現実の結果（AO）を引き出す
1．CBASP 手順を用いていない
2．CBASP 手順を用いようとするが，ルーチンから離れる。スーパーバイザーの手助けを明らかに要する
3．適切に CBASP 手順を用いるが，スーパーバイザーの手助けが少し必要かもしれない
4．適切に CBASP 手順を用いる
5．CBASP 手順の用い方が素晴らしい

Ⅴ．期待した結果（DO）を引き出す
1．CBASP 手順を用いていない
2．CBASP 手順を用いようとするが，ルーチンから離れる。スーパーバイザーの手助けを明らかに要する
3．適切に CBASP 手順を用いるが，スーパーバイザーの手助けが少し必要かもしれない

4. 適切にCBASP手順を用いる
   5. CBASP手順の用い方が素晴らしい

Ⅵ. 現実の結果と期待した結果の対比を引き出し，期待した結果がなぜ達成されたかもしくは達成されなかったかを確かめる
   1. CBASP手順を用いていない
   2. CBASP手順を用いようとするが，ルーチンから離れる。スーパーバイザーの手助けを明らかに要する
   3. 適切にCBASP手順を用いるが，スーパーバイザーの手助けが少し必要かもしれない
   4. 適切にCBASP手順を用いる
   5. CBASP手順の用い方が素晴らしい

上記の明確化段階の各ステップを治療者が遵守する能力について，コメントを記入してください。改善のための具体的な提案や，さらにスーパービジョンが必要な場合はその理由を記入してください。

Ⅶ. 解釈の誤りの修正
   1. CBASP手順を用いていない
   2. CBASP手順を用いようとするが，ルーチンから離れる。スーパーバイザーの手助けを明らかに要する
   3. 適切にCBASP手順を用いるが，スーパーバイザーの手助けが少し必要かもしれない
   4. 適切にCBASP手順を用いる
   5. CBASP手順の用い方が素晴らしい

Ⅷ. 状況行動の修正
   1. CBASP手順を用いていない
   2. CBASP手順を用いようとするが，ルーチンから離れる。スーパーバイザー

の手助けを明らかに要する
3．適切に CBASP 手順を用いるが，スーパーバイザーの手助けが少し必要かもしれない
4．適切に CBASP 手順を用いる
5．CBASP 手順の用い方が素晴らしい

Ⅸ．状況分析のまとめ

1．CBASP 手順を用いていない
2．CBASP 手順を用いようとするが，ルーチンから離れる。スーパーバイザーの手助けを明らかに要する
3．適切に CBASP 手順を用いるが，スーパーバイザーの手助けが少し必要かもしれない
4．適切に CBASP 手順を用いる
5．CBASP 手順の用い方が素晴らしい

Ⅹ．状況分析の学習を般化し転移する

1．CBASP 手順を用いていない
2．CBASP 手順を用いようとするが，ルーチンから離れる。スーパーバイザーの手助けを明らかに要する
3．適切に CBASP 手順を用いるが，スーパーバイザーの手助けが少し必要かもしれない
4．適切に CBASP 手順を用いる
5．CBASP 手順の用い方が素晴らしい

上記の修正段階の各ステップを治療者が遵守する能力について，コメントを記入してください。改善のための具体的な提案や，さらにスーパービジョンが必要な場合はその理由を記入してください。

第2部：対人関係の質を評価するスーパーバイザーのための評価尺度

指示：以下の選択肢の1つに○を付けて，治療者を評価せよ．

Ⅰ．協力的なラポール
　1＝不十分
　2＝肯定的な側面が多少あるが，スーパーバイザーによる手助けを明らかに要する
　3＝十分だが，スーパーバイザーの手助けが少し必要かもしれない
　4＝十分
　5＝素晴らしい

Ⅱ．患者に対する治療的共感
　1＝不十分
　2＝肯定的な側面が多少あるが，スーパーバイザーによる手助けを明らかに要する
　3＝十分だが，スーパーバイザーの手助けが少し必要かもしれない
　4＝十分
　5＝素晴らしい

Ⅲ．効果的に耳を傾ける
　1＝不十分
　2＝肯定的な側面が多少あるが，スーパーバイザーによる手助けを明らかに要する
　3＝十分だが，スーパーバイザーの手助けが少し必要かもしれない
　4＝十分
　5＝素晴らしい

Ⅳ．治療者はセッションを適切にコントロールしている
　1＝不十分

2＝肯定的な側面が多少あるが，スーパーバイザーによる手助けを明らかに要する
　　3＝十分だが，スーパーバイザーの手助けが少し必要かもしれない
　　4＝十分
　　5＝素晴らしい

Ⅴ．患者の否定的な情動に対する耐性
　　1＝不十分
　　2＝肯定的な側面が多少あるが，スーパーバイザーによる手助けを明らかに要する
　　3＝十分だが，スーパーバイザーの手助けが少し必要かもしれない
　　4＝十分
　　5＝素晴らしい

Ⅵ．状況が許す時，対人弁別練習（IDE）を施行する
　　1＝不十分
　　2＝肯定的な側面が多少あるが，スーパーバイザーによる手助けを明らかに要する
　　3＝十分だが，スーパーバイザーの手助けが少し必要かもしれない
　　4＝十分
　　5＝素晴らしい

Ⅶ．患者に対し規律正しい個人的関与を効果的に使用する
　　1＝不十分
　　2＝肯定的な側面が多少あるが，スーパーバイザーによる手助けを明らかに要する
　　3＝十分だが，スーパーバイザーの手助けが少し必要かもしれない
　　4＝十分
　　5＝素晴らしい

対人関係の質について，コメントを記入してください。改善のための具体的な提案や，さらにスーパービジョンが必要な場合はその理由を記入してください。

◆ 付録C ◆

最適なCBASP治療者の質と能力を評価するための評価尺度

....
評価対象の治療者 ＿＿＿＿＿＿＿＿　　日付 ＿＿＿＿＿＿＿＿＿＿＿＿
....

指示：治療を実施する様子の印象および観察に基づき，その治療者に，以下の質がどの程度存在するかを評価せよ。

　1＝治療者はこの質/能力が弱い
　5＝治療者はこの質/能力において満足できる
10＝治療者はこの質/能力が素晴らしい
その項目につき観察する機会がなかったならば，その項目を評価しないこと。

A．安定した自己同一性を有する
```
|---|---|---|---|---|---|---|---|---|
1               5                        10
```

B．困っている人を助けたいと思っている
```
|---|---|---|---|---|---|---|---|---|
1               5                        10
```

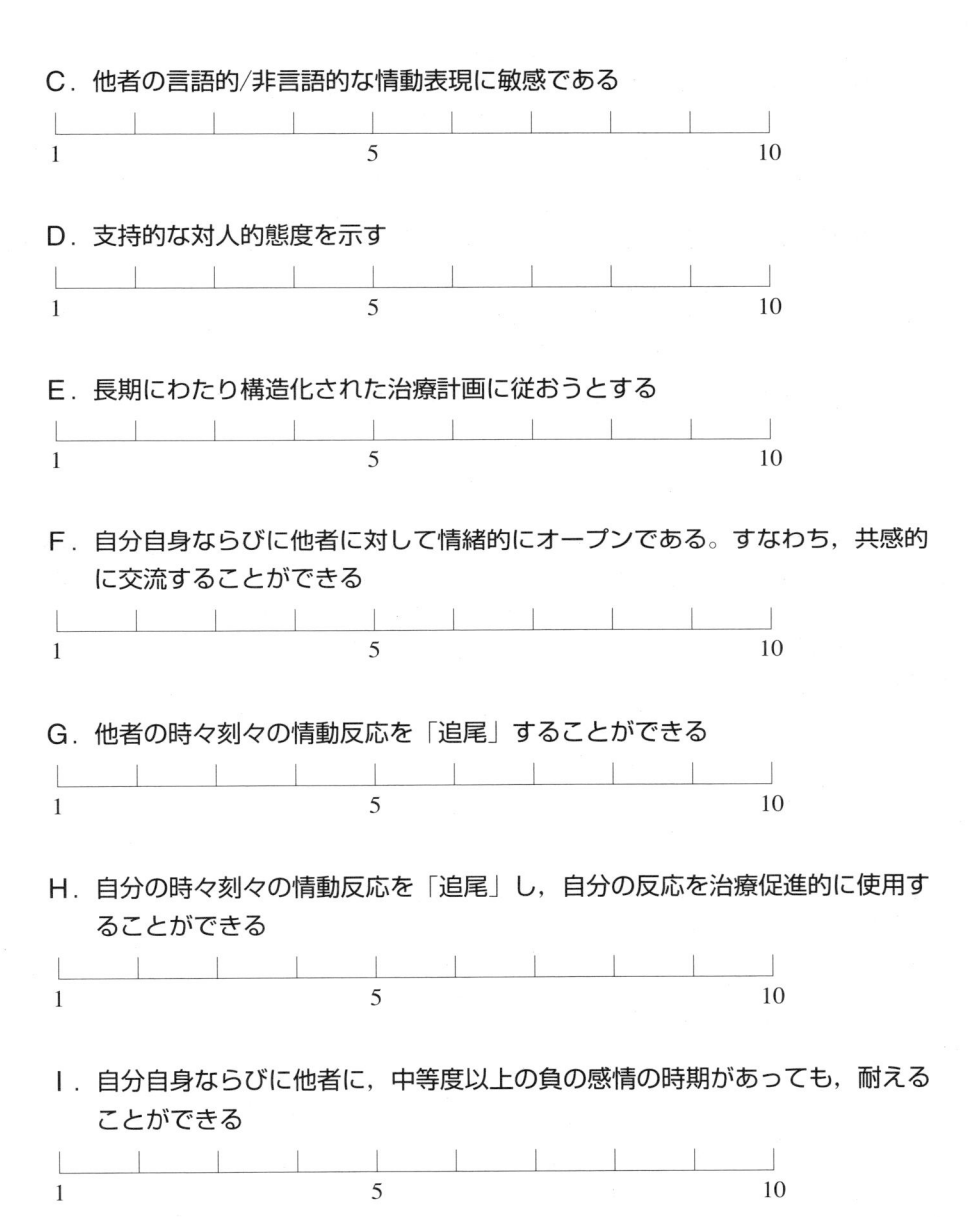

C．他者の言語的/非言語的な情動表現に敏感である

|　　　|　　　|　　　|　　　|　　　|　　　|　　　|　　　|　　　|
1　　　　　　　　　　5　　　　　　　　　　10

D．支持的な対人的態度を示す

|　　　|　　　|　　　|　　　|　　　|　　　|　　　|　　　|　　　|
1　　　　　　　　　　5　　　　　　　　　　10

E．長期にわたり構造化された治療計画に従おうとする

|　　　|　　　|　　　|　　　|　　　|　　　|　　　|　　　|　　　|
1　　　　　　　　　　5　　　　　　　　　　10

F．自分自身ならびに他者に対して情緒的にオープンである。すなわち，共感的に交流することができる

|　　　|　　　|　　　|　　　|　　　|　　　|　　　|　　　|　　　|
1　　　　　　　　　　5　　　　　　　　　　10

G．他者の時々刻々の情動反応を「追尾」することができる

|　　　|　　　|　　　|　　　|　　　|　　　|　　　|　　　|　　　|
1　　　　　　　　　　5　　　　　　　　　　10

H．自分の時々刻々の情動反応を「追尾」し，自分の反応を治療促進的に使用することができる

|　　　|　　　|　　　|　　　|　　　|　　　|　　　|　　　|　　　|
1　　　　　　　　　　5　　　　　　　　　　10

I．自分自身ならびに他者に，中等度以上の負の感情の時期があっても，耐えることができる

|　　　|　　　|　　　|　　　|　　　|　　　|　　　|　　　|　　　|
1　　　　　　　　　　5　　　　　　　　　　10

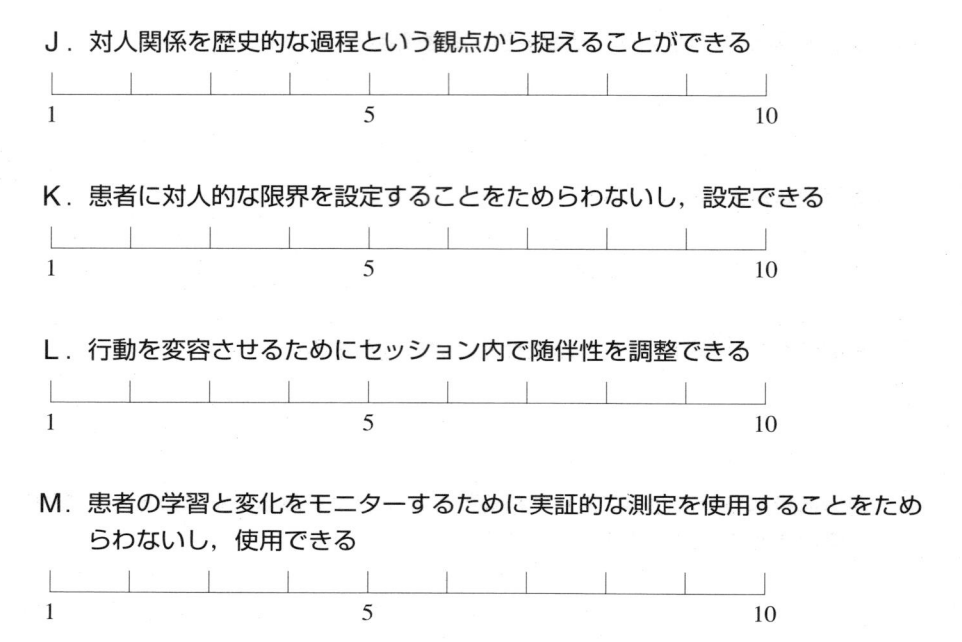

J．対人関係を歴史的な過程という観点から捉えることができる

|　　　|　　　|　　　|　　　|　　　|　　　|　　　|　　　|　　　|
1　　　　　　　　　　5　　　　　　　　　　10

K．患者に対人的な限界を設定することをためらわないし，設定できる

|　　　|　　　|　　　|　　　|　　　|　　　|　　　|　　　|　　　|
1　　　　　　　　　　5　　　　　　　　　　10

L．行動を変容させるためにセッション内で随伴性を調整できる

|　　　|　　　|　　　|　　　|　　　|　　　|　　　|　　　|　　　|
1　　　　　　　　　　5　　　　　　　　　　10

M．患者の学習と変化をモニターするために実証的な測定を使用することをためらわないし，使用できる

|　　　|　　　|　　　|　　　|　　　|　　　|　　　|　　　|　　　|
1　　　　　　　　　　5　　　　　　　　　　10

文 献

1) Akiskal HS (1983). Dysthymic disorder : Psychopathology of proposed chronic depressive subtypes. *American Journal of Psychiatry, 140*, 11-20.
2) Akiskal HS (1995). Toward a temperament-based approach to depression : Implications for neurobiological research. *Advances in Biochemical Psychopharmacology, 49*, 99-112.
3) Akiskal HS, McKinney WT (1973). Depressive disorders : Toward a unified hypothesis. *Science, 182*, 20-28.
4) Akiskal HS, McKinney WT (1975). Overview of recent research in depression : Integration of ten conceptual models into a comprehensive clinical picture. *Archives of General Psychiatry, 32*, 285-305.
5) Akiskal HS, Rosenthal TL, Haykal RF, et al (1980). Characterological depressions : Clinical and sleep EEG findings separating "subaffective dysthymias" from "character spectrum disorders." *Archives of General Psychiatry, 37*, 777-783.
6) Alexander F (1950). *Psychosomatic Medicine : Its Principles and Applications*. New York : Norton.
7) Alnaes R, Torgensen S (1991). Personality and personality disorders among patients with various affective disorders. *Journal of Personality Disorders, 5*, 107-121.
8) American Psychiatric Association (APA) (1952). *Diagnostic and Statistical Manual of Mental Disorders* (1st ed). Washington DC : Author.
9) American Psychiatric Association (APA) (1968). *Diagnostic and Statistical Manual of Mental Disorders* (2nd ed). Washington DC : Author.
10) American Psychiatric Association (APA) (1980). *Diagnostic and Statistical Manual of Mental Disorders* (3rd ed). Washington DC : Author.
11) American Psychiatric Association (APA) (1987). *Diagnostic and Statistical Manual of Mental Disorders* (3rd ed rev). Washington DC : Author.
12) American Psychiatric Association (APA) (1993). Practice guideline for major depressive disorder in adults. *American Journal of Psychiatry, 150* (suppl), 1-26.
13) American Psychiatric Association (APA) (1994). *Diagnostic and Statistical Manual of Mental Disorders* (4th ed). Washington DC : Author.

14) Anchin JC, Kiesler DJ (1982). *Handbook of Interpersonal Psychotherapy*. Elmsford, NY : Pergamon Press.
15) Andrews JDW (1991). *The Active Self in Psychotherapy : An Integration of Therapeutic Styles*. New York : Gardner Press.
16) Bandura A (1961). Psychotherapy as a learning process. *Psychological Bulletin, 58*, 143-159.
17) Bandura A (1977a). Self-efficacy : Toward a unifying theory of behavior change. *Psychological Review, 84*, 191-215.
18) Bandura A (1977b). *Social Learning Theory*. Englewood Cliffs, NJ : Prentice-Hall.
19) Bandura A (1982). Self-efficacy mechanisms in human agency. *American Psychologist, 37*, 122-147.
20) Bandura A (1986). *Social Foundations of Thought and Action : A Social Cognitive Theory*. Englewood Cliffs, NJ : Prentice-Hall.
21) Barchas J, Freedman D (1963). Brain amines : Response to physiological stress. *Biochemical Pharmacology, 12*, 1232-1235.
22) Baron A, Kaufman A, Stauber KA (1969). Effects of instructions and reinforcement-feedback on human operant behavior maintained by fixed-interval reinforcement. *Jounal of the Experimental Analysis of Behavior, 12*, 701-712.
23) Baron RM, Kenny DA (1986). The moderator-mediator variable distinction in social psychological research : Conceptual, strategic, and statistical considerations. *Journal of Personality and Social Psychology, 51*, 1173-1182.
24) Beck AT (1963). Thinking and depression : I. Idiosyncratic content and cognitive distortions. *Archives of General Psychiatry, 9*, 324-333.
25) Beck AT (1964). Thinking and depression : II. Theory and therapy. *Archives of General Psychiatry, 10*, 561-571.
26) Beck AT (1967). *Depression : Clinical, Experimental and Theoretical Aspects*. New York : Hoeber.
27) Beck AT (1976). *Cognitive Therapy and the Emotional Disorders*. New York : International Universities Press.
28) Beck AT, Rush AJ, Shaw BF, et al (1979). *Cognitive Therapy of Depression*. New York : Guilford Press.
29) Beeghly M, Cicchetti D (1994). Child maltreatment, attachment, and the self system : Emergence of an internal state lexicon in toddlers at high social risk. *Development and Psychopathology, 6*, 5-30.
30) Bibring E (1953). The mechanism of depression. In Greenacre P (ed), *Affective Disorders* (pp13-48), New York : International Universities Press.
31) Blackburn IM, Bishop S, Glen AIM, et al (1981). The efficacy of cognitive therapy in depression : A treatment trial using cognitive therapy and pharmacotherapy, each alone

and in combination. *British Journal of Psychiatry, 139*, 181-189.
32) Blanchard EB (1977). Behavioral medicine : A perspective. In Williams RB, Gentry WD (eds), *Behavioral Approaches to Medical Treatment* (pp1-13), Cambridge, MA : Ballinger.
33) Bland RC (1997). Epidemiology of affective disorders : A review. *Canadian Journal of Psychiatry, 42*, 367-377.
34) Blatt SJ (1991). A cognitive morphology of psychopathology. *Journal of Nervous and Mental Disease, 179*, 449-458.
35) Bliss E, Zwanziger J (1966). Brain amines and emotional stress. *Journal of Psychiatric Research, 4*, 189-198.
36) Bremmer JD, Narayan M (1998). The effects of stress on memory and hippocampus throughout the life cycle : Implications for childhood development and aging. *Development and Psychopathology, 10*, 871-885.
37) Bremmer JD, Randall PR, Capelli S, et al (1995). Deficits in short-term memory in adult survivors of childhood abuse. *Psychiatry Research, 59*, 97-107.
38) Breslow L, Cowan PA (1984). Structural and functional perspectives on classification and seriation in psychotic and normal children. *Child Development*, 55, 226-235.
39) Bristol-Myers Squibb Company (1996, May 13). *Protocol : A Prospective Multi-Center Study Comparing the Safety and Efficacy of Nefazodone HCl to Cognitive Behavioral Analysis System of Psychotherapy (CBASP) and Combined Nefazodone and CBASP for the Acute, Continuation and Maintenance Treatment of Chronic Forms of Depression*. Plainsboro, NJ : Author.
40) Cannon WB (1929). *Bodily Changes in Pain, Hunger, Fear and Rage*. New York : Appleton-Century-Crofts.
41) Cannon WB (1932). *The Wisdom of the Body*. New York : Norton.
42) Cashdan S (1973). *Interactional Psychotherapy : Stages and Strategies in Behavioral Change*. New York : Grune & Stratton.
43) Caspi A, Moffitt TE, Newman DL, et al (1966). Behavioral observations at age 3 years predict adult psychiatric disorders. *Archives of General Psychiatry, 23*, 1033-1039.
44) Chambless DL, Baker MJ, Baucom DH, et al (1998). An update on empirically validated therapies, II. *The Clinical Psychologist, 51*, 3-16.
45) Cicchetti D (1991). Fractures in the crystal : Developmental psychopathology and the emergence of the self. *Developmental Review, 11*, 271-287.
46) Cicchetti D (1993). Developmental psychopathology : Reactions, reflections, projections. *Developmental Review, 13*, 471-502.
47) Cicchetti D, Ackerman BP, Izard CE (1995). Emotions and emotion regulation in developmental psychopathology. *Development and Psychopathology, 7*, 1-10.
48) Cicchetti D, Barnett D (1991). Attachment organization in maltreated preschoolers. *Development and Psychopathology, 3*, 397-411.

49) Clark DC, Fawcett J (1992). Review of empirical risk factors for evaluation of the suicidal patient. In Bongar B (ed), *Suicide : Guidelines for Assessment, Management, and Treatment* (pp16-48), New York : Oxford University Press.
50) Cohen RL (1960). A coefficient of agreement for nominal scales. *Education and Psychological Measurement, 20*, 37-46.
51) Conte HR, Plutchik R, Wild KV, et al (1986). Combined psychotherapy and pharmacotherapy for depression : A systematic analysis for the evidence. *Archives of General Psychiatry, 43*, 471-479.
52) Conway JB (1987). *A clinical interpersonal perspective for personality and psychotherapy : Some research examples.* Paper presented to the Department of Psychology, University of British Columbia, Vancouver, British Columbia, Canada.
53) Costa PT, McCrae RR (1992). Normal personality assessment in clinical practice : The NEO Inventory. *Psychological Assessment, 4*, 5-13.
54) Cowan PA (1978). *Piaget with Feeling : Cognitive, Social, and Emotional Dimensions.* New York : Holt, Rinehart & Winston.
55) Coyne JC (1976). Toward an interactional description of depression. *Psychiatry, 39*, 3-13.
56) Coyne JC, Gotlib I (1986). Studying the role of cognition in depression : Well-trodden paths and cul-de-sacs. *Cognitive Therapy and Research, 10*, 695-705.
57) Cramer B, Manzano J, Palacio F, et al (1984). Problems in diagnostic assessment of young children. *Acta Paedopsychiatrica, 50*, 283-290.
58) de Jong R, Treiber R, Henrich G (1986). Effectiveness of two psychological treatments for inpatients with severe and chronic depressions. *Cognitive Therapy and Research, 10*, 645-663.
59) Derogatis LR (1983). *SCL-90-R : Administration, Scoring and Procedures Manual.* Towson, MD : Clinical Psychometric Research.
60) Dodge KA (1990). Developmental psychopathology in children of depressed mothers. *Developmental Psychology, 26*, 3-6.
61) Dodge KA (1993). Social-cognitive mechanisms in the development of conduct disorder and depression. *Annual Review of Psychology, 44*, 559-584.
62) Drotar D, Sturm L (1991). Psychosocial influences in the etiology, diagnosis, and prognosis of nonorganic failure to thrive. In Fitzgerald HE, Lester BM, Yogman MW (eds), *Theory and Research in Behavioral Pediatrics* (pp19-59), New York : Plenum Press.
63) D'Zurilla TJ, Goldfried MR (1971). Problem-solving and behavior modification. *Journal of Abnormal Psychology, 78*, 107-126.
64) D'Zurilla TJ, Maydeu-Olivares A (1995). Conceptual and methodological issues in social problem-solving assessment. *Behavior Therapy. 26*, 409-432.
65) Elkin I, Shea MT, Watkins JT, et al (1989). National Institute of Mental Health Treatment of Depression Collaborative Research Program : General effectiveness of treatments. *Archives*

of General Psychiatry, 46, 971-982.
66) Engel GL (1977). The need for a new medical model : A challenge to biomedicine. *Science, 196*, 129-136.
67) Ericsson KA, Simon HA (1980). Verbal reports as data. *Psychological Review, 87*, 215-251.
68) Eysenck HJ, Eysenck SBG (1968). *Eysenck Personality Inventory : Manual*. San Diego, CA : Educational and Industrial Testing Service.
69) Farmer R, Nelson-Gray RO (1990). Personality disorders and depression : Hypothetical relations, empirical findings, and methodological considerations. *Clinical Psychology Review, 10*, 453-476.
70) Fawcett J, Scheftner WA, Fogg L, et al (1990). Time-related predictors of suicide in major affective disorder. *American Journal of Psychiatry, 147*, 1189-1194.
71) Fennell MJV, Teasdale JD (1982). Cognitive therapy with chronic, drug refractory depressed outpatients : A note of caution. *Cognitive Therapy and Research, 6*, 455-460.
72) Ferster CH (1973). A functional analysis of depression. *American Psychologist, 28*, 857-870.
73) Festinger L (1957). *A Theory of Cognitive Dissonance*. Evanston, Il : Row, Peterson.
74) Folkman S, Lazarus RS (1980). An analysis of coping in a middle-aged community sample. *Journal of Health and Social Behavior, 21*, 219-239.
75) Folkman S, Lazarus RS (1988). *Ways of Coping Questionnaire : Manual, Test Booklet, Scoring Key*. Palo Alto, CA : Mind Garden.
76) Fox SJ, Barrnett RJ, Davies M, et al (1990). Psychopathology and developmental delay in homeless children : A pilot study. *Journal of the American Academy of Child and Adolescent Psychiatry, 29*, 732-735.
77) Frank E, Kupfer DJ, Perel JM, et al (1990). Three-year outcomes for maintenance therapies in recurrent depression. *Archives of General Psychiatry, 47*, 1093-1099.
78) Frank J (1973). *Persuasion and Healing : A Comparative Study of Psychotherapy*. Baltimore : Johns Hopkins University Press.
79) Frankl V (1959). *Man's Search for Meaning*. Boston : Beacon Press.
80) Freud S (1933). *New Introductory Lectures on Psycho-analysis*. New York : Norton.
81) Freud S (1950). Mourning and Melancholia. In Freud S. *Collected Papers* (Vol 4, pp152-172). London : Hogarth Press. (Original work published 1917)
82) Freud S (1960). *A General Introduction to Psychoanalysis*. New York : Washington Square Press. (Original work published 1916-1917)
83) Freud S (1963). *Character and Culture*. New York : Collier Books.
84) Garamoni GL, Reynolds CF, Thase ME, et al (1992). Shifts in affective balance during cognitive therapy of major depression. *Journal of Consulting and Clinical Psychiatry, 60*, 260-266.

85) Gardner H(1983). *Frames of Mind : The Theory of Multiple Intelligences*. New York : Basic Books.
86) Gentry WD(1984). Behavioral medicine : A new research paradigm. In Gentry WD(ed), *Handbook of Behavioral Medicine*(pp1-12), New York : Guilford Press.
87) Gerson MJ(1996). *The Embedded Self : A Psychoanalytic Guide to Family Therapy*. Hillsdale, NJ : The Analytic Press.
88) Goldfried MR(1980). Toward the delineation of therapeutic change principles. *American Psychologist, 35*, 991-999.
89) Goldfried MR, Castonguay LG, Hayes AM, et al(1997). A comparative analysis of the therapeutic focus in cognitive-behavioral and psychodynamic-interpersonal sessions. *Journal of Consulting and Clinical Psychology, 65*, 740-748.
90) Goldfried MR, Davison GC(1976). *Clinical Behavior Therapy*. New York : Holt, Rinehart & Winston.
91) Goldfried MR, Raue PJ, Castonguay LG(1998). The therapeutic focus in significant sessions of master therapists : A comparison of cognitive-behavioral and psychodynamic-interpersonal interventions. *Journal of Consulting and Clinical Psychology, 66*, 803-810.
92) Gordon DE(1988). Formal operations and interpersonal and affective disturbances in adolescents. In Nannis ED, Cowan PA(eds), *Developmental Psychopathology and Its Treatment*(pp51-73). San Francisco : Jossey-Bass.
93) Guidano VF(1987). *Complexity of the Self : A Developmental Approach to Psychopathology and Therapy*. New York : Guilford Press.
94) Guidano VF, Liotti G(1983). *Cognitive Processes and Emotional Disorders*. New York : Guilford Press.
95) Gurtman MB(1994). The circumplex as a tool for studying normal and abnormal personality : A methodological primer. In Strack S, Lorr M(eds), *Differentiating Normal and Abnormal Personality*(pp243-263), New York : Springer.
96) Guze SB, Robins E(1970). Suicide and primary affective disorders. *British Journal of Psychiatry, 117*, 437-438.
97) Haaga DA, Dyck MJ, Ernst D(1991). Empirical status of cognitive theory of depression. *Psychological Bulletin, 110*, 215-236.
98) Hamilton M(1967). Development of a rating scale of primary depressive illness. *British Journal of Social and Clinical Psychology, 6*, 278-296.
99) Hammen C(1992). Cognitive, life stress, and interpersonal approaches to a developmental model of depression. *Development and Psychopathology, 4*, 189-206.
100) Hammen C, Burge D, Adrian C(1991). The timing of mother and child depression in a longitudinal study of children at risk. *Journal of Consulting and Clinical Psychology, 59*, 341-345.
101) Hammen CL, Burge D, Daley SE, et al(1995). Interpersonal attachment cognitions and

prediction of symptomatic responses to interpersonal stress. *Journal of Abnormal Psychology, 104*, 436-443.

102) Harpin RE, Liberman RP, Marks I, et al (1982). Cognitive-behavior therapy for chronically depressed patients : A controlled pilot study. *Journal of Nervous and Mental Disease, 170*, 295-301.

103) Harrison WM, Stewart JW (1993). Pharmacotherapy of dysthymia. *Psychiatric Annals, 23*, 638-648.

104) Hoberman HM, Lewinsohn PM, Tilson M (1988). Group treatment of depression : Individual predictors of outcome. *Journal of Consulting and Clinical Psychology, 56*, 393-398.

105) Hollon SD (1990). Cognitive therapy and pharmacotherapy for depression. *Psychiatric Annals, 20*, 249-258.

106) Holmbeck GN (1997). Toward terminological, conceptual, and statistical clarity in the study of mediators and moderators : Examples from the child-clinical and pediatric psychology literatures. *Journal of Consulting and Clinical Psychology, 65*, 599-610.

107) Howland RH (1993a). Chronic depression. *Hospital and Community Psychiatry, 44*, 633-639.

108) Howland RH (1993b). General health, health care utilization, and medical comorbidity. *International Journal of Psychiatry Medicine, 23*, 211-238.

109) Howland RH (1996). Psychosocial therapies for dysthymia. In Lonsdale J (ed), *The Hatherleigh Guide to Managing Depression* (pp225-241), New York : Hatherleigh Press.

110) Inhelder B, Piaget J (1958). *The Growth of Logical Thinking from Childhood to Adolescence.* New York : Basic Books. (Original work published 1955)

111) Izard CE (1993). Four systems for emotional activation : Cognitive and non-cognitive processes. *Psychological Review, 100*, 68-90.

112) James W (1890). *The Principles of Psychology.* New York : Holt.

113) Kasnetz MD, McCullough JP, Kaye AL (1995). *Patient Manual for Cognitive Behavioral Analysis System of Psychotherapy* (CBASP). Richmond : Virginia Commonwealth University.

114) Kaufman A, Baron A, Kopp RE (1966). Some effects of instructions on human operant behavior. *Psychonomic Monograph Supplements, 1*, 243-250.

115) Kaye AL, McCullough JP, Roberts WC, et al (1994). Differentiating affective and characterologic DSM-III-R psychopathology in non-treatment, community unipolar depressives. *Depression, 2*, 80-88.

116) Keitner GI, Ryan CE, Miller IW, et al (1991). Twelve-month outcome of patients with major depression and comorbid psychiatric or medical illness (compound depression). *American Journal of Psychiatry, 148*, 345-350.

117) Keller MB (1988). Diagnostic issues and clinical course of unipolar illness. In Frances AJ, Hales RE (eds), *Review of Psychiatry* (Vol.7, pp188-212), Washington DC : American Psychiatric Press.

118) Keller MB (1990). Diagnostic and course-of-illness variables pertinent to refractory depression. In Tasman A, Goldfinger SM, Kaufman CA (eds), *Review of Psychiatry* (Vol.9, pp10-32), Washington DC : American Psychiatric Press.
119) Keller MB, Gelenberg AJ, Hirschfeld RMA, et al (1998). The treatment of chronic depression : Part 2. A double-blind, randomized trial of sertraline and imipramine. *Journal of Clinical Psychiatry, 59*, 598-607.
120) Keller MB, Hanks DL (1994). The natural history and heterogeneity of depressive disorders. *Journal of Clinical Psychiatry, 56*, 22-29.
121) Keller MB, Harrison W, Fawcett JA, et al (1995). Treatment of chronic depression with sertraline or imipramine : Preliminary blinded response rates and high rates of undertreatment in the community. *Psychopharmacology Bulletin, 31*, 205-212.
122) Keller MB, Klein DN, Hirschfeld RMA, et al (1995). Results of the DSM-IV Mood Disorders Field Trial. *American Journal of Psychiatry, 152*, 843-849.
123) Keller MB, Lavori PW, Klerman GL, et al (1986). Low levels and lack of predictors of somatotherapy and psychotherapy received by depressed patients. *Archives of General Psychiatry, 43*, 458-466.
124) Keller MB, Lavori PW, Endicott J, et al (1983). Double depression : A two year follow-up. *American Journal of Psychiatry, 140*, 680-694.
125) Keller MB, Lavori PW, Lewis CE, et al (1983). Predictors of relapse in major depressive disorder. *Journal of the American Medical Association, 250*, 3299-3304.
126) Keller MB, Lavori PW, Mueller TI, et al (1992). Time to recovery, chronicity, and levels of psychopathology in major depression. *Archives of General Psychiatry, 49*, 809-816.
127) Keller MB, Lavori PW, Rice J, et al (1986). The persistent risk of chronicity in recurrent episodes of nonbipolar major depressive disorder : A prospective follow-up. *American Journal of Psychiatry, 143*, 24-28.
128) Keller MB, McCullough JP, Rush AJ, et al (1999, May 19). *Nefazodone HCl, Cognitive Behavioral Analysis System of Psychotherapy and combination therapy for the acute treatment of chronic depression*. Paper presented at the 152nd Annual Convention of the American Psychiatric Association, Washington DC.
129) Keller MB, McCullough JP, Klein DN, et al (2000). The acute treatment of chronic forms of major depression : A comparison of nefazodone, Cognitive Behavioral Analysis System of Psychotherapy, and their combination. *New England Journal of Medicine, 342*, 1462-1470.
130) Keller MB, Shapiro RW (1984). Double depression, major depression, and dysthymia : Distinct entities or different phases of a single disorder? *Psychopharmacology Bulletin, 20*, 399-402.
131) Keller MB, Shapiro RW (1982). "Double depression" : Superimposition of acute depressive episodes on chronic depressive disorders. *American Journal of Psychiatry, 139*, 438-442.

132) Keller MB, Shapiro RW, Lavori PW, et al (1982a). Recovery in major depressive disorder. *Archives of General Psychiatry, 38*, 905-910.

133) Keller MB, Shapiro RW, Lavori PW, et al (1982b). Relapse in major depressive disorder. *Archives of General Psychiatry, 39*, 911-915.

134) Kendall RE (1986). What are mental disorders? In Freedman AM, Brotman R, Silverman I, et al (eds), *Issues in Psychiatric Classification : Science, Practice and Social Policy* (pp23-45), New York : Human Sciences Press.

135) Kessler RC, McGonagle KA, Zhao S, et al (1994). Lifetime and 12-month prevalence of DSM-III-R psychiatric disorders in the United States. *Archives of General Psychiatry, 51*, 8-19.

136) Kiesler DJ (1982). Confronting the client-therapist relationship in psychotherapy. In Anchin JC, Kiesler DJ (eds), *Handbook of Interpersonal Psychotherapy* (pp274-295), Elmsford, NY : Pergamon Press.

137) Kiesler DJ (1983). The 1982 Interpersonal Circle : A taxonomy for complementarity in human transactions. *Psychological Review, 90*, 185-214.

138) Kiesler DJ (1986a). Interpersonal methods of diagnosis and treatment. In Michels R, Cavenar JO (eds), *Psychiatry* (Vol.1, pp1-23), Philadelphia : Lippincott.

139) Kiesler DJ (1986b). The 1982 Interpersonal Circle : An analysis of DSM-III personality disorders. In Millon T, Klerman GL (eds), *Contemporary Directions in Pscyhopathology : Toward the DSM-IV* (pp571-597), New York : Guilford Press.

140) Kiesler DJ (1987). *Research Manual for The Impact Message Inventory*. Palo Alto, CA : Consulting Psychologists Press.

141) Kiesler DJ (1988). *Therapeutic Metacommunication : Therapist Impact Disclosure as Feedback in Psychotherapy*. Palo Alto, CA : Consulting Psychologists Press.

142) Kiesler DJ (1991). Interpersonal methods of asessment and diagnosis. In Snyder CR, Forsyth DR (eds), *Handbook of Social and Clinical Psychology : The Health Perspective* (pp438-468), Elmsford, NY : Pergamon Press.

143) Kiesler DJ (1996). *Contemporary Interpersonal Theory and Research : Personality, Psychopathology, and Psychotherapy*. New York : Wiley.

144) Kiesler DJ (1999). *Beyond the Disease Model of Mental Disorders*. Westport, CT : Praeger.

145) Kiesler DJ, Schmidt JA (1993). *The Impact Message Inventory : Form IIA Octant Scale Version*. Redwood City, CA : Mind Garden.

146) Kiresuk TJ, Sherman R (1968). Goal Attainment Scaling : A general method for evaluating comprehensive community mental health programs. *Community Mental Health Journal, 4*, 443-453.

147) Klein, DN, Clark DC, Dansky L, et al (1988). Dysthymia in the offspring of parents with primary unipolar affective disorder. *Journal of Abnormal Psychology, 97*, 265-274.

148) Klein DN, Norden KA, Ferro T, et al (1998). Thirty-month naturalistic follow-up study of early-onset dysthymic disorder : Course, diagnostic stability, and prediction of outcome. *Journal of Abnormal Psychology, 107*, 338-348.

149) Klein DN, Schatzberg AF, McCullough JP, et al (1999). Early- versus late-onset dysthymic disorder : Comparison in outpatients with superimposed major depressive episodes. *Journal of Affective Disorders, 52*, 187-196.

150) Klein DN, Taylor EB, Dickstein S, et al (1988a). The early-late onset distinction in DSM-III-R dysthymia. *Journal of Affective Disorders, 14*, 25-33.

151) Klein DN, Taylor EB, Dickstein S, et al (1988b). Primary early-onset dysthymia : Comparison with primary nonbipolar nonchronic major depression on demographic, clinical, familial, personality, and socioenvironmental characteristics and short-term outcome. *Journal of Abnormal Psychology, 97*, 387-398.

152) Klein DN, Taylor EB, Harding K, et al (1988). Double depression and episodic major depression : Demographic, clinical, familial, personality, and socioenvironmental characteristics and short-term outcome. *American Journal of Psychiatry, 145*, 1226-1231.

153) Klerman GL, Weissman MM (eds) (1993). *New Applications of Interpersonal Psychotherapy*. Washington DC : American Psychiatric Press.

154) Klerman GL, Weissman MM, Rounsaville BJ, et al (1984). *Interpersonal Psychotherapy of Depression*. New York : Basic Books.

155) Kocsis JH (1993). DSM-IV "major depression" : Are more stringent criteria needed? *Depression, 1*, 24-28.

156) Kocsis JH, Frances AJ (1987). A critical discussion of DSM-III dysthymic disorder. *American Journal of Psychiatry, 144*, 1534-1542.

157) Kolenberg RJ, Tsai M (1991). *Functional Analytic Psychotherapy : Creating Intense and Curative Therapeutic Relationships*. New York : Plenum Press.

158) Lambert M (ed) (1983). *Psychotherapy and Patient Relationships*. Homewood, IL : Dorsey.

159) Landis JR, Koch GG (1977). The measurement of observer agreement for categorical data. *Biometrics, 33*, 159-174.

160) Lane RD, Schwartz GE (1987). Levels of emotional awareness : A cognitive-developmental theory and its application to psychopathology. *American Journal of Psychiatry, 144*, 133-143.

161) Lazarus RS (1966). *Psychological Stress And The Coping Process*. New York : McGraw-Hill.

162) Lazarus RS (1984). On the primacy of cognition. *American Psychologist, 39*, 124-129.

163) Lazarus RS (1990). Theory-based stress management. *Psychological Inquiry, 1*, 3-13.

164) Lazarus RS, Alfert E (1964). Short-circuiting of threat by experimentally altering cognitive appraisal. *Journal of Abnormal and Social Psychology, 69*, 195-205.

165) Lazarus RS, Opton EM, Markellos S, et al (1965). The principle of short-circuiting of threat : Further evidence. *Journal of Personality, 33*, 622-635.
166) Lefcourt HM (1976). *Locus of Control : Current Trends in Theory and Research*. Hillsdale, NJ : Lawrence Erlbaum.
167) Linehan MM (1993). *Cognitive-Behavioral Treatment of Borderline Personality Disorder*. New York : Guilford Press.
168) Lipsett DR (1970). Medical and psychological characteristics of "crocks." *Psychiatric Medicine, 1*, 15-25.
169) Lizardi H, Klein DN, Quimette PC, et al (1995). Reports of the childhood home environment in early-onset dysthymia and episodic major depression. *Journal of Abnormal Psychology, 104*, 132-139.
170) Logan GD (1988). Toward an instance theory of automatization. *Psychological Review, 95*, 492-527.
171) Mahoney MJ (1991). *Human Change Processes : The Scientific Foundations of Psychotherapy*. New York : Basic Books.
172) Manning DW, Markowitz JC, Frances AJ (1992). A review of combined psychotherapy and pharmacotherapy in the treatment of depression. *Journal of Psychotherapy : Practice and Research, 1*, 103-116.
173) Markowitz JC (1993a, May). *Dysthymia : Psychosocial treatment strategies*. Paper presented at the 146th Annual Convention of the American Psychiatric Association, San Francisco.
174) Markowitz JC (1993b). Psychotherapy of the post-dysthymic patient. *Journal of Psychotherapy : Practice and Research, 2*, 157-163.
175) Markowitz JC (1994). Psychotherapy of dysthymia. *American Journal of Psychiatry, 151*, 1114-1121.
176) Markowitz JC (1995). Comorbidity of dysthymic disorder. In Kocsis JH, Klein DN (eds). *Diagnosis and Treatment of Chronic Depression* (pp41-57). New York : Guilford Press.
177) Markowitz JC, Moran ME, Kocsis JH, et al (1992). Prevalence and comorbidity of dysthymic disorder among psychiatric outpatients. *Journal of Affective Disorders, 24*, 63-71.
178) Mason BJ, Markowitz JC, Klerman GL (1993). Interpersonal psychotherapy for dysthymic disorders. In Klerman GL, Weissman MM (eds), *New Applications of Interpersonal Psychotherapy* (pp225-264), Washington DC : American Psychiatric Press.
179) May R (1960). Contributions of existential psychotherapy. In May R (ed), *Existence : A New Dimension in Psychiatry and Psychology* (pp37-91), New York : Basic Books.
180) Mayer JD, Salovey P (1993). The intelligence of emotional intelligence. *Intelligence, 17*, 433-442.
181) McCullough JP (1980a). *Cognitive Behavioral Analysis System of Psychotherapy : Methodological perspective (II)*. Unpublished manuscript. Richmond, VA : Virginia

Commonwealth University.
182) McCullough JP (1980b). How to help depressed patients gain control over their lives using a situational analysis procedure. *Behavioral Medicine, 7*, 33-34.
183) McCullough JP (1984a). Cognitive-behavioral analysis system of psychotherapy : An interactional treatment approach for dysthymic disorder. *Psychiatry, 47*, 234-250.
184) McCullough JP (1984b). Single-case investigative research and its relevance for the non-operant clinician. *Psychotherapy : Theory, Research, and Practice, 21*, 382-388.
185) McCullough JP (1984c). The need for new single-case design structure in applied cognitive psychology. *Psychotherapy : Theory, Research, and Practice, 21*, 389-400.
186) McCullough JP (1991). Psychotherapy for dysthymia : Naturalistic study of ten cases. *Journal of Nervous and Mental Disease, 179*, 734-740.
187) McCullough JP (1995a). *Rating Scales for Evaluating Competency of the Therapist Administering CBASP Procedures and for Evaluation of the Management of the Interpersonal Relationship.* Unpublished rating scales. Richmond, VA : Virginia Commonwealth University.
188) McCullough JP (1995b). *Therapist Manual for Cognitive Behavioral Analysis System of Psychotherapy (CBASP).* Richmond : Virginia Commonwealth University.
189) McCullough JP (1996a). The importance of diagnosing comorbid personality disorder with patients who are chronically depressed. *Depressive Disorders : Index and Reviews, 1*(1), 16-17.
190) McCullough JP (1996b, October 3). *Treating the patient who is chronically depressed with Cognitive-Behavior Therapy for the Chronic Depressions (CBT-CD).* Paper presented at the Twenty-Sixth Congress of the European Association for Behavior and Cognitive Therapy, Budapest, Hungary.
191) McCullough JP, Braith JA, Chapman RC, et al (1990). Comparison of early and late onset dysthymia. *Journal of Nervous and Mental Disease, 78*, 577-581.
192) McCullough JP, Carr KF (1987). Stage process design : A predictive confirmation structure for the single case. *Psychotherapy : Theory, Research, and Practice, 24*, 759-768.
193) McCullough JP, Kasnetz MD, Braith JA, et al (1988). A longitudinal study of an untreated sample of predominantly late onset characterological dysthymia. *Journal of Nervous and Mental Disease, 176*, 658-667.
194) McCullough JP, Kaye AL (1993, May 26). *Differential diagnosis of chronic depressive disorders.* Paper presented at the 146th Annual Convention of the American Psychiatric Association, San Francisco.
195) McCullough JP, Keller MB, Hirschfeld RMA, et al (1997, June 26). *Collaborative study of nefazodone and CBT-CD in chronically depressed patients.* Poster presented at the Sixth World Congress of Biological Psychiatry, Nice, France.
196) McCullough JP, Klein DN, Keller MB, et al (2000). Comparison of DSM-III-R chronic

major depression and major depression superimposed on dysthymia (double depression) : Validity of the distinction. *Journal of Abnormal Psychology, 109*, 419-427.
197) McCullough JP, Klein DN, Shea T, et al (1992, August 17). *DSM-IV field trials for major depression, dysthymia and minor depressions*. Paper presented at the 100th Annual Convention of the American Psychological Association, Washington DC.
198) McCullough JP, Kornstein SG, Klein DN, et al (1997, May 15). *Cognitive Behavior Therapy for the Chronic Depressions (CBT-CD) : Combined collaborative national study*. Poster presented at the annual convention of the Society of Biological Psychiatry, San Diego, CA.
199) McCullough JP, Kornstein SG, McCullough JP, et al (1996). Differential diagnosis of chronic depressive disorders. *Psychiatric Clinics of North America, 19*, 55-71.
200) McCullough JP, McCune KJ, Kaye AL, et al (1994a). One-year prospective replication study of an untreated sample of community dysthymia subjects. *Journal of Nervous and Mental Disease, 182*, 396-401.
201) McCullough JP, McCune KJ, Kaye AL, et al (1994b). Comparison of a community dysthymia sample at screening with a matched group of nondepressed community controls. *Journal of Nervous and Mental Disease, 182*, 402-407.
202) McCullough JP, Roberts WC, McCune KJ, et al (1994). Social adjustment, coping style, and clinical course among DSM-III-R community unipolar depressives. *Depression, 2*, 36-42.
203) McKechnie JL (ed) (1979). *Webster's New Universal Unabridged Dictionary* (2nd ed). New York : Dorset & Baber.
204) Merikangas KR, Prusoff BA, Weissman MM (1988). Parental concordance for affective disorders : Psychopathology in offspring. *Journal of Affective Disorders, 15*, 279-290.
205) Miller GA (1981). Trend and debates in cognitive psychology. *Cognition, 10*, 215-225.
206) Miller IW (1997). Combined treatment for depressive disorders. *Depressive Disorders : Index and Reviews, 2*(3), 16-17.
207) Mischel W (1973). Toward a cognitive social learning reconceptualization of personality. *Psychological Review, 80*, 252-283.
208) Money J (1992). *The Kaspar Hauser Syndrome of "Psychosocial Dwarfism" : Deficient Structural, Intellectual and Social Growth Induced by Child Abuse*. Buffalo, NY : Prometheus Books.
209) Money J, Annecillo C, Hutchinson JW (1985). Forensic and family psychiatry in abuse dwarfism : Munchausen's syndrome by proxy, atonement, and addiction to abuse. *Journal of Sex and Marital Therapy, 11*, 30-40.
210) Nannis ED (1988). Cognitive-developmental differences in emotional understanding. In Nannis ED, Cowan PA (eds). *Developmental Psychopathology and Its Treatment* (pp31-49). San Francisco : Jossey-Bass.
211) Nisbett RE, Wilson TD (1977). Telling more than we can know : Verbal reports on mental

processes. *Psychological Review, 84,* 231-259.
212) Noam GG (1988). A constructivist approach to developmental psychopathology. In Nannis ED, Cowan PA (eds), *Developmental Psychopathology and Its Treatment* (pp91-121), San Francisco : Jossey-Bass.
213) Noam GG, Cicchetti D (1996). Reply. *Human Development, 39,* 49-56.
214) Parsons T (1951). Illness and the role of the physician : A sociological perspective. *American Journal of Orthopsychiatry, 21,* 452-460.
215) Pepper CM, Klein DN, Anderson RL, et al (1995). DSM-III-R Axis II comorbidity in dysthymia and major depression. *American Journal of Psychiatry, 152,* 239-247.
216) Peterson C, Semmel A, von Baeyer C, et al (1982). The Attributional Style Questionnaire. *Cognitive Therapy and Research, 6,* 287-299.
217) Piaget J (1926). *The Language and Thought of the Child.* New York : Harcourt, Brace. (Original work published 1923)
218) Piaget J (1967). *Six Psychological Studies* (Elkind D, ed). New York : Random House. (Original work published 1964)
219) Piaget J (1981). *Intelligence and Affectivity : Their Relationship during Child Development.* Palo Alto, CA : Annual Reviews. (Original work published 1954)
220) Platt JJ, Siegel JM, Spivack G (1975). Do psychiatric patients and normals see the same solutions as effective in solving interpersonal problems? *Journal of Consulting and Clinical Psychology, 43,* 279.
221) Platt JJ, Spivack G (1972). Problem-solving thinking of psychiatric patients. *Journal of Consulting and Clinical Psychology, 39,* 148-151.
222) Platt JJ, Spivack G (1974). Means of solving real-life problems : I. Psychiatric patients vs. controls and cross-cultural comparisons of normal females. *Journal of Community Psychology, 2,* 45-48.
223) Platt JJ, Spivack G (1975). Unidimensionality of the means-ends problem-solving (MEPS) procedure. *Journal of Clinical Psychology, 31,* 15-16.
224) Polanyi M (1966). *The Tacit Dimension.* Garden City, NY : Doubleday.
225) Polanyi, M (1968). Logic and psychology. *American Psychologist, 23,* 27-43.
226) Reid DW, Ware EE (1974). Multidimensionality of internal versus external control : Addition of a third dimension and non-distinction of self versus others. *Canadian Journal of Behavioural Science, 6,* 131-142.
227) Riso LP, Klein DN, Ferro T, et al (1996). Understanding the comorbidity between early-onset dysthymia and Cluster B personality disorders : A family study. *American Journal of Psychiatry, 153,* 900-906.
228) Rogers CR (1942). Counseling and Psychotherapy. Boston : Houghton Mifflin.
229) Rogers CR (1957). The necessary and sufficient conditions of therapeutic personal change. *Journal of Counseling Psychology, 21,* 93-103.

230) Rogers CR (1959). A theory of therapy, personality, and interpersonal relationships, as developed in the client-centered framework. In Koch S (ed), *Psychology : A Study of A Science* (Vol.3, pp184-256), New York : McGraw-Hill.
231) Rohde P, Lewinsohn PM, Seeley JR (1991). Comorbidity of unipolar depression : II. Comorbidity with other mental disorders in adolescents and adults. *Journal of Abnormal Psychology, 100*, 214-222.
232) Roth A, Fonagy P, Parry G, et al (1996). *What Works for Whom? : A Critical Review of Psychotherapy Research.* New York : Guilford Press.
233) Rotter JB (1954). *Social Learning and Clinical Psychology.* Englewood Cliffs, NJ : Prentice-Hall.
234) Rotter JB (1966). Generalized expectancies for internal versus external control of reinforcements. *Psychological Monographs, 80* (1, Whole no. 609).
235) Rotter JB (1978). Generalized expectancies for problem-solving and psychotherapy. *Cognitive Therapy and Research, 2*, 1-10.
236) Rotter JB (1990). Internal versus external control of reinforcement : A case history of a variable. *American Psychologist, 45*, 489-493.
237) Rubin KH, Coplan RJ, Fox NA, et al (1995). Emotionality, emotional regulation, and preschoolers' social adaptation. *Development and Psychopathology, 7*, 49-62.
238) Rush AJ, Beck AT, Kovacs M, et al (1977). Comparative efficacy of cognitive therapy and pharmacotherapy in the treatment of depressed outpatients. *Cognitive Therapy and Research, 1*, 17-37.
239) Rush AJ, Thase ME (1999). Psychotherapies for depressive-disorders : A review. In Madge M, Satorius N (eds). *WPA Series Evidence and Experience in Psychiatry : Vol.1. Depressive Disorders* (pp161-206). Chichester, UK : Wiley.
240) Rutter M, Quinton P (1984). Parental psychiatric disorder : Effects on children. *Psychological Medicine, 14*, 853-880.
241) Safran JD (1990a). Towards a refinement of cognitive therapy in light of interpersonal theory : I. Theory. *Clinical Psychology Review, 10*, 87-105.
242) Safran JD (1990b). Towards a refinement of cognitive therapy in light of interpersonal theory : II. Practice. *Clinical Psychology Review, 10*, 107-121.
243) Safran JD, Segal ZV (1990). *Interpersonal Process in Cognitive Therapy.* New York : Basic Books.
244) Sanderson WC, Wetzler S, Beck AT, et al (1992). Prevalence of personality disorders in patients with major depression and dysthymia. *Psychiatry Research, 42*, 93-99.
245) Sartre JP (1961). *No Exit and Three Other Plays.* New York : Vintage Books.
246) Schachter S (1964). The interaction of cognitive and physiological determinants of emotional state. In Berkowitz L (ed), *Advances in Experimental Social Psychology,* New York : Academic Press.

247) Schachter S, Singer JE (1962). Cognitive, social, and physiological determinants of emotional state. *Psychological Review, 69*, 379-399.
248) Scheier MF, Carver CS (1987). Dispositional optimism and physical well-being : The influence of general outcome expectancies on health. *Journal of Personality, 55*, 169-210.
249) Scheier MF, Carver CS (1992). Effects of optimism on psychological and physical well-being : Theoretical overview and empirical update. *Cognitive Therapy and Research, 16*, 201-228.
250) Selye H (1976). The Stress of Life. New York : McGraw-Hill.
251) Shapiro PA, Lidagoster L, Glassman AH (1997). *Depression and heart disease. Psychiatric Annals, 27*, 347-352.
252) Shrout PE, Fleiss JL (1979). Intraclass correlations : Uses in assessing rater reliability. *Psychological Bulletin, 86*, 420-428.
253) Sidman M (1960). Tactics of Scientific Research. New York : Basic Books.
254) Siegler RS, Ellis S (1996). Piaget on childhood. *Psychological Science, 7*, 211-215.
255) Simons AD, Garfield SL, Murphy CE (1984). The process of change in cognitive therapy and pharmacotherapy for depression. *Archives of General Psychiatry, 41*, 45-51.
256) Simons AD, Thase ME (1990). Mood disorders. In Thase ME, Edelstein BA, Hersen H (eds), *Handbook of Outpatient Treatment of Adults : Nonpsychotic Mental Disorders* (pp91-138), New York : Plenum Press.
257) Skinner BF (1953). *Science and Human Behavior*. New York : Macmillan.
258) Skinner BF (1956). A case history in scientific method. *American Psychologist, 11*, 221-233.
259) Skinner BF (1968). *The Technology of Teaching*. New York : Appleton-Century-Crofts.
260) Skinner BF (1969). *Contingencies of Reinforcement : A Theoretical Analysis*. New York : Appleton-Century-Crofts.
261) Solso RL (1995). *Cognitive Psychology*. Needham Heights, MA : Allyn & Bacon.
262) Sotsky SM, Glass DR, Shea MT, et al (1991). Patient predictors of response to psychotherapy and pharmacotherapy : Findings in the NIMH Treatment of Depression Collaborative Research Program. *American Journal of Psychiatry, 148*, 997-1008.
263) Spitz R. (1946). Hospitalism : A follow-up report on investigation described in Volume I, 1945. *Psychoanalytic Study of the Child, 2*, 113-117.
264) Spitzer RL, Williams JBW, Gibbon M, et al (1990). *Structured Clinical Interview for DSM-III-R : Patient Edition (with Psychotic Screen)*. Washington DC : American Psychiatric Press.
265) Strupp H, Bergen AE (1969). Some empirical and conceptual bases for coordinated research in psychotherapy. *International Journal of Psychiatry, 7*, 17-90.
266) Thase ME (1992). Long-term treatments of recurrent depressive disorders. *Journal of Clinical Psychiatry, 53*, 32-44.

267) Thase ME, Kupfer DJ (1996). Recent developments in the pharmacotherapy of mood disorders. *Journal of Consulting and Clinical Psychology, 64*, 646-659.
268) Thase ME, Reynolds CF, Frank E, et al (1994). Response to cognitive-behavioral therapy in chronic depression. *Psychiatry Research, 3*, 204-214.
269) Thase ME, Simons AD, McGeary J, et al (1992). Relapse following cognitive behavior therapy for depression : Potential implications for longer forms of treatment? *American Journal of Psychiatry, 149*, 1046-1052.
270) Wachtel PL (1973). Psychodynamics, behavior therapy and the implacable experimenter : An inquiry into the consistency of personality. *Journal of Abnormal Psychology, 82*, 324-334.
271) Wachtel PL (1977). *Psychoanalysis and Behavior Therapy*. New York : Basic Books.
272) Wakefield JC (1992a). Disorder as harmful dysfunction : A conceptual critique of DSM-III-R's definition of mental disorder. *Psychological Review, 99*, 232-247.
273) Wakefield JC (1992b). The concept of mental disorder : On the boundry between biological facts and social values. *American Psychologist, 47*, 373-388.
274) Waugh NC, Norman DA (1965). Primary memory. *Psychological Review, 72*, 89-104.
275) Weiss P (1961). Deformities as cues to understanding development of form. *Perspectives in Biology and Medicine, 4*, 133-151.
276) Weiss P (1969). The living system : Determinism stratified. In Koestler A, Smythies J (eds), *Beyond Reductionism* (pp3-55), Boston : Beacon Press.
277) Weissman MM (1975). The assessment of social adjustment : A review of techniques. *Archives of General Psychiatry, 32*, 357-356.
278) Weissman MM, Akiskal HS (1984). The role of psychotherapy in chronic depressions : A proposal. *Comprehensive Psychiatry, 25*, 23-31.
279) Weissman MM, Bothwell S (1976). Assessment of social adjustment by patient self-report. *Archives of General Psychiatry, 33*, 1111-1115.
280) Weissman MM, Markowitz JC (1994). Interpersonal psychotherapy : Current status. *Archives of General Psychiatry, 51*, 599-606.
281) Welch B, Welch A (1968). Differential activation by restraint stress of a mechanism to conserve brain catecholamines and serotonin in mice differing in excitability. *Nature, 218*, 575-577.
282) Wells KB, Burnam MA, Rogers W, et al (1992). The course of depression in adult outpatients : Results from the Medical Outcomes Study. *Archives of General Psychiatry, 49*, 788-794.
283) Whisman MA (1993). Mediators and moderators of change in cognitive therapy of depression. *Psychological Bulletin, 114*, 248-265.
284) White P (1980). Limitations on verbal reports of internal events : A refutation of Nisbett and Wilson and of Bem. *Psychological Review, 87*, 105-112.

285) Whybrow PC, Akiskal HS, McKinney WT (1985). *Mood Disorders : Toward a New Psychobiology.* New York : Plenum Press.
286) Wilkinson G (1989). Research report : The General Practice Research Unit at the Institute of Psychiatry. *Psychological Medicine, 19,* 789-790.
287) Wright JH, Thase ME (1992). Cognitive and biological therapies : A synthesis. *Psychiatric Annals, 22,* 451-458.

索 引

A〜G

actual outcome (**AO**)　81, **128**
Akiskal らのうつ病の観点　19
assortative mating　43
Attributional Style Questionnaire (ASQ)　62
Bristol-Myers Squibb National Chronic Depression Study　181, 225
cognitive-behavior therapy (CBT)　10
Cognitive-Behavioral Analysis System of Psychotherapy (**CBASP**)　5
　——で取り扱う転移領域　91
　——と他の精神療法の比較　242
　——トレーニング　230
　——トレーニングの教育的段階　231
　——独自の特徴　12
　——における知覚の焦点と行動変容技法　262
　——における治療者の役割　78, 252
　——における転移の定義　104
　——における動機付け要因の使用　258
　——の2つの従属変数　204
　——の見地，うつ病に対する
　——の行動訓練プログラム　127
　——のスーパービジョン　184
　——の随伴性調整技法の導入　232
　——の治療者として最適な資質と能力　234
　——の治療目標　16, 249
　——の病因学/精神病理学　243
　——の歴史　205, 225
　——プログラムの独自性　232
　——ワークショップの実践段階　233
Coping Survey Questionnaire, The (CSQ)　108
cognitive therapy (CT)　10
decentration　31
desired outcome (**DO**)　81, **132**
disciplined personal involvement　172
DSM による慢性うつ病の定義　8
elicitation phase　79
explicit knowledge　100
Eysenck 性格調査票　61

functional well-being   28
generalized treatment effects（GTE）   203, 233

H〜P

hot spot（→ホットスポット）   17
I-E 尺度   61, 214, 241
Impact Message Inventory（**IMI**）   63, 175, 176, 177
　——　八分円の質問項目   177, 179
　——　プロフィールサマリーシート   178
intent-to-treat 分析   9
Interpersonal Discrimination Exercise（**IDE**）   18
interpersonal psychotherapy（IPT）   10, 199
metacommunication strategy   186
nefazodone   225
negative reinforcement   12
Patient Performance Rating Form（PPRF）   204, 241
　——　の評価者間信頼性   211
　——　を用いた状況分析実行曲線   209
perceived functional manner   71
perceived functionality   17, 30, 214
Piaget の構造的モデル，正常な認知・情動の発達に関する   28, **30**, 45

Q〜Z

relief moments   74
remediation phase   79
SSRI   9
Significant Other History   12
Situational Analysis（**SA**，→状況分析）   12, 18
TCA   56
Therapist Prompts for Administering Situational Analysis（PASA）   109, 289
Ways of Coping Questionnaire   62

あ行

アクティングアウト   270
過ちあるいは失敗，転移領域における   92
イミプラミン   9, 10, 56
インデックスエピソード   56
インパクトメッセージ   176
インパクトメッセージ調査票   63
依存的な患者   276
異常と正常   28
因果論的結論   92
　——　についての仮説構築グリッド   95

── の根拠　103
うつ病（→慢性うつ病）
　　── という体験の本質　19
　　── と身体に備わる自然の知恵　23
　　── のサイクル　22
　　── の精神療法モデル　19
　　── の生物心理学的モデル　20
　　── の生物心理社会的観点　19
　　── の多変数モデル　20
　　── の病因，対人関係療法における　247
　　── の病因，認知療法における　244
　　── の病因　14, 47
促し質問　80, 84, 85, 289
　　──, 状況分析を施行するための　109

か

家庭環境，慢性うつ病患者の　15
家庭環境，早発性慢性うつ病患者の　43, 44
解釈（→行動解釈）　81, 116, 119
　　──, 破壊的モチーフを伴った　123
　　── ができない患者　122
　　── の修正　147
　　── の妥当性　147
解放の瞬間　74
「患者にとっての問題になる」　274
獲得学習の測定　203
学習の転移　168
学習の般化　168, 203
患者の苦痛と負の強化　73
患者の状況分析の評価用紙　204, 206, 207
患者の責任　15, 78
患者の問題と危機　265
感情状態　34
関連性の理解　17, 30
　　── の獲得度の測定　214
関連性を理解するための思考様式　71

き，く

気分変調性障害（気分変調症）　52, **53**
　　── の治療法　64
　　── の定義，DSM による　53
　　── の併存，大うつ病と　59
　　── の臨床経過　55

帰属スタイル調査票　62
規律正しい個人的関与　12, 17, 172, **194**, 232
　——　において必要なこと　197
　——　における難題　198
期待した結果（DO）　81, 85, **132**, 134, 279
　——, 現実的な　137, 149
　——, 達成可能な　136
　——, 反撃するための　140
　——, 復讐の　141
　——, 本当は期待していない　140
　——　が現実となった場合の反応　151
　——　の比較　142
　——　を修復するルール　150
虐待　15, 42, 92, 102
　——, 早発性慢性うつ病における　42
　——　に関する研究　46
急性期研究の結果，B-MS 研究の　228
共感的アプローチ，個人的関与についての　198
共感的行動　186
共感的交流　17
共感的反応性　12
共感の欠如，他者への　38
共感の定義　29
強迫的な患者　274

け, こ

形式操作　12
形式操作的思考　32, 76, **77**, 252
経過，慢性うつ病の　52
結果期待　71
顕在的な知識　100
現実の結果（AO）　81, 85, **128**
個人×環境の相互作用　12, 14, 16
個人×環境モデル　251, 265, 281
行動化　270
行動解釈　124, **157**
行動技能訓練プログラム　127
行動の修正　162
行動変容技法　262

さ, し

三環系抗うつ薬　9
支配の罠　181

刺激価　12, 175
　──の測定，対人的　175
刺激剥脱　34
自己中心的な世界観　37
自殺　267
実行学習　204
実存的性質，状況分析の　83
社会的対処能力　15
受動的な患者　276
修正段階
　──, 状況分析の　79, 82, **146**
　──の導入　146
重要他者　88
重要他者歴　12, 88
　──作成時の注意点　89
障害の概念　27
状況解釈　84, **116**
状況記述　84, **109**
状況行動　84, **124**
状況分析（SA）　12, 18, 77, **79**, **107**, 217, 289
　──, 招来に起こりそうな出来事についての　170
　──, セッション内の　272
　──実行度と治療効果の関係　209
　──と PPRF の相違　206
　──における治療者の役割　190
　──の実存的性質　83
　──の習熟度測定　203
　──の修正段階　79, 82, **146**
　──のステップ　84
　──の精神　278
　──の妥当性　159
　──の導入　107
　──のまとめと要約　166
　──の明確化段階　79, 80, 84
情緒的欲求，転移領域における　92
情動　31
情動制御不能性　39
情動的虐待　43
身体的虐待　43
身体的ネグレクト　43
診断の複雑性，慢性うつ病の　26
親密さ，転移領域における　92

す, せ, そ

随伴性　214
随伴性思考　70
正常と異常　28
正常な発達からの逸脱　33
正常な発達と慢性うつ病　30
正常な発達に関する Piaget の構造的モデル　30
正の強化　75, 76
生物心理学的モデル, うつ病の　20
成熟発達の停止　12, 13
性的虐待　43, 102
精神病理, 慢性うつ病患者の　25
精神療法モデル, うつ病の　19
前操作段階　13, **35**, 42, 45, 72
前操作的世界観, うつ病患者の　36
前論理的段階　13
前論理的・前因果論的思考　35
素因としての楽観主義　71
早発性気分変調症　53
早発性慢性うつ病　13, **42**
　——　患者の家庭環境　43
　——　の病因研究　46
相補性　176
測定, 獲得学習の　203

た

対処方法質問票　62, **108**, 109
対人円環八分円　177, 178
対人関係-社会性発達　29
対人関係上の役割, 治療者の　189
対人関係転移仮説の構築　91
対人関係療法（IPT）　10, 199
　——　における知覚の焦点と行動変容技法　262
　——　における治療者の役割　254
　——　における転移の使用　257
　——　における動機付け要因の使用　259
　——　の治療目標　250
　——　の病因学/精神病理学　246
対人的インパクト　176
対人的葛藤, 対人関係療法の　250
対人的欠損, 対人関係療法の　251
対人的出来事の循環的再生　111

対人弁別練習（**IDE**） 18, 77, **86**, 99, 100, 106
　——における治療者の役割　192
大うつ病エピソード　34, 266
大うつ病と気分変調症の併存　59
脱中心化　31, 32

ち，つ

知覚の焦点　262
治療反応性　26
治療計画　7
治療効果の般化　203, 233, 251
治療者（→臨床家）
　——-患者関係，行動修正のための　172
　——-患者の相互作用　174
　——と患者の間の相互作用　160
　——にとって最適な対人スタイル　179
　——の怒り　182
　——の支配的行動　63
　——の選定条件，B-MS 研究における　227
　——の対人関係上の役割　189
　——の役割，CBASP における　78, 252
　——の役割，状況分析における　190
　——の役割，対人弁別練習における　192
　——の役割の重要性　200
　——の欲求不満　182
治療抵抗性　9
治療同盟　268
治療目標，CBASP の　16
重複うつ病　52, **54**
　——と慢性大うつ病の併存　53, 56
調節変数　58

て，と

適応的解釈　120
敵対的な患者　274
転移　86, 91, 256
　——，学習の　168
　——についての考え方：フロイト派対 CBASP　104
　——の定義，CBASP における　104
転移仮説　12, 17
　——，暗黙の知識としての　100
　——の構築　91, 92
統合的治療プログラムの必要性　64

動機付け　69
　　——, 行動を変化するために必要な　279
　　——　動機付け計画　259
　　——　の重要性　69
　　——　要因の使用, CBASPにおける　258
独白のような話し方　37
読心術　119

な行

内省の正確さ　103
内的な統制の所在　214
難治性認知・情動反応　281
認知　31
　　——-情動的反応の分岐　41
　　——-情動機能の晩発性の退化　48
認知行動分析システム精神療法　5
認知行動療法　4, 10
認知療法　10
　　——における知覚の焦点と行動変容技法　262
　　——における治療者の役割　253
　　——における転移の使用　256
　　——における動機付け要因の使用　259
　　——の治療目標　250
　　——の病因学/精神病理学　244
ネグレクト　15, 43
ノイローゼによる廃人　5

は, ひ

パーソナリティ障害　11, 147
　　——の併存　60
反復性大うつ病　52, 56
　　——の臨床経過　57
般化, 治療効果の　203
晩発性気分変調症　53
晩発性慢性うつ病　13, 48
ひと区切りの時間　109, 160
非協同的な会話　38
否定的感情, 転移領域における　92
否定的情動の扱い方　83
非適応的解釈　120
非適応的解釈の8つのカテゴリー　125
評価尺度
　　——, CBASP治療者の遵守率と能力の　298

———，最適な CBASP 治療者の質と能力の　304
———，治療効果の般化　204
病因，うつ病の　244
病者の役割，対人関係療法における　248

ふ，へ，ほ

フロイト派精神分析の転移　104
ブリストル-マイヤーズ・スクイブ慢性うつ病研究　181, 225
不適切な行動の修正　162
負の強化　12, 18, **73**, 75, 87, 259
負の強化子の定義　19
負のスキーマ　245
分岐，認知-情動的反応の　41
併存症，慢性うつ病の　11
併存症の診断　59
併用療法の反応率，B-MS 研究の　229
変化への動機付け　69, 106
変化を促す動機付け要因　258
ホットスポット　17, 92
——— 転移の治療　97

ま行

慢性うつ病（→うつ病）　8
——— 患者との規律正しい個人的関与（→規律正しい個人的関与）　12
——— 患者との最初の面接　7
——— 患者の家庭環境　15
——— 患者の言語パターン　35
——— 患者の心理的特徴　61
——— 患者の精神病理　25
——— 患者の責任（→患者の責任）　15
——— 患者の特徴　6
——— 患者の発達上の限界　26
——— の医学的訴え，依存症，自然寛解　11
——— の鑑別診断　56
——— の経過　52
——— の診断の複雑性　26
——— の治療による予後　9
——— の定義，DSM による　8
——— の病因　13, 47
——— の併存症　11
慢性大うつ病　53, 54
——— のパターン　54
——— の臨床経過　57, 58

ミスマッチ練習　88
メタコミュニケーション　199
　──方略　186
明確化段階，状況分析の　79, 81
面接，慢性うつ病患者との最初の　7

や行

役割移行，対人関係療法の　250
有害な機能不全　27, 34, 41
予後，慢性うつ病の治療による　9
読み，状況分析における　117, 119
抑うつ体験の正常なサイクル　22
欲求不満，治療者の　182

ら行

臨床家(→治療者)
　──の役割　189
類別交配　43